U0062162

主编 李华斌

中医养生功法技术

重庆大学出版社

图书在版编目（CIP）数据

中医养生功法技术 / 李华斌主编 . -- 重庆 : 重庆
大学出版社 , 2024.3
ISBN 978-7-5689-4290-4

Ⅰ . ①中… Ⅱ . ①李… Ⅲ . ①养生（中医）Ⅳ .
① R212

中国国家版本馆 CIP 数据核字 (2024) 第 003773 号

中医养生功法技术
ZHONGYI YANGSHENG GONGFA JISHU
主　编　李华斌
策划编辑　胡　斌

责任编辑：胡　斌　　版式设计：胡　斌
责任校对：邹　忌　　责任印制：张　策

*

重庆大学出版社出版发行
出版人：陈晓阳

社址：重庆市沙坪坝区大学城西路 21 号
邮编：401331
电话：（023）88617190　88617185（中小学）
传真：（023）88617186　88617166
网址：http://www.cqup.com.cn
邮箱：fxk@cqup.com.cn（营销中心）

全国新华书店经销
重庆长虹印务有限公司印刷

*

开本：787mm×1092mm　1/16　印张：20.5　字数：347 千
2024 年 3 月第 1 版　　2024 年 3 月第 1 次印刷
ISBN 978-7-5689-4290-4　定价：58.00 元

《中医养生功法技术》
编 委 会

序 言

2016 年以来，为提高全民健康水平，党和国家先后推出《"健康中国 2030"规划纲要》《国务院关于实施健康中国行动的意见》《健康中国行动组织实施和考核方案》《健康中国行动（2019—2030 年）》等一系列政策要求，号召全民以主动健康为导向，践行科学健身，并明确指出鼓励积极开发适合不同人群、不同地域特点的特色运动项目，扶持推广太极拳、健身气功等民族民俗民间传统运动项目，促进全民身体素质的有效提升。

中医传统养生功法技术是历史悠久、习练简便、效果显著的中国传统养生方式，其内涵丰富，不仅有中医学的养生理论，还蕴涵着儒家、道家、佛家等精神内守和修身养性的文化理念，又与中国古代哲学思想融合在一起，强调顺应自然、天人合一，进而达到身心和谐的完美境界。在追求更加简便易行、安全有效，回归自然的生活方式的今天，学习中医养生功法知识，习练中医养生功法技术，通过长期的练习，明理晓法、由形入道、修养心性，不断提升自身道德修养，对于维护自我的身心健康具有重要的现实意义。

本书的编写团队均为长期从事一线中医养生功法技术教学、研究的专业人员，主编为国家级社会体育指导员，长期习练并指导社会各界人士习练中医养生功法，具有扎实的理论基础和丰富的实践经验。编写团队在十余年中医养生功法技术教学实践的基础上，对中医养生功法技术的源流、中医理论基础、练功要素、功法功理、健身效果、练功反应及慢性疾病运动处方等内容进行了合理设计，力求层次清晰、内容新颖、可读性强，能很好地激发读者的学习兴趣，便于深入理解和充分掌握功法知识。

本书内容丰富，图文并茂，知识介绍简明扼要，技术要领清晰准确，既可作为中医学、针灸推拿学、中医养生保健、中药学、老年保健与管理等专业师生的教材，也可作为广大功法习练人员的学习参考资料，帮助功法习练人群树立科学的练功理念，养成良好的健康习惯。

随着全民健康意识的提高，长期习练中医养生功法技术，必将在增强人民体质、提高免疫力、促进身心和谐、改善身体功能等方面发挥更加积极的作用。

前　言

中医养生功法技术是学生身心素质发展的核心课程，是中医学、针灸推拿学、中医养生保健、中药学、老年保健与管理等专业的必修课程。学习中医养生功法技术就是通过长期的功法习练，将调身、调息、调心三者有机融合，起到增进身心健康、改善生理功能、提高生存质量、提高道德修养等作用，达到继承传统文化，增强民族自信心和责任感的目的。

功法源于生活，成效取决于学练。俗话说："纸上得来终觉浅，绝知此事要躬行"，功法动作虽然简单、易学，但如果没有练功时长的积累，收效会大打折扣。功法修炼需要经历"体验—体炼—体悟"的过程，不仅要勤学、善思、多悟，刻苦练功、钻研技术、努力学习功法相关理论，更要注重修心养性、陶冶情操、涵养道德，排除日常生活中七情六欲的干扰，管理好情绪，克制私欲，心态平和，把功法中蕴含的道理练到身上，注重点点滴滴的积累，才能收获身心健康、颐养生命之效。

本书共分为七章，内容丰富、层次清晰、结构严谨、观点明确。前两章重点介绍中医养生功法的基础理论、基本内容、功能与特点、疾病防治的方法；第三至五章重点介绍了功法技术练习中动作、呼吸、意念三者协调统一的操作方法、学练方法、不同阶段练功要领、练功注意事项，凸显功法技巧与方法；第六章重点介绍了练功中的正常反应、异常反应及练功偏差的预防与纠治方法；第七章重点介绍了功法运动在常见慢性病防治中的运用，以期为推进健康中国建设提供一定的参考，激发同行的共鸣与探索。

本书由多所院校从事一线中医养生功法技术教学、研究的教师和研究者，在多年中医养生与保健教学实践的基础上，共同合作编成。在编写过程中，编写组参考借鉴了相关教材、著作和文献资料，在此，谨向参考著作和文献的作者们表示由衷的感谢！同时，也对各位编委在成稿过程中付出的辛勤劳动表示衷心的感谢！

由于编者的水平所限，难免存在缺陷与不足，甚至不妥之处，恳请使用本书的广大师生、读者和功友同仁批评、指正。

编写组

2023 年 5 月 28 日

目　录

扫码"学一学"

第一章　绪论

中医养生以中医理论为基础，融汇历代各家学说，形成了博大精深的学科体系。作为其中的重要组成部分，中医养生功法在长期的历史发展过程中，积累了丰富的健身养生益寿经验，形成了既有系统理论又有具体健身方法的、充满民族特色的传统养生方式。

在我国数千年的文明发展史中，中医养生功法为中华民族的医疗、保健事业作出了不可磨灭的卓越贡献。近年来，随着人们对健康的重视以及对功法锻炼的认可，越来越多的人认识到学习中医养生功法理论、方法和技术是养生防病的重要手段。

第一节　中医养生功法的概念和内容

一、中医养生功法的概念

养生，又称摄生、道生、保生等，最早见于《庄子·内篇·养生主》，原指通过各种方法颐养生命、增强体质、预防疾病，从而达到延年益寿目的的一种医事活动。养，即调养、保养、补养之意；生，即生命、生存、生长之意。现代意义的"养生"是指根据人的生命过程规律主动进行物质与精神的身心养护活动。

中医养生学是在中医理论指导下，根据人体生命活动变化规律，研究调摄身心、养护生命、祛病延年的理论和方法的中医分支学科。中医认为，世间万物皆有阴阳，人体也有阴阳。人体由两部分组成：一部分是能看得见、摸得着的实体（物质）；另一部分则是看不见、摸不着但又确实存在的虚体（精神），也就是人可分为有形之身与无形之心。人的"身"和"心"相互影响，缺一不可，共同组成一个完整的人，所以，真正的养生必须要做到身心同养、内外双修。

古代养生家们早就认识到，人类的生命活动与运动息息相关，正所谓"流水不腐，户枢不蠹"。适当的形体、筋骨运动可使人周身血脉畅通，机体阴平阳秘，从而增进身心健康，保持旺盛的生命力。中国古代著名的养生家孙思邈主张人们应经常进行适度的运动或劳动。例如，他主张每餐食毕，以热手摩腹，出庭散步数百步，又如《千金翼方·养性》中"四时气候和畅之日，量其时节寒温，出门行三里二里，及三百二百步为佳"。闲暇之时，做一些轻度劳动，皆有益于身体。针对老年人，他指出"极须知调身按摩，摇动肢节，导引行气"，方能气机畅通，保证健康。

功法，可以代指包含社会上众多人员参与的健身气功和医疗气功活动。其中群众通过参加锻炼，从而强身健体、养生康复的，即属于养生功法；对他人传授或运用功法，有治疗疾病的功效，构成医疗行为、起到医疗效果的，则属于医疗气功。

中医养生功法就是在中医养生理论的指导下，运用特定的方法配合呼吸及意念，调节人体身心健康的一种祛病延年的锻炼方法。具体而言，中医养生功法就是通过姿势调整、呼吸锻炼、意念控制，使身心融为一体，增强人体各部分功能，通畅经络气血，调节脏腑功能，诱导和激发人体内在潜力，起到防病、治病、益智、延年的作用。

二、中医养生功法的内容

中医养生功法的基本内容可概括为以下两个方面：一是基本理论与基础知识；二是中医养生功法的实践技能。

（一）基本理论与基础知识

本书所介绍的中医养生功法的基本理论与基础知识，包括中医养生功法的基本特点和功能、相关理论等。首先，全面、系统、正确地认识中医养生功法，不仅需要知晓其概念，还需要了解其分类以及承担的历史使命。其次，中医养生功法与现代运动有着明显的界限，二者的区别需要明晰。再次，探讨中医养生功法起源、形成过程及发展规律，是继承和发扬其价值的基础。中医养生功法正是在漫长的历史发展中，形成了其固有的特点和功能，所以相关史学研究也是不可或缺的。最后，中医养生功法以中医相关理论为基础，并融入了诸子百家的修炼理论。在学习这些理论、学说的过程中，应注意中医基础理论在养生功法中的具体运用；对于其他各家的功法理论，应注意鉴别其正误思想，做到取其精华、去其糟粕。

（二）中医养生功法的实践技能

中医养生功法的实践技能，包括练功要素（调身、调息、调心）、习练要领、具体功法，以及练功反应、辨证施功等。

实践是中医养生功法传承的载体和基本方式，而在具体运用功法养生的过程中，"三调"操作是最基本的要素。在习练各种功法时，把握好这一基本要素，就能够提纲挈领，抓住重点，形成基本境界，所以"三调"的基本操作是中医养生功法实践技能的基本功。在"三调"的基础上，准确把握养生功法的习练要领，是发挥功法养生作用的关键所在。从古至今，各家各派的养生功法种类繁多，良莠不齐，故学习这些功法还应该注意去伪存真、去粗取精。本书选取了八段锦、六字诀等常见功法作为基础功法，在学习这些功法时，应全面了解其学术渊源、操作特点及具体应用，且以掌握三调合一的境界为中心。同时，在习练养生功法时，可能出现各种正常或异常的反应，对于各种反应的处理，也是习练养生功法不可或缺的步骤。习练中医养生功法的目的不仅在于自我养生，还在于帮助广大人民群众进行养生锻炼。因此，针对不同的个体，运用正确的指导方法，选择恰当的功法养生处方，也是每个养生功法习练者应该掌握的实践技能。

三、中医养生功法的分类

目前，中医养生功法的分类尚无统一标准。一般而言，可从以下几个角度划分：

（1）按练功的内容分类：可分为主动功法与被动功法。主动功法是指完全依靠自我练功来养生锻炼的一种形式；被动功法则指需要通过别人的帮助，使自己的功能状态得到调整来保健养生的一种形式，这个过程往往需要他人的帮助。

（2）按练功的主要手段分类：可分为调身功、调息功、调心功。

（3）按练功时形体的状态分类：可分为动功（外功）和静功（内功）两类。动功也叫外功，静功也叫内功。外功以内功为基础，静极才能生动，所谓"内练精气神，外练筋骨皮"，精气神充足了，筋骨才能强壮。静功并非完全静止，而是"外静内动"，是机体的一种特殊运动状态。

（4）从练功的作用分类：可分为保健功、益智功、养生功、强壮功等。

（5）按练功时的着重内容分类：可分为命功、性功和性命双修功三类。

（6）按练功时的运动方式分类：可分为卧功、坐功、站功和行功等。

（7）按功法的渊源分类：可分为道、佛、医、儒、武术、民间等不同流派。

道家功法追求修身养性、强身健体、益寿延年，注重顺应自然、清静无为、返璞归真、动则达郁的养生观。佛家功法的目的在于心灵修炼，注重对内心烦恼的排除和净化。

医家功法旨在祛病健身，养生保健，与中医理论关系最为密切，对人体内的经络、脏腑气化反应观察较为细致。儒家功法源于儒生文人所提倡的养气静坐功夫，着重于心性的陶冶、锻炼，主张在日常生活中砥砺意志、正心诚意，养浩然之气。武术功法是将武术和气功结合，兼有技击与养生功效，主张动静双修，内外兼顾，即"内练一口气，外练筋骨皮"，代表性的武术功法如武当派、少林派、峨嵋派等。民间功法是历代在民间流传着师徒相承、学术源流不甚清晰的功法，传承甚少，需要加强发掘和整理。

四、中医养生功法的学科任务

鉴于中医养生功法的基本内容，其目前主要的研究任务是：

（1）运用现有的中医基础理论与功法养生技术，最大限度地满足广大人民群众的养生需求。针对人类面临的新问题，需要提出新理论，创立新方法，并在更大范围内推广，为个体养生和群体保健提供全方位的指导，这是中医养生功法的根本任务，也是推动"健康中国"建设的内在要求。

（2）不断完善中医养生功法学的整体学科体系。功法养生已经得到越来越多人的认可，但是作为一门学科，中医养生功法兴起时间短，学科体系有待进一步完善。以科学的方法，全面、系统地挖掘和整理传统养生功法的理论与方法，是推动本学科兴旺发达的重要任务。

（3）借鉴各种相关学科的知识和技术手段，对行之有效的功法进行分析研究，探讨其实质，取其精华，去其糟粕，不断丰富、发展和创新中医养生功法。

正是中医养生功法在发展过程中不断吸收各家思想及锻炼方法，才有了现在的累累硕果。时至今日，更应该不断推陈出新、革故鼎新，为中医养生功法注入新的活力。

五、中医养生功法与现代体育运动的区别

现代体育运动是在人类发展过程中逐步开展起来的有意识地对自己身体素质进行培养的各种活动。从根本目的来看，现代体育运动是人们为了保健而进行的自我锻炼，这与中医养生功法的目的基本一致。有人认为功法练习中若去除对呼吸、意念的特殊要求，则与现代体育运动无异，只是动作缓慢而已。现代运动中也有对姿势、呼吸、心态三方面的调节。在这三方面中，调身是现代运动最注重的内容，即通过运动促使身体达到或保持健康状态。同时，现代体育运动也十分注重呼吸，要求呼吸的频率、深度与身体动作相协调，正确的呼吸使运动更为高效。另外，现代体育运动也重视心理因素的作用，例如对于竞技赛场的运动员，其心理状态是否稳定，往往决定了其是否能正常发挥。但是，传统养生功法仍然与现代体育运动存在着明显区别，主要表现在以下三个方面：

（1）现代体育运动注重形体的锻炼，对呼吸的调整是为了在运动中获得更充足的氧气供应，并不断排出体内的二氧化碳，以保证大脑、肌肉所需，增强机体能力。调心也是为了在竞技中充分发挥水平。与此不同的是，中医养生功法的三要素中，更加注重调心，调身是为了保证调心、调息的顺利进行，调息则有助于身体的放松和精神的宁静，三者有机结合起来，并在意识的主导下对机体内部脏腑进行调整和锻炼，达到强身健体的目的。

（2）现代体育运动在发展过程中充满了竞技性，在人们追求身体某方面素质极限的情况下，往往忽视了身体其他方面的健康，例如许多运动员退役后常伴有一身伤病。同时，人们在追求身体极限时，也伴随许多危险性，例如以高死亡率著称的翼装飞行运动。相比于现代体育运动，中医养生功法更加追求整体协调，不对某方面身体机能过分追求，强调通过主动的自我意识活动来调整全身的生理活动，起到强身治病的作用。这就决定了中医养生功法具有更高的安全性。

（3）传统养生功法要求在保持松静自然的基础上，全身协调运动，呼吸

柔和，耗氧量低，心率减缓，血压降低，在整体上提高身体素质。而现代体育运动过程中，伴随的是呼吸加快、耗氧量增加、心率加快、血压升高，从而加快身体某些部分的新陈代谢，使形体按特定的要求完美发展等。因此，传统养生功法与现代体育运动有着很大的区别。

第二节 中医养生功法的形成和发展

养生功法源远流长。总体来说，中医养生功法起源于四千多年前的唐尧时期，至春秋战国时期出现文字记载，开始形成具体功法及相关理论。中医养生功法的发展经历了远古、先秦、秦汉、魏晋南北朝、隋唐五代、宋金元、明清及新中国大致八个阶段，未有断层，本节就这八个阶段进行简要介绍。

一、远古萌芽期

原始时期，社会生产力极为低下，先民生活条件艰苦，大多以采集、狩猎为生。人们在劳作之余常模仿飞禽走兽之姿，这便是运动养生的发端，如《吕氏春秋·仲夏纪·适音》记载："筋骨瑟缩不达，故作为舞以宣导之。"古人在日常作息时发现，当疲劳体乏之时，只要宁神静息片刻、伸展活动一下肢体或捶击捏拿身体局部，就能恢复体力，由此逐渐形成了吐纳、导引等养生术的萌芽。

据《吕氏春秋·仲夏纪·适音》记载，原始氏族部落时期的陶唐氏部落，由于天常阴雨，而水道淤塞不畅，居地阴凉潮湿，容易导致人体内气血抑郁瘀滞、筋骨萎缩、腿脚肿胀、活动困难。于是，人们就编创舞蹈来宣导气血、通利关节，以形体运动的方式达到养生保健的目的。古代的养生功法便是起源于原始人类的这种自我运动保健行为。

二、先秦奠基期

随着社会生产力的提高，先秦时期的经济得到显著发展，一定程度上也推动着文化尤其是养生功法的发展，关于各种功法的记载日益增多。从不同种类来讲，首先是医学方面，《黄帝内经·素问·异法方宜论》提出砭石、毒药、灸焫、九针、导引按跷（同蹻）五种医疗措施。《史记·扁鹊仓公列传》提到的医疗措施汤液、醴酒、镵石、挢引、按扤。导行按跷、挢引、按扤等均体现了功法在医学中的应用。其次在诸子百家中，气功亦多有体现。如老子《道德经》中"虚其心，实其腹""致虚极，守静笃"；庄子《庄子·外篇·刻意》"吹呴呼吸，吐故纳新，熊经鸟申……此导引之士，养形之人……"；《庄子·内篇·大宗师》"古之真人……其息深深。真人之息以踵，众人之息以喉"。儒家是静坐的起始，《庄子·内篇·大宗师》中颜回曰："堕肢体，黜聪明，离形去智，同于大通，此谓坐忘。"法家主静，管仲《管子·内业》言"人能正静，皮肤裕宽，耳目聪明，筋信而骨强""能正能静，然后能定"；韩非《韩非子·解老》言"圣人爱精神而贵处静"。此外，吕不韦《吕氏春秋·季春纪·尽数》"精神安乎形，而年寿得长焉"和"形不动则精不流，精不流则气郁。郁处则头为肿为风"，强调动静结合锻炼的重要性。现存最早关于气功锻炼的记载，体现于《行气玉佩铭》的石刻文中，"行气，深则蓄，蓄则伸……"以上充分体现了先秦时期，各种功法内容记载之丰富及其受各家各派的重视程度。

三、秦汉成形期

秦汉时期的功法内容更为丰富，功法理论亦有长足的进步。《难经·八难》"所谓生气之原者，谓十二经之根本也，谓肾间动气也"，此处肾间动气，实指丹田。西汉中期王吉曾言："休则俯仰诎信以利其形，进退步趋以实下，吸新吐故以练藏，专意积精以适神。"东汉初王充倡"养气自守"。崔寔所著《政论》将熊经鸟伸、呼吸吐纳与治国相联系，强调治国亦应专注平时保养。东汉后期，"丹田"一词开始频繁出现，如《金匮要略·痉湿暍病脉证》中"以丹田有热"等。此外，张仲景在《金匮要略·脏腑经络先后病脉证》中提到"若人能养慎……即医治之，四肢才觉重滞，即导引、吐纳……勿令九窍闭塞"，意言导引、吐纳可以使人经络、血流、九窍得通，起到防治疾病的作用。《周易参同契》被传统气功内丹派所重视，后世尊此书为"万古丹中王"。最后，关于两汉功法，当提华佗所创"五禽戏"，这是成套功法的先驱。《中藏经》（相传为华佗所著）认为，导引可以逐客邪于关节，按摩则可以驱浮淫于肌肉。秦汉时期文字记载更为具体，功法亦有所创作，为后世奠定了理论和实践的基础。

四、魏晋南北朝成长期

魏晋南北朝时期社会动荡不安，政权更迭频繁，文化交流频繁，儒道佛三教互相渗透，出现了较多擅长气功的方士，功法发展亦较为丰富，对气功的传播起到了重要的推动作用。《备急千金要方》中记载了一则曹操与皇甫隆讨论服食导引方法，"朝旦未起，早漱津令满口乃吞之，琢齿二七遍。如此者，乃名曰练精"（《世医得效方·孙真人养生书·养性序》）。曹丕《典论》中记录了首例因练习方式不当导致气闭不通的事件。魏人嵇康《养生论》言"呼吸吐纳，服食养身，使形神相亲，表里俱济也"。东晋养生学家张湛的《养生要集》列养生十项，前四项"啬神、爱气、养形、导引"均体现了气功的内容。《黄庭经》为古典气功专著，着重通过呼吸锻炼达到积精累气的目的。葛洪《抱朴子》中有关气功内容主要包括两方面，理论之行气法、守一之法及功法之坚齿聪耳之道。王羲之通过静功练服气，动功练鹅掌戏，极大提高了自身臂力、腕力和指力，终成一代书法大家。南北朝陶弘景对气功的传播起到了巨大作用，其所著《养性延命录》集中体现了其核心思想，强调动静结合，以静为主，并分列以静功为主的"服气疗病篇"和动功部分"导引按摩篇"。静功方面以吐纳之法疗五脏之疾，开创五脏分类治疗先河；动功方面，介绍了摩面、叉手、伸足等局部功法及多种成套功法，华佗所编五禽戏之文字记载，亦始见于此。北齐颜之推《颜氏家训》强调养生在于"爱养神明，调护气息，慎节起居……"，所言气功显明易懂。世传佛教始祖达摩于少林寺面壁而坐，终日默然达九年，后世曰"壁观"，即气功中静功之意念锻炼。佛教天台宗三祖慧思《立誓愿文》提到"愿得深山寂静处，足神丹药修此愿，藉外丹力修内丹"。

五、隋唐五代充实期

隋唐五代时期的功法发展体现出两个显著特点：一是气功在经典医籍均有记载；二是内丹术于此时期兴起，并为宋金元时期各种功法流派的形成奠定了基础。首先，医籍中气功种类较多，内容丰富。隋朝巢元方撰写的《诸病源候论》

中有明确记载的气功内容共计 260 余条，分姿势、呼吸、动静功不同类别而列。医道学者孙思邈著述颇丰，且均涉及气功养生内容。其代表作《备急千金要方》中"调气法""按摩法"分论静功和动功，强调气息得理，百病不生。《备急千金要方》提到"观禅法"，强调身体内外结合，其认为"老人日别能依此三遍者，一月后百病除，行及奔马，补益延年……"初唐医家苏敬的《脚气论》以气功之法疗脚气之疾，"每旦长展脚坐，于攀脚七度……"后为八段锦"两手攀足固肾腰"一节。中唐医家王焘《外台秘要》原样录入《诸病源候论》养生导引之法，并进行了补充。隋唐五代时期内丹术受到重视，《周易参同契分章通真义》是现存第一部以内丹内容注解《周易参同契》的著作。此外，该时期出现的一大批内丹先驱者及相关著作，为宋代开始的内丹派的形成奠定了基础。这一期佛教形成的所谓"坐禅"，强调以炼静为主的自我锻炼。

六、宋金元传播期

宋金元时期气功最大的特点是，内丹术在唐代兴起的基础上，开始形成流派，并逐渐融合于医学气功之中。中医学术学派的兴盛及印刷术的发明，反过来也促进了医学气功的传播与保存。内丹气功流派代表人物，一是北宋张伯端，为内丹术主要奠基者之一，代表作《悟真篇》强调回归自我而保持身心健康，与《周易参同契》并为内丹派经典之作。一是南宋王喆，强调内丹功法，并创立全真教派。金元四大医家著作均对气功有相关阐释：刘完素有六字气诀；张从正将导引列为汗法之一；李杲认为生病之时当安心静坐；朱震亨强调治病当合理运用导引，内观以养神，则水可生，火可降。这一时期相关气功著作及简易功法亦颇为丰富，如《养老奉亲书》《玉轴六气》等；导引术八段锦、小劳术因歌诀易记、招式简单、可操作性强，流传广泛。

七、明清鼎盛期

明清时期属于各种功法发展的一个新的鼎盛时期，主要特点有三：一是医家关于功法的运用更为熟练，普及性更广，相关医学著作更为丰富，气功治病专题研究开始形成。明初医家楼英《周易参同契药物火候图说》阐释了内丹术有关药物火候的内容；万全《养生四要》强调打坐应收敛此心，不使去也；徐春甫《古今医统大全》收载有关养生功法的经验和习练方法；医药学家李时珍结合自身练功实践，作出宝贵经验总结，所言"内景隧道，惟返观者能照察之"。专题研究如张介宾关于命门的探索，从气功中丹田入手，将气功学说与医学研究很好地结合在了一起；清代傅山将气功运用于男科、女科之治疗，亦取得了显著效果。二是气功功法内容完备，内丹术体系成熟。功法内容翔实、图文并茂的《易筋经》据考察始见于明朝；关于内丹术，经明初张三丰、明中尹真人、明末伍守阳等人的发展，形成了较为完备的内容。三是功法专著及相关书籍较为丰富，亦多经典。如冷谦《修龄要旨》、高濂《遵生八笺》、胡文焕《类修要诀》、袁黄《静坐要诀》和《摄生三要》、曹廷栋《老老恒言》、叶至铣《颐身集》等，单从书名也可看出书中核心思想，均表达了养生、练功的重要性。

八、新中国飞速发展期

新中国成立以来，气功的发展大致经历了 20 世纪 50—60 年代、70—90 年代及 21 世纪三个飞速发展的阶段。50 年代以来，随着中医学的兴起，气功作为慢性病治疗有效方式之一，逐步受到国家重视。1955 年建立的唐山气功疗养所是我国历史上首个专业气功医疗单位，在气功的研究、宣传、人才培养等方面都有重要影响。70 年代，关于气功的研究开始转向使用现代科学技术。80 年代，中国气功科学研究会成立。这些标志着我国气功研究进入了一个新的阶段。21 世纪，气功与医学理论、现代科学技术结合更加紧密，互相促进与改造，不仅对慢性病，甚至对肿瘤、瘫痪乃至癌细胞杀伤等一些疑难杂症均有较好疗效。

回顾中医养生功法的发展历程，先后经历了先秦的起源兴起、两汉隋唐宋金元的发展丰富、明清高潮兴旺以及新中国成立以来的飞速发展四个大的历史阶段。从内容上来讲，中医养生功法包含理论和功法两个方面：理论上以记载气功原理、方法、目的及医家气功家体会、事例为主；功法上以练为主，具体又可分为静功和动功两大板块，对此不同医家有不同侧重，但总是相互结合的，二者缺一不可。此外，中医养生功法的发展需要适宜的土壤，离不开当时政治、经济、文化等多方面因素的影响，国家的重视可以使中医养生功法更好的发展，并服务于人民，回顾历史是为了更好的前进，可以给我们提供诸多启示。

第三节　中医养生功法的特点和功能

一、中医养生功法的特点

中医养生功法中的功法练习都属传统功法的范畴，它具备以下的特点。

1.理论独特，兼收并蓄

中医养生功法将中医基础理论作为指导思想，将整体观念、辨证施治、治未病、三因制宜等学术思想贯穿其中，以中医整体观念（天人一体、五脏一体、形神一体）为出发点，认识人体生命活动及其与自然、社会的关系。特别强调人与自然环境和社会环境的协调，讲究体内气机升降及其与生理和心理的协调一致，并用阴阳、五行、藏象、气血、经络等中医理论来阐述人体生老病死的规律，把精、气、神"三宝"作为养生保健的核心，践行"法于阴阳，和于术数"等中医养生之道。

中医养生功法不仅从中医优秀传统文化中汲取营养，还兼容诸子百家学术思想。例如，道家主张的"道法自然，清静无为，形神兼养，众术合修"的养生思想及道教养生功法，儒家推崇的伦理道德规范和心性修养及"心斋""坐忘"等具体方法，佛家倡导的"顿悟成佛""我心即是佛"的修持境界和"禅定""止观"等炼养法术。因此，中医养生功法在传统文化的交融中，兼收并蓄，形成了理论独特、内容丰富、特色鲜明的学术体系。

2.形神一体，三调合一

所谓形，指形体，包括肌肉、筋骨、脏腑、血脉等组织器官，是人体的物质基础；所谓神，指情志、意识、思维等精神活动，以及生命活动的全部外在表现。神本于形而生，依附于形而存，形为神之基，神为形之主。"形神一体"构成了人的生命，神是生命的主宰。神以形为物质基础，"形具"才能"神生"。"形神合一"的生命观为中医养生功法奠定了坚实的理论基础。从本质上看，中医养生功法锻炼归纳起来，不外"养神"与"炼形"两大部分，即所谓"守神全形"和"保形全神"。守神而全形，就是从"调神"入手，保护和增强心理健康及形体健康，达到调神和强身的统一。形体的运动与锻炼也是为了全神，

11

形盛则神旺，形衰则神衰，生命便趋告终止。

中医养生功法的"养神"与"炼形"，主要通过调身、调息和调心三个方面进行。调身，简言之即为调整身形姿态。正如练松静气功者、站桩功者、卧功者，通过形态的锻炼、骨骼的协调、肌肉的收缩、血管的舒张，甚至细胞的呼吸来达到调整内脏功能从而使个人气血顺畅的目的。调息，在一定意义上可以理解为调整呼吸，指通过对呼吸方式、频率、深浅等方面的调整，在自然呼吸的基础上逐步达到匀、细、长、深的境界。调心，即调节心神意念，通过对心神意念的调控来使人处于安静平和的状态，其关键在于专心、自然、宁静。三调合一是对调身、调息和调心的融会贯通，将身、息、心紧密融合在一起。即便如此，不同境界都有具体的层次之分，中医养生功法的练习就是对三调合一的不断追求。

3. 内外兼修，由外及内

"修内"本义是"修心"。炼丹家主张在修炼形神与内丹的同时，也十分强调提高个人内在的道德修养。这里将"修内"引申为人体内在的脏腑、气血、经络及精气神等；而"修外"引申为人体外在的皮毛、肌肉及筋骨等。内外兼修是指在中医养生功法锻炼过程中注重对内在脏腑、气血、经络、精气神和外在皮肉、筋骨兼顾修炼的方法，即所谓"内练一口气，外练筋骨皮"。

4. 种类繁多，适用广泛

在历史长河中，历代中医名家和有识之士为我们留下了难以计数的中医养生功法，并形成了许多流派。这些流派有不同的方法、理论以及传承体系，蕴含不同的哲学思想，精彩纷呈，各具特色。众多的流派及分支，形成了数不胜数的中医养生功法。

养生保健的实践活动不仅是老年人的事，也是年轻人的事，伴随每个人的一生。生命自孕育于母体之始，直至耄耋之年，每个年龄阶段都存在养生的需要。人在未病之时，患病之际，病愈之后，也都有养生的必要。因此，中医养生功法作为养生的重要手段具有非常广泛的适用范围，全面普及养生保健知识，提高全年龄段人群养生保健的自觉性，把养生保健活动看作人类生命活动的一个重要组成部分，是一切医学研究者为之奋斗的最高目标。健康长寿要求人人养成良好的生活习惯，建立健康的生活方式，从而将养生保健的实践活动作为自己生活的一部分。

应当说明的是，众多的流派和不同功法的形成有多方面的因素，但一个最基本的原因是人的生命运动的复杂性、多层次性。从正常生理状态进入各种不同层次功法练习状态的途径也是多种多样的。因此，建议中医养生功法爱好者在初学功法时，要科学地认识并正确对待功法流派众多的现实，根据自己的特点，选择适合自己的功法，并在今后的练功过程中，博采众长，以适应新的内外环境的变化。

5. 柔和缓慢，动静相兼

柔和缓慢是健身气功运动的一个显著特征。它不仅表现在肢体外形和动作演练上不拘不僵、轻松自如、舒展大方、轻飘徐缓，而且在呼吸调控上也应做到深、细、匀、长，就是在意念的运用上也要求精神放松、意识平静、用意要轻、似有似无。这种动作圆活、心意慢运的行功节奏，体现了低强度、长时间阈值下的运动特点，可避免大强度运动后给人体生理带来的各种负效应，有利于在节能的情况下均匀地提高机体的各种生理功能。正如古人所言"体欲常劳""劳勿过极"。由于健身气功锻炼柔缓绵长，沉着稳定，单位时间的负荷不大，所以尤其适合于中老年人及慢性病患者习练。

功法的动静相兼，一方面是指在练功方式上强调静功与动功的密切结合，另一方面是指在练动功时要掌握"动中有静"，在练静功时要体验"静中有动"。动，指形体外部和体内"气"（感觉）的运动，前者可视为"外动"，而后者可视为"内动"；静，指形与精神的宁静，前者可视为"外静"，后者可视为"内静"。动与静是相对的，静功主要是指锻炼身体内部，而没有肢体活动和肌肉骨骼的锻炼。动功有不少肢体活动及肌肉骨骼的锻炼，既有利于疏通经络、调和气血，又有利于入静。对于初练者，肢体动作的动功有助于注意力集中，通过动而达到静是初学者常用的方法。静功的"静"不是绝对的静，虽然没有形体的动作，但气血在大脑高度入静状态下按其本身的规律运行，其种种微妙变化，都是动功所不能体会的。没有形体动作，更能一心一意。入静的程度越深，机体的感受能力和反应能力就越敏锐，这是更高级的功法状态。在这种功法状态下，人体自身的内在潜能被逐步激发。同时，静还要求锻炼的环境安静，即没有外界因素干扰。所以动静结合是功法锻炼的基本特点。

6. 练力重气，形神合一

中医养生功法的很多动作看似以锻炼力量为主，其实质是通过锻炼而对内在气、意进行调节，进而积蓄内劲。练内劲者注重意和气的锻炼而不是表面的力量锻炼，具有"练力重气"之特征。而形指形体，包括肌肉、筋骨、脏腑、血脉等组织器官，是物质基础；所谓神，指情志、意识、思维等精神活动，以及生命活动的全部外在表现。神本于形而生，依附于形而存，形为神之基，神为形之主。"形神合一"构成了人的生命，神是生命的主宰。神以形为物质基础，"形具"才能"神生"。"形神合一"的生命观为中医养生功法奠定了坚实的理论基础。从本质上看，中医养生功法锻炼归纳起来，不外"养神"与"炼形"两大部分，即所谓"守神全形"和"保形全神"。功法通过形体、呼吸和意念三个主要环节，对神志、脏腑进行自我锻炼。守神而全形，就是从"调神"入手，保护和增强心理健康及形体健康，达到调神和强身的统一。形体的运动与锻炼也是为了全神，形盛则神旺，形衰则神衰，生命便趋告终止。

7. 易学难精，贵在坚持

原始的养生功法，都是单个的导引术势，相互间没有直接的联系，后逐步形成组合动作，直至发展成简单套路，至今气功仍然是沿着这样一种简便易行的模式向前发展的。其运动形式有坐、卧、站、行功等多种功法。功法种类不计其数。正是因为气功动作简单、易学易练、形式多样，可选择余地大，练习效果明显，所以几千年来一直受到人们的喜爱。中医养生功法属于气功的范畴，以自身运动为主，虽然动作简单易学，但是在练习中需要对自己的心理和行为进行控制，主动加强自我调节，感悟练习功法给身心带来的快感，不断从中体验人与社会、人与自然的关系。这个过程相当漫长，只有不懈努力，最终才能达到天人合一的境界。所以中医养生功法具有易学难精的特点。

中医养生功法是一门实践性很强的学科，需要练习者长期坚持锻炼。在学习过程中，一方面要重视功法的基本理论学习，研读一些有关导引、吐纳、养生的古代文献，熟悉一些功法常用的方法，对学习养生功法大有裨益；另一方面需要身体力行，坚持不懈地锻炼，而不能一曝十寒、半途而废。功夫不负有心人，只要有恒心，功到自然成。一小时的站桩，谁都可以站，连续一个月的站桩，多数人可以坚持，连续一年的站桩，则并非很多人可以达到。所以，功法锻炼是一个长期的过程，只有持之以恒，才能见效，即使走上工作岗位，也应坚持锻炼。在实践中，如能根据治疗需要，将一些功法应用到疾病的治疗、康复和预防中，必将进一步加深对中医养生功法的认识。

二、中医养生功法的功能

中医养生功法通过调身（姿势的调节）、调息（呼吸的锻炼）、调心（心神的修养）来改善人体状态。在这个过程中，中医养生功法发挥了扶正祛邪、平衡阴阳、疏经通络、调节脏腑、调和气血、强身健体、激发潜力、延年益寿的作用。

1. 扶正祛邪

《黄帝内经》讲："正气存内，邪不可干""精神内守，病安从来"。现代研究表明，习练功法能明显地消除身心疾病，恢复体力和精力，提高工作效率，增强机体免疫力，具有明显的预防疾病、保健养生作用。

2. 平衡阴阳

阴阳学说是中医及传统养生术的基本理论之一。阴阳的动态平衡是维持人体正常生理活动的基础，阴阳平衡被破坏，就意味着疾病的发生。习练养生功法可调节阴阳平衡，如让阴盛阳虚者习练动态功法，以阳制阴；而对阴虚阳亢者，则选择练习静态的功法，以养阴制阳；在不同季节中，夏季应以静态功法为主，防止过耗阳气；冬季则应以动态功法为主，以防阴盛。

3. 疏经通络

经络遍布全身，是运行气血、联络脏腑、沟通上下内外、调节人体功能的网络。人体通过经络系统有规律而复杂地交会，把五脏六腑、四肢百骸、五官九窍、皮肉筋骨等组织器官紧密联结成一个整体，从而保证了人体生命活动的和谐有序。中医养生功法可通过肢体的活动并配合意念、畅通经络来防治疾病，保养相关脏腑。

4. 调节脏腑

五脏六腑是中医藏象学说对人体内脏的概括。其中，五脏包括心、肝、脾、肺、肾，具有生化和储存精气神的作用；六腑包括胆、胃、大肠、小肠、三焦、膀胱，具有传送、消化食物和排泄废物的作用。脏腑功能状态的正常与否，决定着人体的健康与否；若脏腑失调则出现人体生理功能紊乱而产生疾病。中医养生功法通过锻炼外在肢体形骸而达到影响内在脏腑功能的作用，使心气平和，肝胆相宜，脾运化有力，胃腐熟司职，肺宣降通畅，三焦、肠道通利，肾气更加充足，外修而内得，达到全面增强个人体质的目的。

5. 调和气血

气血是构成人体的重要组成部分，是维持人体生命活动不可缺少的精微营养物质。在正常情况下，气血之间维持着一种"气为血之帅，血为气之母"的相辅相成的动态平衡状态，即"气血调和"。中医养生功法中的"意守"，就是通过意念的力量引导气的运行，从而推动血液循环，增强脏腑组织器官的营养和滋润作用，使自身恢复至气血和合，保持一种气血调和的平衡状态。

6. 强身健体

强身健体是进行功法习练的最主要目的。肢体动作的主动变换和呼吸情绪的调整，可以有效影响人体生理功能的变化，有助于失调的生理功能向着协调的方向发展，从而实现健身、防病、治病的目的。

7. 激发潜力

中医功法能激发人体的潜力，使人益智强能。一些锻炼大脑的练习可以使人的身心完全放松，得到充分休息，缓解外界环境对大脑的不良刺激，恢复人体正常的活动，从而使人精力旺盛、思路敏捷，工作效率明显提高。由此可见，传统功法练习对激发人体潜能具有积极的作用。

8. 延年益寿

中医学认为人到老年，阴精虚衰，真元渐亏，身体各种功能都逐步减退，也有一些人因为种种原因而出现未老先衰。大量古籍记载及实践表明，通过习练传统功法，不仅能够祛病健身，而且能明显改善和增强人体的生理功能，减少体内过多的消耗，增强人的体质，达到延缓人体衰老过程的作用。

第四节　中医养生功法的健身效果

一、改善身体素质，增进健康

身体素质是指人体在运动、劳动和日常活动中，在中枢神经调节下，各器官系统功能的综合表现，如灵敏、柔韧、力量、耐力、速度等机体能力。体质是评价人体健康的一个综合指标，是指机体有效与高效执行自身机能的能力，它是遗传性和获得性基础上表现出来的人体形态结构、生理机能和心理因素综合的相对稳定的特征，其范畴涵盖体格与体能、生理机能、适应能力以及精神状态等的发展水平。体质越好，相应的健康状况越好，适应环境的能力也就更强，体质的好坏常用身体形态、机能、素质和运动能力的测试结果进行评价。

随着国家对气功的规范管理和科研的投入加大，气功的现代科学研究呈现出一个稳步、健康发展的局面，大量学者的研究表明，功法习练过程中讲究"形、神、意、气"的协调配合，动作轻灵、缓慢柔和、虚实相生、刚柔相济、运转自如，意念恬淡虚无，呼吸自然流畅，充满了对称与和谐的要求，可明显提高习练者的专注力，有效地建立了神经系统与动作的和谐一致，从而使习练者对信号的反应能力以及动手操作能力得到协同发展，有利于保持良好的精神状态和人格气质。

有学者从柔韧素质的角度对习练者的坐位体前屈、闭眼单腿站立时间进行了跟踪测试，坐位体前屈是测量在静止状态下人体躯干、腰、髋等关节可能达到的活动幅度，主要反映这些部位的关节、韧带和肌肉的伸展性、弹性及身体柔韧素质的发展水平。闭眼单腿站立时间主要是测试人体的平衡能力。结果表明习练者的坐位体前屈和平衡能力都有了大幅提升。

有学者从力量素质、心肺耐力等角度对习练者进行了跟踪测试，结果表明坚持功法锻炼对习练者的四肢力量、核心力量、协调能力、心率、肺活量、血压、体重等指标均有积极的改善。监测指标身体质量指数（BMI= 体重 / 身高 ^{2}，体重单位：千克，身高单位：米）显著下降，腰围、腰臀比有效减小，运动中的心率可有效达到并保持在靶心率（最大心率的 60%~80%）范围内，肺活量、握力、下肢力量显著提高，跟骨骨密度增高，收缩压、舒张压下降，习练人群的身体素质和运动能力有了明显的改善。可见，中医养生功法锻炼注重神、意、气、形的协调统一，与其他体育健身项目一样，能够有效地改善习练者的身体素质，对增强人的体质和健康有重要意义。

二、强化脏腑机能，健心调神

心肺耐力是健康体适能的核心要素，是作为预测疾病发病率与死亡率的良好指标，是与体温、呼吸、血压、心率同等重要的生命体征，是进行持续体力活动时呼吸系统吸入氧气、循环系统运送氧气和骨骼肌利用氧气的能力。"气为血之帅，血为气之母"，良好的肺功能是体内气息运行的动力，而气又是血液运行的动力，正常的血液循环又是所有组织器官获得营养物质的必要条件。

一般认为心脏节律直接受交感和心迷走神经的双重调节并相互制约，交感神经系统兴奋时迷走神经系统受抑制，心率呼吸加快；迷走神经系统兴奋时交感神经系统受制约而心率呼吸变缓；交感和迷走神经系统之间的相互作用，产生了心率变化的不规则性。当习练者在规范负荷练功时，迷走神经系统张力保持较高水平，在规范负荷停止后，交感神经系统的兴奋性很快受到迷走神经的抑制而降低，从而提高心电的稳定性、改善心肌缺血缺氧、降低高血压和动脉粥样硬化等疾病的发生风险。

科学测试显示，规范负荷的功法练习具有增加心肌收缩力，心脏后负荷得到改善，使心脏每搏射血量（SV）增高；因心脏排空量增大，前负荷得到改善，心肌顺应性、舒张功能增强，舒张早期血流速度峰值、舒张早期血流速度峰值/舒张晚期血流速度峰值上升，说明坚持习练功法，能有效促进人体血液循环，有改善心脏功能的作用。中医认为心主血脉，心脏的正常搏动，主要依赖于心之阳气的推动和温煦作用，只有心的阳气充沛，才能维持正常的心力、心率和心律，血液才能正常运行，通达全身。通过导气令和、引体令柔的长期练习，能起到调畅经络气血，促进气血的循行；通过经筋、经络的牵拉作用，能调节脏腑机能，使心脏主血脉的功能得到强化；通过神意与形气相合，能激发全身之气、培补元真，从而达到改善心脏功能、强身健体之功。

中医认为，肺主一身之气，肺的宣发有利于全身气血的运行，且心肺同居胸中，肺朝百脉，肺能助心行血，心肺功能的正常是维持人体气血运行正常的根本保证。调身、调息、调心是功法修炼的基本操作内容，其中"调息"即是对呼吸的调控，是练功的重要环节。练功过程中的呼吸生理指标的变化较明显而直观，主要观察指标为呼吸频率、呼吸节律、呼吸深度、膈肌运动、肺活量、肺通气量、肺潮气量等，以及相关的自主神经功能变化。随着练功入静程度的加深，呼吸周期变长，节律变慢，幅度增大，呼吸运动的变化趋向均匀柔和，形成"深长慢匀"的呼吸方式，正常成年人的呼吸频率可由每分钟16~20次降到4~5次，甚至1~2次，功夫极深者还可达到超越生理常识的极慢境界。同时，显著降低呼吸频率，使呼吸幅度增大，膈肌活动时程随之延长，加强了膈肌对腹腔内脏的按摩作用，从而促进了胃肠蠕动和腹腔脏器的血液循环，使内脏机能增强。

三、提升心理健康，心境平和

世界卫生组织提出一个健全的人不仅要拥有健康的躯体，还要有健康的心理状态和良好的社会适应能力，可见心理健康的重要性。心理健康是指对于环境及周围的人、事、物具有高效而愉快的适应能力，可以从六个方面来衡量：正常的智力、较强的社会适应性、健全的意志品质、心理特征符合心理年龄、健全的人格、较好地控制自己的情绪。

心理健康作为衡量一个人健康与否的重要内容，主要是通过观测人身体状况、智力水平、情绪反应等是否互相协调，是否拥有持久平和的心境和能否与他人和谐相处、与社会相契合来表达的。其中，情绪反应对于一个人的心理健康至为重要。所谓情绪，是人对客观事物的态度体验及相应的行为反应，是内在需要是否得到满足的外在表现。简单地说，当需求得到满足时，我们会产生较好的情绪，如快乐、喜悦等；当需求得不到满足时，我们就会产生相应的不良情绪，如焦虑、抑郁、紧张、悲伤、愤怒、恐惧等。当一个人长期处于某种环境之中，某种情绪就会长期存在，这种较为稳定的情绪状态称为心境。良好的心理健康状况表现在长期处于较好的心境，遇到不良刺激后能够较好地进行自我调整，较快地化解不良情绪。

已有研究成果表明，情绪对人的身心健康具有直接影响。若能保持愉快的心境，为人开朗乐观、积极向上，则人体免疫功能活跃旺盛，可以减少患病的机会，促进疾病的康复。良好的情绪不仅可以促进生理健康，更和人们的心理健康紧密相关。情绪良好的人不仅对生活充满希望，对自己满怀自信，而且求知欲强，思维敏捷，富于创造力，爱好广泛，行为大方主动，善于与他人交往，能建立良好的人际关系，有利于提高工作和学习效率，激发潜能，实现全方位的发展。消极的情绪对人的身心健康有较大危害，在压抑、紧张、焦虑、恐惧等消极情绪的长期作用下，人的免疫能力下降，容易患各种传染性疾病，内脏功能也会受到伤害。中国古代医学认为，"怒伤肝""悲伤肺""恐伤肾""虑伤脾"。消极情绪和情绪的长期不稳定还会影响到神经系统，破坏大脑皮层兴奋与抑制的平衡，使人的认知范围变窄，分析判断能力减弱，失去自制力，严重的还会引起精神错乱、行为失常和精神分裂症等病症。人们可根据自身需求，借助《症状自评量表（SCL-90）》《心境状态量表（POMS）》《焦虑自评量表（SAS）》

《抑郁自评量表（SDS）》等量表工具及时评价自己某一个时期的心理健康状况。

在练功过程中习练要领要求做到精神内守、形意相合、气随形动，注重将形体导引与意念运用相配合，积极主动地调节意念活动，使大脑活动趋向有序化。意念配合动作保持相同节奏不断地进行转换，形神相合就会逐渐排除各种不良杂念、紧张和抑郁的情绪，促使大脑得到充分的休息，帮助习练者的精神情志得到转换调节，缓解精神紧张，提高情绪的稳定性，消除人们的烦恼，缓解内心的冲突，起到整体优化心境状态的作用，同时对于长期习练者的躯体化、强迫、人际关系、抑郁、焦虑、敌对、恐怖、偏执、精神病等方面也有较显著的改善。

四、防治慢性疾病，健康生活

慢性非传染性疾病简称慢性病，是一类病因复杂、缺乏确切传染性生物病因证据、起病隐匿、病程较长且病情迁延不愈的疾病总称。慢性病一般都具有病程长、预后差、致残率高、并发症多、需长期的康复训练和医疗照护等特点。随着人口老龄化加剧、工作竞争压力增大、体育锻炼减少，人们的疾病谱与死因谱也随之发生了较大改变，主要疾病模式已由传统的传染性疾病和营养不良转为慢性非传染性疾病，其发病率和死亡率呈明显上升趋势，其中，心脑血管疾病、脂肪肝、糖尿病、肿瘤等慢性非传染性疾病的患病率上升迅速，已成为世界性的公共卫生问题之一。全球范围内慢性病死亡人数已占所有死亡人数的60%以上，这个比例仍在逐年上升。慢性病和职业危害严重影响人们的健康和生活质量，给家庭和社会造成沉重的负担。

测试研究表明，进行长期规范负荷、有规律的功法锻炼，可以改善血浆脂质和脂蛋白组成，表现为血浆甘油三酯（TG）、总胆固醇（TC）、低密度脂蛋白胆固醇（LDL-C）浓度降低，高密度脂蛋白胆固醇（HDL-C）浓度升高，使原有的致动脉硬化的血浆脂蛋白组成向良好的方向转变。血浆中LDL是将肝脏合成的内源性胆固醇转运到周围组织的主要形式，因此LDL过高会增加患主动脉瓣狭窄（AS）的危险。HDL可以将胆固醇由动脉壁运往肝脏形成的胆汁酸排出体外，因此具有抗AS发生的作用。观察脂蛋白比率即HDL-C/TC或HDL-C/LDL-C，更能准确地预测动脉粥样硬化等心血管疾病的程度。经过练功前后的对比，习练者的HDL-C/TC比值有显著变化，说明功法练习对预防动脉粥样硬化具有良好作用，对于防治心脑血管疾病具有积极意义。

糖尿病是一种胰岛素分泌缺陷或胰岛素作用障碍所致的以高血糖为特征的代谢性疾病。持续过高的血糖会造成组织器官的损害，维持正常生理范围的血糖是糖尿病控制的核心目标。糖化血红蛋白可以反映一段时间身体血糖较为稳定的水平，可以较好地预测糖尿病某些并发症的发展变化情况。坚持练功后，习练者的血糖和糖化血红蛋白监测值在正常范围内显著降低，很好反映了功法锻炼的降糖作用。此外，胰岛素抵抗指数试验常用来评价胰岛细胞功能，进行长期规范负荷、有规律的功法锻炼，能显著降低胰岛素抵抗指数，说明胰岛功能有所恢复，这对防治糖尿病具有积极作用。

能否保持消化道菌群的合适比例，是人体消化功能正常的重要因素。当某些因素作用于机体，破坏肠道微生态，双歧杆菌等常住厌氧菌数量下降时，就会出现腹胀、腹痛、便秘等慢性消化道疾病。双歧杆菌可以促进肠运动、促进排便、预防便秘、缓解胀气等。乳酸杆菌能改善肠道微生态平衡，增强机体免疫力、降低胆固醇及抑制肿瘤形成。测试结果显示，进行长期规范负荷、有规律的功法锻炼可有效补充肠道正常菌群或促进有益菌增殖，同时对人体有害的肠杆菌、梭杆菌、肠球菌等菌群的繁殖产生有效抑制，进而能起到改善消化系统功能的作用。

慢性阻塞性肺炎不是一个独立疾病，而是以气道阻塞为特征，且在活动之后出现呼吸困难的临床综合征。伴随着病情的发展，气流阻塞程度会加重，肺功能会进行性下降，其伴随的呼吸困难、焦虑与恶化的肺功能又会形成恶性循环。多项研究成果显示，长期进行规范负荷、有规律的功法锻炼，不仅能显著提高肺功能，使患者的呼吸困难得到改善，焦虑与孤独感下降，自身免疫力增强，而且能使患者更多地参加社会活动，提高患者的生活质量，减轻患者家庭的负担。此外，长期进行规范负荷、有规律的功法锻炼还可使习练者的免疫力得到有效提升，特别是血清免疫球蛋白 IgG、血清 IL-2 等升高显著，可大大提高机体对肿瘤细胞或病毒感染细胞的杀伤能力，对预防疾病感染和防治肿瘤具有积极效果。

失眠症是指对睡眠时间和（或）质量不满足并影响日间社会功能的一种主观体验，常表现为入睡困难、睡眠质量下降和时间减少，记忆力、注意力下降等，严重影响日常生活与工作。研究显示，长期进行规范负荷、有规律的功法锻炼可调节失眠症状，失眠者练功后睡眠时间有所提高，同时多项失眠相关症状有所改善，且与年龄无关。有学者还发现规律练功后可提高 2 型糖尿病伴失眠患者的睡眠质量，辅助治疗卒中后睡眠障碍。

跌倒是老年人致死的主要因素之一。测试研究表明，长期进行规范负荷、有规律的功法锻炼可预防老年人跌倒，其机制可能与改善老年人姿势的稳定性与运动协调性，从而提高老年人的运动控制能力有关。研究还显示，坚持有规律的习练功法，对高血压、颈椎病、偏头痛、肩周炎、失眠等常见慢性病均具有显著的改善作用。

慢性疾病往往会影响患者的生活方式，最终导致其生活质量降低。因此，防治慢性病最终目的不仅仅是控制患者的症状，如血糖、血脂、血压等，更要改善和提高患者的生活质量。研究者运用 SF-36 量表评价长期进行规范负荷、有规律的功法锻炼对中老年人生存质量的影响，结果发现量表中的多项指标得分均明显提高，其中躯体功能、躯体健康问题导致的角色受限、生命活力、社交功能、生理健康总评和心理健康总评的指标在受试人群中均表现出随着锻炼时间延长，得分逐渐增加的趋势，客观地证实了功法锻炼对生活质量的提高。慢性疾病常常是相互影响的，如高血脂、高血压、糖尿病、动脉硬化等往往相伴出现，其机制十分复杂。一种慢性病的加重，会带动其他慢性病或症状的加重，如糖尿病会引起动脉硬化，动脉硬化又是心脑血管疾病的重要危险因素等。长期慢性疾病也会引起焦虑、抑郁情绪，极不利于疾病康复；反之，一种慢性病的缓解或减轻，也会带动其他慢性病或症状的缓解或减轻。长期进行规范负荷、有规律的功法锻炼可提升习练者的生活质量，对避免或纾解不良情绪发生，保持良好心境和健康体质，特别是防治各类常见慢性疾病作用明显。

五、延缓机体衰老，益寿延年

衰老是生物界存在的普遍规律，是生物的基本内在特征之一。中老年人随着年龄的增长，在形态结构和生理、心理功能等方面都必然要出现一系列退行性变化，且这些变化往往是全身性的、多方面的。微观上主要表现为细胞数量减少，组织弹性减低，脏器萎缩、变性等；宏观上多表现为机体功能逐渐减退，如脏腑功能减退、肌肉力量下降、动作迟缓、站立不稳甚至容易摔倒、记忆力下降、反应速度减慢、社会适应能力降低等。大量的研究表明，适度运动有利于延缓机体衰老的进程。

性激素是人体内一种极为重要的内分泌激素，它除了和性功能有关外，还在人体的生长、发育、成熟及衰老过程中起着极为重要的作用。有学者对参加健身气功·八段锦锻炼的中老年人性激素状况所做的监测显示，女性习练者3个月后雌激素雌二醇有明显增加，男性习练者6个月后体内主要雄性激素睾酮含量显著提升。这一结果表明，中老年人长期进行健身气功·八段锦锻炼，可改善衰老对性激素水平的影响，利于改善性能力和新陈代谢，延缓机体衰老进程。中老年人由于超氧化物歧化酶（SOD）减少，致使体内形成较多的过氧化物，引起机体细胞的损伤而致衰老。目前公认SOD能清除自由基，保护细胞，它的活力可以间接反映集体清除氧自由基的能力。血清丙二醛（MDA）是脂质过氧化物作用的产物，可以间接反映集体细胞受自由基攻击的程度。测试研究表明，经过3个月健身气功·八段锦锻炼后，习练者的外周血中SOD活性明显得到改善，过氧化脂质的主要降解产物MDA的含量得到明显控制，其生成量有明显降低。由此可见，健身气功·八段锦锻炼对于延缓中老年人机体衰老具有明显积极的作用。

智力衰退是一种进行性生理老化过程，是人体衰老的重要标志。中老年智能随增龄而逐渐衰减，甚至超前衰减，是严重影响中老年人生活质量的一个重要因素。因此，寻求延缓中老年人智能老化的方法，阻止其向病理老化转变就显得尤为重要。行为训练可以改善脑内的生理生化过程，延缓脑的衰老；良好的文化素质和不同方式的文体活动，良好的生活方式和行为，都能阻抑认知功能的衰退，提高生活质量，延缓衰老。

采用智能生理年龄测试软件，通过人机对话方式，对长期进行规范负荷、有规律功法锻炼的老年人群进行测试发现，老年人的智能生理年龄平均年轻2.45岁，老化度显著降低；提高了老年人的思维敏捷性、动作灵活性、短时记忆力和注意品质，测试显示男性习练者的心算速度、辨别数字符号的速度、动作反应速度明显增快，计数测试所耗时间明显降低；女性习练者的心算速度、动作反应速度、记忆两位数字的个数明显增加，双手跟踪操作误差明显降低。由此可见，中老年人学练功法，能明显改善多项智能和心理指标，起到延缓老年人智能衰退的作用。

思考题

1. 简述中医养生功法的概念。

2. 简述中医养生功法的分类。

3. 简述中医养生功法的特点。

4. 简述中医养生功法的功能。

5. 简述长期习练对练功者身体素质的作用。

6. 简述长期习练对练功者脏腑机能的改善。

7. 简述长期习练对练功者心理健康的促进。

8. 简述长期习练对练功者慢性疾病防治的好处。

9. 简述长期习练对练功者整体技能的改善。

第二章 中医养生功法技术的中医理论基础

第一节 整体观念

一、整体观念的概念

整体观念，是中医学认识人体自身以及人与环境之间联系性和统一性的思想，基于万物同源异构和普遍联系的认知，认为人自身是一个统一的整体、人与自然是一个统一的整体、人与社会是一个统一的整体。整体观念对中医养生功法的学习有重要的指导意义。

二、整体观念的内容

（一）人自身是一个有机整体

中医整体观的主要内容为五脏一体观和形神一体观。

1. 五脏一体观

人体以五脏（心、肝、脾、肺、肾）为中心，配合六腑（胆、胃、小肠、大肠、膀胱、三焦），联络形体（筋、脉、肉、皮、骨）、官窍（目、舌、口、鼻、耳、前阴、后阴）等，形成了一个有机的整体。五脏之间相互联系、相互制约、共同协作以维持人体正常的生命活动。

2. 形神一体观

人体由形体与精神两大要素构成，二者相互依存、相互作用，构成了统一的一个整体。形，指人的形体结构，是承载神的基础；神，是指意识、思维等精神活动和人体生命活动的总体体现。形是神的藏舍之处，神是形的生命体现。

基于人自身是一个统一的整体，中医养生主张五脏平衡、形神共养，以维护健康、促进疾病的恢复。既要顺应自然、锻炼身体、合理膳食、劳逸适度、外避病邪以养其形，使形健而神旺，又要恬恢虚无、怡畅情志以养神，使神清而形健。同时通过功法协调五脏平衡，使五脏发挥正常的生理功能，维持人体健康。

（二）人与自然环境的统一性

人类生活在自然界中，自然环境的各种变化可直接或间接地影响人体的生命活动。因此，人与自然环境的统一关系，也被称为"天人一体"。

《黄帝内经·素问·宝命全形论》指出"人以天地之气生，四时之法成"，认为人与天地万物有着共同的生成本原。宇宙万物是由"道""太极"或"气"产生的。气分阴阳，以成天地。天地阴阳二气交感，万物化生。自然环境的各种变化，如寒暑更替、昼夜晨昏、地域差异，必然对人体的生理病理产生直接或间接的影响。

自然环境包括自然气候和地域环境。

自然气候主要包括四季的变化、昼夜的更替以及风雨晦暝等自然天象。人在自然环境之中，因天地阴阳二气不断地运动变化，人的生理活动必然受到天地之气的影响而产生相应的变化。因自然界阴阳二气的消长变化而产生的阶段性天气征象，如春温、夏热、秋凉、冬寒。自然界的生物为顺应这种规律，也出现春生、夏长、秋收、冬藏等变化过程，人体生理也随季节气候的规律性变化而出现相应的适应性调节。如人体脉象可随四季气候的变化，而有相应的春弦、夏洪、秋毛、冬石的规律性变化；又如天暑衣厚，则汗多而尿少；天寒衣薄，则尿多而汗少。另外，人体经络气血的运行还受风雨晦暝的影响：天温日明，阳盛阴衰，人体阳气随之充盛，气血运行通畅；天寒日阴，阴盛阳衰，人体阳气亦弱，气血凝涩而行缓。昼夜时辰与人体生理的关系，一日之内的昼夜晨昏变化，对人体生理也有不同影响，而人体也要与之相适应。如《黄帝内经·素问·生气通天论》说："故阳气者，一日而主外，平旦阳气生，日中而阳气隆，日西而阳气已虚，气门乃闭。"这说明白天人体阳气多布行于体表，脏腑的功能活动比较活跃；而夜间人体阳气入里，人就需要休息和睡眠，反映了人体随昼夜阴阳二气盛衰变化而出现相应的调节。

地域环境主要指地势高低、地域气候、水土、物产及受地域影响的人文地理、风俗习惯等。地域气候的差异，地理环境和物产不同，人们的生活方式、饮食习惯等有所差异，在一定程度上影响着人体的生理功能与体质的形成。如北方多燥寒，人体腠理多致密，体型壮实；而南方多湿热，人体腠理多疏松，体型清瘦；长期居住某地的人迁居异地，常出现"水土不服"现象，但会逐渐适应。这些说明地域环境对人体生理有一定影响，而人体也具有适应自然环境的能力。

自然环境的变化会对人的生命活动产生影响，因此在养生过程中尤其要注意自然环境与人体的联系。《黄帝内经·素问·阴阳应象大论》说："故治不法天之纪，不用地之理，则灾害至矣。"养生既要顺应自然气候做到"虚邪贼风，避之有时"，也要根据地域环境采用不同的防病养生手段。

基于与自然相统一的"天人合一"是养生功法的重要理论基础。养生功法的天人整体观反映在顺乎自然、适应社会、主动调控等具体实践和理论方面。在顺应自然方面，一是气功的许多功法是仿生而来的，通过模仿动物、植物等生物姿态的运动，表现了人类向自然学习。其中以五禽戏的演变最为突出，尽管流派众多，形象地模仿禽兽的姿势却大都相似。二是遵循了顺应四时、辨识阴阳消长的锻炼要求。如明代《四季却病歌》记载了六字诀按四季循环、五行相生的锻炼顺序："春嘘明目木扶肝，夏至呵心火自闲，秋呬定收金肺润，肾吹惟要坎中安，三焦嘻却除烦热，四季常呼脾化餐。"

（三）人与社会环境的统一性

人生活在特定的社会环境中，会受到周围社会环境的影响。人是群体性的动物，并具有社会属性，因此，政治、经济、文化、宗教、法律、人际关系、婚姻等社会因素，都会对人的生命活动产生影响。

人所处的社会环境和社会背景不同，造成了个人的心身功能与体质的差异。社会环境、人际关系可影响人的精神状态进而影响人的心身健康，比如唐代白居易在《自觉》中提到"不畏复不忧，是除老病药"。政治经济地位也会对人的心身功能产生影响，不同阶层各有所劳"或劳心，或劳力；劳心者治人，劳力者治于人"（《孟子·滕文公章句上》），同时经济的差异也会对人体的强弱胖瘦产生影响。

中医强调医者需要"上知天文，下知地理，中知人事"（《黄帝内经·素问·著至教论》），结合自然环境、社会环境对人的生命活动进行分析，在养生中也需要充分考虑到上述因素对生命活动产生的影响，以维持人的身体健康。

三、整体观念在养生功法中的应用

中医养生功法应用整体观研究人的身心健康和延年益寿时，既重视人体自身的统一和完整，又重视人与外界客观环境的和谐统一。

从五脏一体观出发，中医养生功法认为五脏生理功能之间的平衡协调对维系人体内环境的相对稳定至关重要。它一方面通过阴阳平衡规律，协调脏腑阴阳、气血的偏盛偏衰，促进人体朝着阴平阳秘的健康状态发展；另一方面通过五行生克制化规律，协调脏腑相互间任何一脏发生得太过或不及，防止其因失去平衡而产生疾病或导致衰弱。它还可以通过经络功能加强各脏各腑、四肢百骸、诸窍上下内外的沟通，通过精、气、血、津液的充养，进而优化人体的生命活动。

从形神一体观来看，调心在于神旺，练身在于形健。健身气功锻炼的基本要求是"形神共养"，从而达到形健则神旺，神旺则形健之"内外兼修"的整体效果。

在适应社会方面，强调通过"调心"而达到人与人、人与社会的和谐统一，这是气功理论和实践的一个显著特点。人不是生活在真空之中的，作为社会的人，当生活中出现矛盾和斗争时，必然会引起心理情绪的变化，往往会累及五脏导致疾病，而"调心"既是涵养人的道德，也是调摄人的精神，其中包括避免和排除因社会环境带来的心理波动或生理疾病。

最后，中医养生功法在注重"顺乎自然""顺乎天道"的同时，提出"我命在我不在天"的思想，强调人不仅要主动地适应自然与社会，而且要以积极进取的态度把握阴阳消长，利用自然变化规律，变通社会事理，使生命在自我调控过程中探索和追求健康长寿。

第二节　阴阳学说

阴阳学说，是古人用以认识自然和解释自然变化的自然观和方法论。其内容主要包括阴阳交感、对立、互根、消长、转化及自和规律。该学说认为阴阳二气的相互作用及其运动变化，形成了事物的发生并推动着事物的发展和变化。在中医传统功法中，阴阳学说具有重要的指导意义。

一、阴阳的概念

（一）阴阳概念的形成

阴阳的概念起源于人类对自身及自然现象的观察，太阳升落、月亮变化等明暗交替的天象观察，由此形成阴阳的最初含义，即向日为阳，背日为阴。在甲骨文中，阴阳所指为日、月。《说文解字》说："阴，暗也。水之南，山之北也。""阳，高明也。"朝向日光、明亮者为阳；背向日光、晦暗者为阴。随着对自然现象的观察不断扩展，阴阳的含义逐渐引申，如天地、上下、明暗、寒热、动静等。至春秋战国时期，阴阳学说作为哲学思想逐渐形成。《道德经·第四十二章》说"万物负阴而抱阳，冲气以为和"，认为阴阳相互作用产生的冲和之气是推动事物发生发展变化的根源。《周易》把自然、社会中诸如天地、日月、寒暑、动静、刚柔、进退、水火、男女等具有对立关系的事物或现象，都赋予阴阳的属性，使阴阳成为对立统一的哲学范畴。在中医学著作《黄帝内经》中将阴阳作为指导性的纲领。如"阴阳者，天地之道也，万物之纲纪，变化之父母，生杀之本始，神明之府也"。又如"阴平阳秘，精神乃治。阴阳离决，精气乃绝"，解释人体的生理和病理；"谨察阴阳所在而调之，以平为期"，用以指导诊断和治疗。凡是具有对立相反又相互关联的事物和现象或一事物内相互对立的两个方面，都可用阴阳来概括。如以天地而言，则天为阳，地为阴；以人而言，则男为阳，女为阴；以气血而言，则气为阳，血为阴等。

传统功法亦引入阴阳的概念，用来阐释功法要领，如《八卦掌·起势口诀》中有"竖形立势掌如拳，当按阴阳次第间"之说。因此，了解阴阳的概念与内涵，有助于加深对传统功法内涵的理解，掌握功法习练的要领。

（二）阴阳的特性与归类

1. 阴阳的特性

阴阳具有普遍性、关联性、规定性、相对性四个特性。

阴阳的普遍性是指世界上很多事物和现象都存在正反两个方面，皆可用阴阳来标识。中医学认为"人生有形，不离阴阳"（《黄帝内经·素问·宝命全形论》）。人体组织结构、生理功能、病机变化以及诊断治疗皆可用阴阳来概括说明。

阴阳的关联性是指阴阳所概括的一对事物或现象应共处于统一体中，或一事物内部对立的两个方面，如空间的上与下、内与外，时间的春夏与秋冬、昼与夜，温度的寒与热，生命物质的气与血等，都是既相对立又相互关联的两个方面，可用阴阳表示。

阴阳的规定性又称为不可反称性。如光明、温暖、向上、趋外、兴奋、发散等，是阳的特性；晦暗、寒冷、向下、内收、沉静、凝聚等，是阴的特性。用阴阳说明事物的属性，如水属阴、火属阳。水不能称为阳，火不能反称阴。人体脏腑中心阴与心阳、肾阴与肾阳、肝阴与肝阳等，皆有其特定内涵，不可反称。

阴阳的相对性内涵包括阴阳属性可相互转化、阴阳的无限可分性，以及阴阳的相对性。

阴阳的相互转化即哲学中的物极必反，当事物量变积累到一定程度时在特定的条件下可以发生质变。阴阳属性可以相互转化。比如人体的气机运行"升已而降，降已而升"，气在人体内由脏腑推动，从上升（阳）转变下降（阴），再从下降（阴）转为上升（阳）从而形成一个完整的循环。

阴阳的无限可分性，是指阴阳之中复有阴阳，即阴中有阳，阳中有阴。如昼为阳，夜为阴。白昼的上午与下午相对而言，则上午为阳中之阳，下午为阳中之阴；夜晚的前半夜与后半夜相对而言，则前半夜为阴中之阴，后半夜为阴中之阳。人体五脏分阴阳，心肺在上为阳，肝肾在下为阴。心与肺相对而言，心为阳中之阳，肺为阳中之阴；肝与肾相对，肾为阴中之阴，肝为阴中之阳。故《黄帝内经·素问·阴阳离合论》说："阴阳者，数之可十，推之可百，数之可千，推之可万。万之大，不可胜数，然其要一也。"

阴阳的相对性，主要是指阴阳属性是通过对立双方比较而划分的。若比较的对象发生了改变，事物的阴阳属性可随之发生改变。人体内六腑与五脏分阴阳，六腑主传泻水谷属阳，五脏主内藏精气属阴；六腑与四肢比较，则六腑居内为阴，四肢在外为阳。随着划分前提和依据的改变，事物的阴阳属性可随之变化。

2. 事物阴阳属性的归类

凡是相互关联且又相互对立的事物或现象，或同一事物内部相互对立的两个方面，都可以用阴阳来概括分析其各自的属性。事物的阴阳属性，依据阴阳各自的属性特征进行归类区分。凡是具有运动的、外向的、上升的、弥散的、温热的、明亮的、兴奋的等特性的事物和现象，都属于阳；相对静止的、内守的、下降的、凝聚的、寒冷的、晦暗的、抑制的等特性的事物和现象，都属于阴。水与火被看作阴阳属性的标志，在传统功法中，水火也是常用的意象，如在《八卦掌·锻炼要领》中提到"火上水下，水重火轻，意如令旗，又似点灯"。

二、阴阳学说的基本内容

阴阳学说的基本内容包括阴阳交感、阴阳对立制约、阴阳互藏、阴阳互根互用、阴阳消长、阴阳转化、阴阳自和等方面。

（一）阴阳交感

阴阳交感，指阴阳二气在运动中相互感应而交合的相互作用。阴阳交通相合，彼此交感相错，是宇宙万物赖以生成和变化的根源。所谓"天地感而万物化生"（《周易·咸卦·彖传》），"阴阳相错，而变由生也"（《黄帝内经·素问·天元纪大论》）。阴阳交感是天地万物化生的基础。"天地合气，命之曰人"（《黄帝内经·素问·宝命全形论》）。生命便是在天地阴阳交互作用下孕育生息的。阴阳交感是事物和现象发展变化的动力。阴和阳属性相反，两者不断相摩相荡，发生交互作用，宇宙万物才能生生不息，变化无穷。

（二）阴阳对立制约

阴阳对立，指在事物中阴阳是"一分为二"的，存在相反的两个方面。阴阳学说认为，对立相反是阴阳的基本属性，宇宙间很多事物和现象都存在对立相反的两个方面。如天与地、日与月、水与火、男与女、寒与热、动与静、上与下、左与右等。人的形体划分阴阳：上部为阳，下部为阴；体表属阳，体内属阴；背为阳，腹为阴；四肢外侧为阳，四肢内侧为阴。以脏腑来分，五脏属里，藏精气而不泻为阴；六腑属表，传化物而不藏为阳。具有外向、弥散、推动、温煦、兴奋、升举等特性的物质及功能属阳；具有内守、凝聚、宁静、凉润、抑制、沉降等特性的物质和功能属阴。生命物质"阳化气，阴成形"，至精至微的气属阳，有形可察的精、血、津液属阴等。

同时，阴阳之间存在制约关系，人体正常生理活动具有兴奋和抑制两种状态，即兴奋为阳，抑制属阴，彼此相互制约。昼则阳制约阴，人处于兴奋清醒状态；夜则阴制约阳，人进入安静睡眠状态。阴阳对立制约的意义，在于防止阴阳的任何一方不至于亢盛为害，以维持阴阳之间的协调平衡。如果阴阳双方中的一方过亢，对另一方制约太过，或阴阳双方中的一方不及，不能制约对方，则阴阳之间的对立制约关系失调，彼此之间的动态平衡被破坏，则会导致疾病产生。

（三）阴阳互藏

阴阳互藏，指相互对立的阴阳双方中的任何一方都包含着另一方，即阴中有阳，阳中有阴，属于阴阳的无限可分性的范畴。以天地而言，"天本阳也，然阳中有阴；地本阴也，然阴中有阳，此阴阳互藏之道"。

（四）阴阳互根互用

阴阳互根，指阴阳的化生具有统一的根源，因此二者之间能够互为根本，是相互依存的关系，即"阳根于阴，阴根于阳"。同时阴阳双方具有相互资生、促进和助长的作用。

《黄帝内经·素问·阴阳应象大论》说："阴在内，阳之守也；阳在外，阴之使也。"这句话概括了阴阳相互依存、不可分离的关系。阴精主内，阳气主外；阴精为阳气固守提供物质基础，阳气为阴精生成给予功能保证。阴阳和谐，脏腑经络功能正常，气血运行有序，形肉血气相称，则人体保持健康状态。阴阳互根互用的意义在于阴阳始终处于统一体之中，每一方都以对方的存在作为自身存在的前提和条件，任何一方都不能脱离对方而单独存在。由于阴阳的根源一致，所以《医贯砭·阴阳轮》中有"无阴则阳无以生，无阳则阴无以化"的说法，当阴阳之间不能相互依存而分离决裂时，则出现"阴阳离决，精气乃竭"的状况。

（五）阴阳消长

阴阳消长，是指阴阳双方彼此的消减与增加的变化在一定的范围、限度、时空之内，保持着动态平衡。正是由于阴阳的消长变化，自然万物才能够维持相对动态的平衡。阴阳消长的形式主要包括此长彼消、此消彼长的阴阳互为消长与此长彼长、此消彼消的阴阳同消同长。

1. 阴阳互为消长

阴阳的互为消长与阴阳的制约关系近似，是指相互对立的阴阳双方，在彼此相互制约的过程中表现出互为消长的变化。其表现形式有二：一是此长彼消，指阴或阳某一方增加而另一方随之出现消减的变化，即阳长阴消，阴长阳消。二是此消彼长，是阴或阳某一方消减而另一方随之出现增加的变化，即阳消阴长，阴消阳长。如一年四季的气候变化：从冬季寒冷，到春天温暖，再到夏天暑热，气候从寒冷逐渐转暖变热，即是"阳长阴消"的过程；由夏季暑热，到秋天凉爽，及至冬季寒冷，气候由炎热逐渐转凉变寒，则是"阴长阳消"的过程。一年当中，阴阳消减和增加处于一定范围和限度，形成相对的动态平衡，则有四时寒暑交替推移、周而复始的正常规律。

以阴阳消长之理阐释人体的生理活动：子时一阳生，平旦阳气升发，日中阳气隆盛，随着阳气增长而阴气消减，人体的生理功能由抑制逐渐转向兴奋，即"阳长阴消"的过程；午时一阴生，日中至黄昏，阴气渐生，至夜半阴气盛，阳气随之渐减，人体的生理功能也由兴奋逐渐转向抑制，即"阴长阳消"的过程。

2. 阴阳同消同长

阴阳的同消同长与阴阳的互根互用关系类似，是指互为依存的阴阳双方，在彼此相互资助和促进的过程中表现出同消同长的变化。其表现形式有二：一是此长彼长，是阴阳之间出现某一方增加而另一方亦增加的变化，即阴随阳长或阳随阴长；二是此消彼消，是阴与阳之间出现某一方消减而另一方亦消减的变化，即阴随阳消或阳随阴消。由于阴阳相互为用，阳生可促进阴的化生，阴长又资助阳的生成，若阳消则阴无以化，阴消则阳无以生。

人体生理活动中，饥饿时出现的气力不足，即是由于精（阴）不足不能化生气（阳），属阳随阴消；而补充精（阴），产生能量（阳），增加了气力，则属阳随阴长。阴阳消长的根本原因，在于阴阳之间对立制约与互藏互根关系的变化。

（六）阴阳转化

阴阳转化，指事物的阴阳属性，在一定条件下可以向其相反的方向转化，即属阳的事物可以转化为属阴的事物，属阴的事物可以转化为属阳的事物。其主要包括渐变和突变两种形式。如一年四季之中的寒暑交替，一天之中的昼夜转化等，即属于"渐变"的形式；夏季酷热天气的骤冷和冰雹突袭等，即属于"突变"的形式。

（七）阴阳自和

阴阳自和，是指阴阳双方自动维持和自动恢复其协调稳定状态的能力和趋势。阴阳虽然属性相反，但两者存在互生、互化、互制、互用等关系，在交互作用的变化中相反相成，是维持事物或现象协调发展的内在机制。《淮南子·氾论训》说："大地之气，莫大于和。和者，阴阳调……阴阳相接，乃能成和。"阴阳二气的协调就是"和"，阴阳二气相互维系才能达到"和"的状态。阴阳自和所维持的动态平衡，在自然界标志着气候的正常变化、四时寒暑的正常更替，在人体标志着生命活动的稳定、有序、协调。故《黄帝内经·素问·调经论》说："阴阳匀平，以充其形。九候若一，命曰平人。"

三、阴阳学说在养生功法中的应用

养生功法锻炼有辨时选功之说，认为春夏养阳宜多练动功，顺应阳气生发之势，秋冬养阴宜多练静功而养阴潜阳。养生功法锻炼有因人选功之说，认为对体质虚弱、阴阳气血不足者，应以习练静功为主，动功辅之；对体质强壮、阴阳气血不虚者，应以习练动功为主，静功辅之。养生功法锻炼有辨证施功之说，认为应视疾病之阴阳盛衰而选练适宜的功法来调和阴阳。养生功法还有按照方位、地理之阴阳来锻炼的说法。同时，阴阳学说与养生功法中的"调身""调息""调心"关系密切。

（一）阴阳学说与调身

阴阳在功法锻炼中，既可以指代方位，也可以描述人体运动之变化。调身中上下、左右、前后、仰俯、屈伸等姿势变化，不仅都有阴阳之分，而且也可用来调整人体的阴阳。中医养生功法有动功和静功之分，动功为阳，静功为阴，在练功方式上要求动功和静功密切配合，互为补充，平衡阴阳，才能全面改善人体健康。即使是同一种功法也有阴阳之分，动为阳，静为阴，练动功时要做到外动而内静，练静功时要做到外静而内动，这样才能动静相宜，阴阳调和，气血和畅。

（二）阴阳学说与调息

在呼吸锻炼上，吸气为阳，呼气为阴；存气闭息可以祛寒，呼出浊气可以清热。中医养生功法锻炼一般以自然呼吸为好，若阳盛者宜意守呼气，延长呼气时间或呼气后略加停顿；若阴盛者宜意守吸气，延长吸气时间或吸气后略加停顿。

（三）阴阳学说与调心

意念活动有阴阳之分，从意守的内容分，凡思动、思火等是阳性意念，凡思静、思水等是阴性意念。阳盛者宜阴性意守，阴盛者宜阳性意守。从意守的部位分，意念在上或从下而上的属阳，意念在下或从上而下的属阴。凡是要补阳、升阳的，意念向上，可守印堂和百会；凡是要养阴潜阳的，意念向下，可守会阴和涌泉。经络也有阴经和阳经之分，意守阳经可以助阳，意守阴经可以益阴。

第三节　五行学说

一、五行的概念

五行学说是中医养生功法的重要理论基础。所谓五行，即木、火、土、金、水。五行学说是研究以五行之间的生、克关系来阐释事物之间相互联系的学说。

五行学说根据自然界的五行特性，通过比类取象以及归纳演绎将人体的生理功能以及自然现象进行归纳。如"木"有曲直生长的特征，因而把具有生长、升发、条达舒畅等作用或性质的事物均归属于木；"火"有温热、炎上的特征，因而把具有温热、升腾等作用或性质的事物均归属于火；"土"有生长庄稼、载纳万物的特征，因而把具有生化、承载、受纳作用或性质的事物均归属于土；"金"有变革的特征，因而把具有清洁、肃降、收敛等作用或性质的事物均归属于金；"水"有滋润和向下的特征，因而把有向下运行，滋润、凉寒等作用或性质的事物均归属于水。

从自然现象来看：日出东方，与木的升发特性相似，故东方归属于木；南方炎热，与火的温热特性相类似，故南方归属于火；日落于西方，与金的沉降相类似，故西方归属于金；北方寒冷，与水的寒冷特性相类似，故北方归属于水；中原地带土地肥沃，万物繁茂，与土的生化特性相类似，故中央归属于土。中医学以五脏配五行：肝主升发而性喜条达舒畅，故归属于木；心主血脉而主神明，故归属于火；脾主气血生化为全身提供营养，故归属于土；肺主清肃沉降，故归属于金；肾主闭藏精气又主水，故归属于水。

五行学说认为事物在五行中并非孤立、静止地存在，而是具有相生、相克、相乘、相侮的关系，这些关系又按一定的方向和序列顺序不断地使事物发生、发展和变化。

二、五行学说的基本内容

五行学说的基本内容包括两个方面：一是五行生克的正常规律；二是五行生克的异常变化。

（一）五行生克的正常规律

五行生克的正常规律，是在正常状态下五行系统所具有的自我调节机制，包括相生、相克。由相生相克导致的五行之间的平衡关系，被称为五行的制化。五行之间的制化关系能够维持五行系统的平衡与稳定，促进事物生生不息。因此，明代张景岳有云："盖造化之机，不可无生，亦不可无制。无生则发育无由，无制则亢而为害。"

1. 五行相生

五行相生，指木、火、土、金、水之间存在着有序的递相资生、助长和促进的关系。五行相生的次序是木生火、火生土、土生金、金生水、水生木。在五行相生关系中，任何一行都具有"生我"和"我生"两方面的关系。"生我"者为母，"我生"者为子。以木为例：水生木，故"生我"者为水，水为木之母；木生火，故"我生"者为火，火为木之子。水与木是母子关系，木与火也是母子关系。

2. 五行相克

五行相克，指木、火、土、金、水之间存在着有序的克制关系。五行相克的次序是木克土、土克水、水克火、火克金、金克木。在五行相克关系中，任何一行都具有"克我"和"我克"两方面的关系。以火为例，水克火，同时火又克木。五行之间的这种相互制约的关系在五行的自我调节中可以维持五行系统的相对稳定，防止某一行过度偏盛。

（二）五行生克的异常变化

五行生克的异常主要是五行中的某一行异常亢盛或异常减弱，导致相应的相克关系产生变化，集中体现为相生关系异常与相克关系异常。

1. 五行相生关系异常

五行相生关系异常通常表述为"母子"关系异常，如母行累及子行，导致二者皆异常，即母病及子。例如从五行的角度看，木生火，肝属木，心属火，肝火扰动心神即为母病及子。反之，如子行累及母行，即子病及母。

2. 五行相克关系异常

五行相克关系异常主要表现为相乘、相侮，即倍克和反克关系。五行相克关系异常的根本原因是某一行太过或不及。

相乘，是按照原本的五行相克次序产生的加倍克制（即倍克），如木克土，但是当木气亢盛或土气内虚时，这种克制关系就会加倍，称之为木乘土。按照相应的顺序，相乘包括木乘土、土乘水、水乘火、火乘金、金乘木。

相侮，是与原本的五行相克次序产生的相反克制关系（即反克），如金克木，但是当木气亢盛或金气内虚时，就会产生反克关系，称之为木侮金。按照相应的顺序，相侮包括木侮金、金侮火、火侮水、水侮土、土侮木。

三、五行学说在中医养生功法中的应用

中医养生功法把人的生命活动所表现出来的复杂事物和现象，按五行的特征用分析、归类、推演络绎的方法进行分类，并根据其对应关系指导养生锻炼。以肝为例，肝属木，春季、东方、胆、目、筋、怒、魂等亦属木。春季，东方春风催生、天气温暖、木性条畅，肝气也喜舒畅疏泄，肝气若郁结则病，怒则气郁，伤肝，因此春季养生练习时应面朝东方，以舒肝理气为主，以疏通肝、胆经络为辅，达到疏泄肝胆、防治眼疾、舒展筋腱和防止肝气横逆上冲的目的。同时，以五行指导功法锻炼要领、调节脏腑气机、调节情志也具有重要意义。

（一）五行学说与调身

五行学说在功法锻炼中，一方面用于指导功法锻炼要领，如形意拳中，将劈拳、钻拳、崩拳、炮拳、横拳，配以金、木、水、火、土五行，言明其动作要领，故有"劈拳似斧性属金，钻拳似电性属水，崩拳似箭性属木，炮拳似炮性属火，横拳似弹性属土"的说法。另一方面，五行学说可用于调理脏腑功能，如在六字诀中，将"嘘、呵、呼、呬、吹、嘻"六种特定的吐气发声锻炼与人体肝、心、脾、肺、肾、三焦相对应，起到调理脏腑的作用。

（二）五行学说与调息

五行的生克关系可应用于气功调息，用于调理脏腑功能，通过调节脏腑的五行生克关系，对应呼吸调理脏腑。一方面，可以根据脏腑的不足，使用对应的呼吸，直泻对其产生克制关系的脏腑，以促使被克之脏的脏气恢复。如肝气

不足，是肺之有余，用呬字泻之；肺气不足，是心之有余，用呵字泻之；心气不足，是肾之有余，用吹字泻之；肾气不足，是脾之有余，用呼字泻之；脾气不足，是肝之有余，用嘘字泻之。此外，也可以通过脏腑之间的母子关系，采用实则泻其子的治法。"肝有余则用嘘，若嘘亦不能引肝气，则引其子，用呵字泻心之气，心气既行，肝气自传；心有余则用呵，若呵亦不能引心气，则引其子，用呼字泻脾之气，脾气既行，则心气自传；脾有余则用呼，若呼亦不能引脾气，则引其子，用吹字泻肾之气，肾气既行，则脾气自传；肾有余则用吹，若吹亦不能引肾气，则引其子，用嘘字泻肝之气，肝气既行，则肾气自传。"

（三）五行学说与调心

五行应用于调心，主要是依据情志的五行归类，通过对应的情志刺激调节脏腑气机。情志致病会导致机体的气机紊乱，因此《黄帝内经·素问·举痛论》说："怒则气上，喜则气缓，悲则气消，恐则气下，惊则气乱……思则气结。"在《黄帝内经·素问·阴阳应象大论》中就有"悲胜怒""恐胜喜""怒胜思""喜胜忧""思胜恐"，通过情志的五行生克关系调节情志致病的方法。该方法既是中医治疗情志病的指导依据，也是气功调心的重要组成部分。情志的调节最终能使人达到气机通畅、心平气和的状态。

第四节　藏象学说

一、藏象学说的基本概念

藏象，又称"脏象"，指脏腑生理功能、病理变化表现于外的征象，包括藏于体内的脏腑与脏腑之气及其运动，包括五脏、六腑和奇恒之腑。以五脏为中心所表现于外的生理病理现象及其与外界事物或现象相比类所获得的比象，即"有诸于内，必形于外"。

藏象学说基于古代解剖学的认识以及劳动人民长期的生活实践与医疗经验，并结合古代哲学思想的渗透，是中医养生功法的重要组成部分。

藏象学说在整体观念的基础上，认为脏腑、形体、官窍之间通过经络相互沟通联络，功能上相互配合，病理上相互影响，通过脏腑之间的联系，为意识、思维、情志等神志活动提供物质基础，与自然界的时间、空间及其相关的五气、五化、五色、五味等，各种因素与五脏生理功能系统联系在一起，形成人与自然相参、相应的"天地人一体"系统。

二、脏腑分类及各自的生理特点

藏象学说依据形态结构与生理功能特点，将内脏分为脏、腑和奇恒之腑三类。五脏即心、肺、脾、肝、肾，其功能是化生和贮藏精气；六腑即胆、胃、小肠、大肠、膀胱、三焦，六腑多呈中空的囊状或管腔形态，共同生理功能是受盛和传化水谷；奇恒之腑即脑、髓、骨、脉、胆、女子胞，奇恒之腑功能上贮藏精气与五脏相似，形态上中空有腔与六腑相类，似脏非脏，似腑非腑，故以"奇恒之腑"名之。

（一）五脏的功能与特点

1. 心

在中医的概念中，心位于胸中，两肺之间，膈膜之上，外有心包络卫护，形态尖圆，如未开之莲蕊。其五行属火，为阳中之太阳；心藏神，在志为喜，在体合脉，其华在面，在窍为舌，在液为汗，与夏气相通应；心与小肠相表里；由于心主宰人的整个生命活动，故称心为"君主之官""生之本""五脏六腑之大主"。

心的生理功能包括心主血脉和心主神明两个方面。心主血脉是指心推动血液运行于脉中，流注全身，循环不休，发挥营养和濡润作用。心主神明是指心具有主宰五脏六腑、形体官窍等生命活动和意识、思维等精神活动的功能。

心的生理特性包括心主通明和心火下降两个方面。心主通明是指心脉以通畅为本，心神以清明为要。心脉通畅，则血运正常，脏腑得养，心神正常，各脏腑功能协调有序，有条不紊。心火下降基于气机运行升己而降之说，与肾水上升相对应，心火下降能够温煦肾阳，使人体上部不热、下部不寒，维持水火阴阳的平衡，即"坎离既济"。

2. 肺

肺位于胸腔，左右各一，覆盖于心之上。中医认为肺有分叶，"虚如蜂巢"；肺系（指气管、支气管等肺的附属器官）与喉、鼻相连，故称喉为肺之门户，鼻为肺之外窍；其五行属金，为阳中之少阴；肺系统包括：肺藏魄，在志为悲（忧），在体合皮，其华在毛，在窍为鼻，在液为涕，与自然界秋气相通应；肺与大肠相表里。肺具有治理调节全身气、血、津液的作用，高度概括为"肺主治节"，如《黄帝内经·素问·灵兰秘典论》说："肺者，相傅之官，治节出焉。"

肺的生理功能包括肺主气、通调水道和朝百脉三个方面。肺主气包括司呼吸和主一身之气。司呼吸，指肺具有吸入自然界清气、呼出体内浊气的生理功能。肺作为气体交换的场所，通过肺气的宣发与肃降运动，吸清呼浊，吐故纳新，实现机体与外界环境之间的气体交换，以维持人体的生命活动。肺主一身之气，是指肺促进宗气的生成和调节体内气的运行，宗气由肺吸入的自然界清气与脾胃运化的水谷之精化生的水谷之气在肺中相结合而成，并通过呼吸功能调节全身之气的升降出入。肺主通调水道，指通过肺气宣发肃降对体内水液的输布、运行和排泄具有疏通和调节作用。上至头面诸窍，外达皮毛肌腠，以汗液的形式排出体外，下输于肾，生成尿液。肺朝百脉，指全身的血液都要通过经脉而汇聚于肺，经肺的呼吸进行气体交换，而后输布于全身，即肺气助心行血的生理功能。

肺的生理特性包括肺为华盖、肺为娇脏、肺气宣发肃降三个方面。肺为华盖是指肺位于胸腔，覆盖五脏六腑，位置最高，因而有"华盖"之称。肺为娇脏，指肺清虚娇嫩，易受邪袭的生理特性。肺气宣发肃降，指肺气向上向外宣发与向下向内肃降的相反相成的运动。宣发与肃降运动协调，维持着肺司呼吸、主行水等功能。

3. 脾

脾位于腹腔上部，横膈下方，与胃相邻。中医解剖学观念认为脾与胃以膜相连。其色如马肝赤紫，其形如刀镰；其五行属土，为阴中之至阴。脾藏意，在志为思，在形体为四肢及肌肉，其华在唇，在窍为口，在液为涎，与长夏之气相通应。脾与胃相表里。由于精气血津液的生成均依赖于脾胃运化所化生的水谷精微，故称脾胃为"后天之本""气血生化之源"。

脾的生理功能包括脾主运化和脾主统血两个方面。脾主运化，指脾具有将水谷化为精微，将精微物质吸收并传输全身的生理功能。脾主运化是整个饮食物代谢过程的中心环节，也是后天维持生命活动的主要生理功能。运化谷食和运化水饮，是脾主运化的两个方面，二者是同时进行的。脾主统血，指脾气有统摄血液运行于脉中，不使其逸出于脉外的作用。其生理特性包括脾主升清和喜燥恶湿两个方面。脾气以上升为主，以升为健，脾主升清，将胃肠吸收的水谷精微上输心、肺、头面，通过心、肺的作用化生气血，以营养濡润全身。同时，脾气上升能维持内脏位置的相对恒定，是防止内脏下垂的重要保证。因水湿困阻易影响脾的正常运化功能，故说脾喜燥恶湿。

4. 肝

肝位于腹腔，横膈之下，右胁之内；肝在五行属木，为阴中之少阳；肝藏魂，在志为怒，在体合筋，其华在爪，在窍为目，在液为泪，与春气相通应。肝与胆相表里。《黄帝内经·素问·灵兰秘典论》认为："肝者，将军之官，谋虑出焉。"肝的疏泄和藏血功能正常，气血充盈，能耐受疲劳，故称肝为"罢极之本"。

肝的生理功能包括肝主疏泄、肝藏血两个方面。肝主疏泄，指肝具有维持全身气机疏通畅达的作用，其中心环节是调畅气机，通过调畅疏通气机达到调畅精神情志、协调脾升胃降、促进胆汁泌泄、维持津液血液的循行、调节排精行经的作用。肝主藏血，指肝具有贮藏血液、调节血量和防止出血的功能。

肝的生理特性包括肝主升发、喜条达而恶抑郁及肝为刚脏，体阴用阳。肝在五行属木，通于春气。春为四季之始，阳气始发，内孕生升之机。故肝气具有向上升动、向外发散，生机不息之性，用肝气比类春天树木生长，枝叶伸展条畅，故说其特性喜条达而恶抑郁。肝内寄相火，主升主动，易亢易逆，故称"刚脏"，但肝内藏血，血属阴，故说肝"体阴而用阳"。

5. 肾

肾左右各一，位于腰部脊柱两侧，故有"腰为肾之府"的说法；肾在五行属水，为阴中之太阴；肾藏志，在志为恐，在体合骨，其华在发，在窍为耳和二阴，在液为唾，与冬气相通应；肾与膀胱相表里；为先天之本，内藏先天之精，又称"元精"，为构成胚胎的基本物质和生命来源。

肾的生理功能包括肾藏精、肾主水、肾主纳气三个方面。肾藏精是指肾贮存、封藏先后天之精气以主司人体的生长发育、生殖。肾精、肾气具有促进机体生长发育的作用，同时肾中精气阴阳又称元阴、元阳，对先天脏腑的生成和后天脏腑的功能具有促进与调控作用，故又称肾为"一身阴阳之根本"。肾藏精，精能生髓，能充养脑髓、脊髓、骨骼等组织器官，并化生血液，肾精充足则生命力充沛，因此古人认为"足于精者，百病不生；穷于精者，万邪蜂起"。

保精，也是中医养生功法的重要指导思想。肾主水，指肾调节并参与津液代谢，尤其是尿液的生成和排泄离不开肾阳的蒸腾气化。肾主纳气，指具有摄纳肺吸入的清气而维持正常呼吸深度的功能。

肾的生理特性包括肾主蛰藏和肾水宜升。肾主蛰藏，以越冬虫类伏藏喻指肾有闭藏精气之生理特性，能够藏精、纳气、固摄冲任、固摄二便，故又称"肾为封藏之本"。肾位于人体之下部，其气当升。肾中精气中含有肾阴、肾阳两部分。肾阳鼓动肾阴，与位于人体上部的心气交感互济，维持人体阴阳水火的协调。

（二）六腑的功能与特点

六腑，是胆、胃、小肠、大肠、膀胱、三焦的合称。六腑的生理功能是"传化物"，即受盛和传化水谷。六腑的生理特点是"泻而不藏""实而不能满"。饮食物入口，通过食管入胃，经胃的腐熟，下传于小肠，经小肠的分清泌浊，其清者（精微、津液）由脾吸收，转输于肺，布散于全身，以供脏腑经络生命活动之需要；其浊者（糟粕）下达于大肠，经大肠的传导，形成粪便排出体外；废液则经肾之气化而形成尿液，渗入膀胱，排至体外。

1. 胆

胆居六腑之首，又为奇恒之腑。胆位于右胁，附于肝之短叶间。

胆的主要生理功能是贮藏、排泄胆汁和主决断。胆汁由肝之精气化生汇聚而成，贮存于胆囊，并经过肝的疏泄功能，排泄进入小肠，参与饮食物的消化、吸收。胆主决断，指胆具有对事物进行判断、作出决定的功能。肝胆互为表里，肝主谋虑，胆主决断，二者相成互济，谋虑定而后决断出。

胆的形态中空、排泄胆汁参与消化，类似六腑，但其内盛"精汁"则又与五脏"藏精"的生理特点相似。可见，胆具备似脏非脏、似腑非腑的特征，故又称为奇恒之腑。

2. 胃

胃位于膈下，腹腔上部，上接食管，下通小肠，与脾以膜相连。

胃的主要生理功能是主受纳和腐熟水谷。胃主受纳水谷，指胃具有接受和容纳饮食水谷的功能。饮食入口，由胃接受并容纳于其中，故胃有"太仓""水谷之海"之称。胃主腐熟水谷，将饮食物经过胃的初步消化，形成食糜。

胃的生理特性包括胃主通降，即胃气具有向下运动以维持胃肠道通畅，以及胃喜润恶燥，胃为阳土，其病易成燥热之害，胃中津液每多受损，故有此说。

3. 小肠

小肠位于腹中，上端与胃在幽门相接，迂曲回环叠积于腹腔之中，下端与大肠在阑门相连。

小肠的主要生理功能是主受盛化物，泌别清浊，主液。小肠主受盛化物，指小肠具有接受容纳胃腐熟之食糜，并作进一步消化的功能。泌别清浊，指小肠对食糜作进一步消化，并将其分为清浊两部分。小肠主液，指小肠在吸收谷精的同时，吸收大量津液。

4. 大肠

大肠位于腹腔之中，其上口在阑门处与小肠相接，回环腹腔，其下端连肛门。

大肠的主要生理功能是主传导糟粕与主津。大肠主传导，指大肠接受由小肠下移的食物残渣，吸收水分，形成糟粕，经肛门排泄粪便。大肠主津，指大肠接受食物残渣，吸收水分的功能。

5. 膀胱

膀胱，又称尿脬、净腑、水腑，位于下腹部，与肾相连，下有尿道，开口于前阴。

膀胱的主要生理功能是贮存和排泄尿液。

6. 三焦

三焦首见于《黄帝内经》，属六腑之一。《难经》明确提出三焦部位划分（《三十一难》），并称其 "有名而无形"（《二十五难》），三焦形质之辨，历代医家争议较大，对于三焦的最主要说法包括六腑之三焦与部位三焦两种。

六腑之三焦，是分布于胸腹腔的一个大腑，脏腑之中唯三焦最大，无有与之匹配，故有 "孤府" 之称，其功能是运行津液、通行诸气和参与气化。

部位三焦中，上焦包括横膈以上的部位，包括心、肺两脏，以及头面部，归属上焦。中焦指横膈以下、脐以上的部位，包括脾胃、小肠、肝胆等脏腑，归属中焦。下焦指脐以下的部位，包括肾、大肠、膀胱、女子胞、精室等脏腑。

（三）奇恒之腑

奇恒之腑，是脑、髓、骨、脉、胆、女子胞的总称。奇恒之腑形态似腑，多为中空的管腔或囊状器官，功能似脏，主藏精气而不泻。因其似脏非脏、似腑非腑，异于常态，故以 "奇恒" 名之。

1. 脑

脑藏于颅腔之中，为脑髓汇聚而成，位于头部之内，故又名"髓海"。脑与脊髓相通，"上至脑，下至尾骶，皆精髓升降之道路"（《杂病源流犀烛·头痛源流》）。故《黄帝内经·素问·五藏生成篇》说："诸髓者，皆属于脑。"《黄帝内经·灵枢·海论》说："脑为髓之海。"脑为神明之所出，又称"元神之府"。脑的主要生理功能是主宰生命活动、精神活动和主感觉运动。

2. 髓

髓，是骨腔中膏脂状的精微物质。如《说文解字》说："髓，骨中脂也。"髓因所居骨腔的部位不同，而分为脑髓、脊髓和骨髓。脑髓，藏于颅腔之中。脊髓，藏于脊椎管之内，与脑髓相通。《难经本义·四十五难》说："髓自脑下注于大杼，大杼渗入脊心，下贯尾骶，渗注骨节。"脊髓与脑髓上下升降、彼此交通，故二者合称为脑脊髓。骨髓，藏于骨骼之中。《黄帝内经·素问·脉要精微论》说："骨者，髓之府。"髓的生理功能是充养脑髓、滋养骨骼、化生血液。

3. 女子胞

女子胞，又称胞宫、子宫、子脏、胞脏、子处等，位于小腹部，在膀胱之后，直肠之前，下口（即胞门，又称子门）与阴道相连。女子胞的主要生理功能是主持月经和孕育胎儿。

三、藏象学说在养生功法中的应用

中医养生功法重视对脏腑的调节，熟悉脏腑功能对调心、调身、调息具有重要意义。

（一）藏象学说与调身

中医养生功法中的调身能增强脏腑的功能，尤其是周身导引的动功。调身能促进心主血脉和肺主气的功能，使全身气血和畅、周运全身。调身还能增强肝主疏泄的功能，舒展的练功姿势和调心相配合，可使肝气条达舒展，气机通畅。脾主四肢肌肉，调身中的四肢、肌肉运动能提高脾胃的运化功能、使水谷精微源源不断地输送和营养全身。另外，调身也促进肝主筋、肾主骨的功能，所谓内练精、气、神，外练筋、骨、皮就是这个意思。如八段锦的单举臂、五禽戏的熊戏都有调理脾胃的功效。

（二）藏象学说与调息

中医养生功法中的调息同肺和肾关系密切。肺主一身之气、司呼吸，调息是通过肺脏的呼吸运动而进行的基本练功方法，调息不仅使体内浊气排出体外，更使清气入内与水谷精微之气合成宗气，随肺营灌全身。呼吸之气和宗气等称后天之气，与肾之先天元气合成真气。气功锻炼就是要增强人体的真气，发挥真气"扶正祛邪"的生理效应。调息还能增强"肺朝百脉"的功能，推动气血在全身的运行。"肾主纳气"在调息中也发挥着重要作用，肾为气之根，只有肾纳气功能正常，才能进行深、长、匀、细的呼吸；反之，进行深、长、匀、细的调息方法亦可诱导肾纳气的功能增强，使气沉丹田，后天之气和先天之气结合，培补元气。

（三）藏象学说与调心

古人认为，"心者，君主之官，神明出焉"，故有人称调心为调神。中医养生功法的调心是通过意守、观想等方法，以调节心理活动，从而使思想入静、机体松弛、呼吸平稳，发挥心主血脉和心主神志的作用。五脏主五志，情志太过病及五脏，喜伤心、悲伤肺、思伤脾、怒伤肝、恐伤肾，《类经》说："情志之伤，虽五脏各有所属，然求其所由，则无不从心而发"。中医养生功法通过调心的意念活动，使心主血脉和心主神志的功能增强，达到协调诸脏腑，使其安和的作用。调心同肾脏关系密切，神之物质基础是精气，肾主精，藏元气，只有精气充足，才使心主神志功能正常，神机旺盛。"性命双修"中的修性是以炼神为主，要使心静则"神全"，而后才可"性现"。《黄帝内经·素问·上古天真论篇》说："恬淡虚无，真气从之，精神内守，病安从来。"

调心有意守丹田之法。下丹田是肾脏、脾脏之所在，是人之元阴元阳所在，意守下丹田可以培补肾之元气，可以交通心肾，使心火下降以温暖肾水之寒，肾水上济以滋养心阴，还可以通过真气作用使脾胃、大小肠的功能得到增强。调心方法中还有意守命门法，与意守丹田具有相辅相成的作用，尤其能补命门之火，使肾中元阳发挥对全身的温阳作用。

第五节　精气血津液神

精、气、血、津液是脏腑功能活动的产物，又是脏腑功能活动的物质基础。

神，是人体生命活动的主宰及其外在总体表现的统称。神以精、气、血、津液为物质基础，又对这些基本物质的生成、运行等发挥调节作用。《黄帝内经·灵枢·本藏篇》说："人之血气精神者，所以奉生而周于性命者也。"中医养生功法尤其重视精气神的调节作用，故古人有"天有三宝日月星，地有三宝水火风，人有三宝精气神"的说法。《养真集》中认为"人有三宝，为精、气、神，老来之精惟恐竭，精竭则死。老来之气惟恐泄，气泄则死。老来之神惟恐离，神离则死。"

一、精

（一）精的基本概念

人体之精有广义、狭义之分。广义之精包括气、血、津液等人体一切精微物质；狭义之精专指生殖之精。精是构成和维持人体生命活动的基本物质，故《黄帝内经·素问·金匮真言论》说："夫精者，身之本也。"

（二）精的生成、贮藏和施泄

1. 精的生成

人体之精由禀受于父母的先天之精及来源于吸入清气与水谷精微的后天之精相融合而生成。先天之精是生命的本原物质，受之父母，先身而生，是构成人体胚胎和繁衍后代的基本物质。如《黄帝内经·灵枢·决气》说："两神相搏，合而成形，常先身生，是谓精。"

后天之精与先天之精相对，是人出生之后，从吸入的自然界清气及饮食物中摄取的营养精华以及脏腑气化所生成的精微物质。后天生命的维持需要不断地从自然界摄取清气与饮食水谷，清气与饮食水谷是后天化生精微物质的基础。其中，由饮食水谷所化生的精微物质又称"水谷之精"。

人体之精，以先天之精为本，赖后天之精的不断充养。先天、后天之精彼此促进，人体之精则充盛盈满。

2. 精的贮藏和施泄

人体之精贮藏于脏腑身形中。肾所藏先天之精，作为生命本原，在胎儿时期便贮藏于各脏腑之中。后天之精则经由脾肺等输送到各脏腑，化为各脏腑之精，并将部分输送于肾中，以充养肾所藏的先天之精。故《黄帝内经·素问·上古天真论》说："肾者主水，受五脏六腑之精而藏之。"

精的施泄主要有两种形式：一是分藏于各脏腑，濡养脏腑，并化气以推动和调节其功能活动；二是生殖之精的施泄以繁衍生命。

3. 人体之精的功能

精宜闭藏而静谧，相对于气之运行不息，其性属阴，其功能包括繁衍生命、濡养滋润脏腑形体官窍、化血促进血液生成、促进气的生成、化生为神与充养形体抵御外邪等。

4. 人体之精的分类

精，按其来源，可分为先天之精和后天之精；按其部位，可分为各脏腑之精；按其功能，可分为生殖之精和营养之精。

二、气

（一）气的基本概念

气是人体内活力很强、运动不息的极细微物质，是构成和维持人体生命活动的基本物质。如《黄帝内经·素问·宝命全形论》说："人以天地之气生……天地合气，命之曰人。"气运行不息，维系人体的生命进程。人生所赖，唯气而已。气聚则生，气散则死。气的运动停息，则意味着生命的终止。

（二）气的生成与运动变化

1. 气的生成

人体之气，来源于父母的先天之气、饮食物的水谷精气和自然界清气，通过肾、脾胃和肺等脏腑生理功能的综合作用而生成。

2. 气的运动与变化

人体之气是运动不息的，生命过程即气的运动及其所产生的各种变化的过程。

气的运动称为气机。人体之气不断运动，流行全身，内至五脏六腑，外达筋骨皮毛，推动人体的各种生理活动。人体之气的运动形式，一般归纳为升、降、出、入四种。升，指气自下而上的运动；降，指气自上而下的运动；出，指气由内向外的运动；入，指气自外向内的运动。如肺气宣发，推动肺呼出浊气，体现了气的升与出的运动；肺气肃降，推动肺吸入清气，体现了肺气的降与入的运动。在脏腑的生理活动中，由于脏腑生理功能特性不一，脏腑之气运动也存在不同趋势。心肺在上，其气宜降；肝肾在下，其气宜升；脾胃属土，居中央，脾气升而胃气降，斡旋四脏之气的升降运动。脾气升则肾肝之气升，胃气降则心肺之气降，故为脏腑气机升降之枢纽。

气的运动所产生的各种变化称为气化，具体表现为精、气、血、津液等生命物质的生成及其相互转化过程。《黄帝内经·素问·阴阳应象大论》所说"味归形，形归气；气归精，精归化；精食气，形食味；化生精，气生形……精化为气，气伤于味"，就是对气化过程的简要概括。如精化为气，气化为精；精与血同源互化，津液与血同源互化；机体浊气的呼出，汗液、尿液的生成和排泄，粪便排泄等，皆属气化的具体体现。气化过程的有序进行，是脏腑生理活动相互协调的结果。

（三）气的功能

气的功能主要包括推动作用、温煦作用、防御作用、固摄作用以及中介作用。

1. 推动作用

气的推动作用，指气的激发、兴奋和促进等作用。主要体现于：激发和促进人体的生长发育与生殖功能；激发和促进各脏腑经络的生理功能；激发和促进精、血、津液的生成与运行；激发和兴奋精神活动。

2. 温煦作用

气的温煦作用，指阳气温煦人体的作用。《难经·二十二难》说："气主煦之。"主要体现于：温煦机体，维持相对恒定的体温；温煦脏腑、经络、形体、官窍，维持其正常生理活动；温煦精、血、津液，维持其正常运行、输布与排泄，即所谓血"得温而行，得寒而凝"。

3. 防御作用

气的防御作用，指气卫护肌肤、抗御邪气的作用。气的防御作用，可以抵御外邪的入侵，《黄帝内经·素问·刺法论（遗篇）》说："正气存内，邪不可干。"气可驱邪外出。气的防御功能正常，邪气不易侵入。即便邪气侵入，也不易发病；即使发病，也易于治愈。

4. 固摄作用

气的固摄作用，指气对体内液态物质的固护、统摄和控制，不使其无故丢失的作用。主要体现于：固摄血液，防止其逸出脉外，维持其正常循环；固摄汗液、尿液、胃液、肠液等，防止其丢失；固摄精液，防止妄泄。

5. 中介作用

气的中介作用，指气感应传导信息，以维系机体整体联系的作用。气弥漫于全身，是感应传递信息的载体，彼此相互联系的中介。外在信息传递于内脏，内脏信息反映于体表，以及内脏之间各种信息的相互传递，都以人体之气作为信息的载体来感应和传导。如针灸治法产生的刺激和信息，通过气的感应运载而传导至内脏，从而达到调节机体生理活动的目的。因此，气是生命信息的载体，是脏腑、形体、官窍之间相互联系的中介。

（四）气的分类

人体之气，因其生成来源、分布部位及功能特点不同而有各自不同的名称。人身之气统称为"正气"，根据功能划分为元气、宗气、营气、卫气；根据部位划分则为脏腑之气和经络之气。

1. 元气

元气，指以先天精气为基础，赖后天精气充养，而根源于肾的气。元气，《难经》又称"原气"，是人体最根本、最重要的气，是生命活动的原动力。

元气由肾中先天之精化生，根于命门。《难经·三十六难》说："命门者……原气之所系也。"元气以先天之精为基础，又赖后天之气的培育。元气通过三焦流行于全身。《难经·六十六难》说："三焦者，原气之别使也，主通行三气，经历于五脏六腑。"元气以三焦为通路循行全身，内而五脏六腑，外而肌肤腠理，无处不到。

元气的生理功能主要有两个方面：一是推动和调节人体的生长发育与生殖功能；二是推动和调节各脏腑、经络、形体、官窍的生理活动。元气充沛，机体生长发育正常，脏腑、经络、形体、官窍生理功能旺盛，体魄强健而少病；元气含有元阴、元阳，为一身阴阳之根，脏腑阴阳之本。元气既能发挥推动、兴奋、温煦等属于元阳的功能，又能发挥宁静、抑制、凉润等属于元阴的功能。

2. 宗气

宗气，指由呼吸清气与水谷精气所化生而聚于胸中之气。宗气在胸中积聚之处，《黄帝内经·灵枢·五味》称为"气海"，又名"膻中"。

宗气的生成依靠脾胃运化的水谷之精所化生的水谷精与肺从自然界中吸入的清气结合。宗气积于胸中，其分布向上出于肺，循喉咙而走息道，推动呼吸；

同时贯注心脉，推动血行；沿三焦向下运行于脐下丹田，注入腹股沟部位足阳明胃经脉的气街，再下行于足。如《黄帝内经·灵枢·邪客》说："宗气积于胸中，出于喉咙，以贯心脉，而行呼吸焉。"

宗气的生理功能主要有行呼吸、行气血和资先天三个方面。宗气上走息道，推动肺的呼吸，凡呼吸、语言、发声皆与宗气有关。同时贯注于心脉，促进心脏推动血液运行，《读医随笔·气血精神论》说："宗气者，动气也。凡呼吸、语言、声音，以及肢体运动，筋力强弱者，宗气之功用也。"宗气作为后天之气，对先天元气有重要的资助作用，元气自下而上运行，以三焦为通道，散布于胸中，以助后天之宗气；宗气则自上而下分布，蓄积于脐下丹田，以资先天元气。先天与后天之气相合，形成一身之气。

3. 营气

营气，指由饮食水谷所化生的精气，行于脉内，具有化生血液、营养周身的功能。因其富于营养，在脉中营运不休，故称为营气。营气行于脉中，是血液的重要组成部分，与血关系密切，两者可分不可离，故多"营血"并称。营气与卫气从性质、功能和分布进行比较，则营属阴，卫属阳。故营气又称"营阴"，卫气又称"卫阳"。

营气来源于脾胃运化之水谷精微，由水谷精微中的精华部分，即最富营养的部分所化生。如《黄帝内经·素问·痹论》说："荣者，水谷之精气也。"营气行于脉中，循脉运行全身，内入脏腑，外达肢节，终而复始，周而不休。如《黄帝内经·素问·痹论》说："和调于五脏，洒陈于六腑，乃能入于脉也。故循脉上下，贯五脏，络六腑也。"

营气的生理功能有化生血液和营养全身两个方面。《黄帝内经·灵枢·邪客》说："营气者，泌其津液，注之于脉，化以为血。"营气与津液调和，共注脉中，化成血液，维持血液充盈；营气循脉流注全身，为脏腑经络等提供营养物质。

4. 卫气

卫气，指由饮食水谷所化生的悍气，行于脉外，具有温煦皮肤、腠理、肌肉，司汗孔开阖与护卫肌表、抗御外邪的功能。因其有卫护人体、避免外邪入侵的作用，故称为卫气。

卫气来源于脾胃运化之水谷精微，由水谷精微中的慓悍部分，即最具活力部分所化生。故《黄帝内经·素问·痹论》说："卫者，水谷之悍气也。"卫气行于脉外，不受脉道约束，外而皮肤肌腠，内而胸腹脏腑，布散全身。《黄帝内经·素问·痹论》说："其气慓疾滑利，不能入于脉也。故循皮肤之中，分肉之间，熏于肓膜，散于胸腹，逆其气则病，从其气则愈。"

卫气有防御外邪、温养全身、调节腠理、调节睡眠的生理功能。卫气布于肌表，构成一道抵御外邪入侵的防线，使外邪不能侵入机体。《医旨绪余·宗气营气卫气》说："卫气者，为言护卫周身……不使外邪侵犯也。"卫气布散全身，发挥其温养作用，以维持脏腑肌肤的生理活动。卫气充足，温养机体，人体体温则相对恒定。卫气司汗孔开合，调节汗液排泄，能维持体温的相对恒定，调和气血，从而维持机体内外环境的阴阳平衡。此外，卫气循行与睡眠也有密切关系。卫气行于体内，人便入睡；卫气自睛明出于体表，人便醒寤。

5. 脏腑之气

脏腑之气是全身之气的组成部分。一身之气分布到某一脏腑，即成为某一脏腑之气。脏腑之气分为脏气、腑气；脏气又可进一步分为心气、肺气、脾气、肝气、肾气等。脏腑之气推动和激发脏腑的生理活动，某一脏腑的生理功能即某一脏腑之气的运动的具体体现。

6. 经络之气

经络之气是全身之气的组成部分。一身之气分布到某一经络，即成为某一经络之气。经络之气分为经气、络气；经气又可进一步分为手太阴肺经之气、足阳明胃经之气等。经络之气推动和激发经络的生理活动，某一经络的生理功能即某一经络之气的运动的具体体现。

三、血

（一）血的基本概念

血，即血液，是行于脉中，循环流注于全身，具有营养和滋润作用的红色液态物质。《黄帝内经·素问·调经论》说："人之所有者，血与气耳。"

（二）血的生成与运行

水谷精微和肾精是血液化生的基础物质。在脾胃、心肺、肾等脏腑的共同作用下，化生为血液。《黄帝内经·灵枢·决气》说："中焦受气取汁，变化而赤，是谓血。"言明水谷之精是血液化生的基础。《诸病源候论·虚劳精血出候》说："肾藏精，精者，血之所成也。"认为肾所藏的精是生成血液的原始物质。

血液运行于脉中，循环不已，流布全身，其正常运行受多种因素影响，同时也是多个脏腑共同作用的结果。血的运行有赖于气的推动、温煦和固摄作用。气的推动作用是血液运行的动力，气的温煦作用能够维持血液运行而不凝滞，固摄作用使血液行于脉中而不逸出脉外。

同时，血液的正常运行，与心、肺、肝、脾等脏密切相关。心主血脉，心气是推动血液运行的动力；肺朝百脉，主治节，能辅心行血；肝主疏泄，调畅气机，是保证血行正常的又一重要环节。肝贮藏血液、调节血量，可根据人体各部位的生理需要，在肝气疏泄功能的协调下，调节脉道中循环的血量，维持血液循环的正常运行。脾气健旺则能固摄血液在脉中运行，防止血逸脉外。

（三）血的功能

血液具有濡养和化神两大功能，即血具有营养和滋润全身的生理功能。《难经·二十二难》说："血主濡之。"《黄帝内经·素问·五脏生成》说："肝受血而能视，足受血而能步，掌受血而能握，指受血而能摄。"这说明全身各个部分的生理功能无一不是在血液的濡养作用下得以正常发挥的。血是机体精神活动的主要物质基础。《黄帝内经·素问·八正神明论》说："血气者，人之神，不可不谨养。"《黄帝内经·灵枢·平人绝谷》说："血脉和利，精神乃居。"这些都说明人体的精神活动有赖于血液的营养。

四、津液

（一）津液的基本概念

津液，是津和液的合称，指人体的正常水液，包括脏腑、形体、官窍的内在液体及其正常的分泌物。津和液在性状、分布和功能上有所不同：质地较清稀，流动性较大，布散于体表皮肤、肌肉和孔窍，并能渗入血脉，起滋润作用的，称为津；质地较浓稠，流动性较小，灌注于骨节、脏腑、脑、髓等，起濡养作用的，称为液。《黄帝内经·灵枢·决气》说："腠理发泄，汗出溱溱，是谓津。……谷入气满，淖泽注于骨，骨属屈伸，泄泽补益脑髓，皮肤润泽，是谓液。"

（二）津液的生成、输布和排泄

津液来源于饮食水谷，在脾胃运化及有关脏腑的共同参与下生成。胃主受纳腐熟，"游溢精气"而吸收饮食水谷的部分精微，包括津液。小肠主液，泌别清浊，可吸收肠中较多的津液。大肠主津，可吸收食物残渣中的津液，促使糟粕成形而为粪便。胃、小肠、大肠所吸收的津液，依赖脾的运化功能，并通过脾气的传输作用布散到全身。

津液的输布主要依靠脾、肺、肾、肝和三焦等脏腑生理功能的协调配合来完成。脾气散精以输布津液，肺通调水道而行水，肾气及肾阴肾阳对胃的"游溢精气"、脾气散精、肺气行水、三焦决渎以及小肠的分清别浊等作用具有推动和调节作用，维持其稳定发挥输布津液的功能，肝调畅气机以行水。肝主疏泄，调畅气机，气行则津布，三焦决渎为水道。三焦水道通利，津液得以正常输布。

津液的排泄形式包括呼吸、尿液、汗液和粪便。与肾、肺、脾关系密切。

（三）津液的功能

津液的生理功能主要有滋润濡养和充养血脉两个方面。津的性状较清稀，以滋润作用为主，布散于体表能滋润皮毛肌肉，输注于孔窍能滋润鼻、目、口、耳等官窍；液的性状较为稠厚，以濡养作用为主，灌注濡养脏腑，充养骨髓、脊髓、脑髓，流注骨节，使关节滑利，屈伸自如。

津液渗入血脉，化生血液，并起着濡养和滑利血脉的作用。《黄帝内经·灵枢·痈疽》说："中焦出气如露，上注溪谷，而渗孙脉，津液和调，变化而赤为血。"津液和血液都来源于水谷精气，同出一源，两者相互滋生，相互转化，相互影响。故有"津血同源"之说。

五、神

（一）神的基本概念

人体之神有广义、狭义之分。广义之神，指人体生命活动的主宰及其外在总体表现的统称，包括形色、眼神、言谈、表情、应答、举止、精神、情志、声息、脉象等方面；狭义之神，指意识、思维、情志等精神活动。神依附于形体而存在。如《黄帝内经·灵枢·天年》说："黄帝曰：何者为神？岐伯曰：血气已和，荣卫已通，五脏已成，神气舍心，魂魄毕具，乃成为人。"形为神之质，神为形之用。形存则神存，形亡则神灭。

（二）神的生成

先天之神，称为"元神"，是神志活动的原动力，由先天精气所生，为生命之根本。《黄帝内经·灵枢·本神》说："两精相搏谓之神。"形具而神生。元神藏于脑，故脑为"元神之府"。精、气、血、津液是神产生的物质基础。

（三）神的功能

神的功能包括能够主宰人的生命活动与意识活动，调节人体精气血津液与脏腑功能。

神是人体生理活动和心理活动的主宰，其盛衰是生命力盛衰的综合体现，神是机体生命存在的根本标志，形与神俱则生，形与神离则死。"心为五脏六腑之大主，而总统魂魄，兼赅意志"（《类经·疾病类》）说明心神统率魂、魄、意、志，是精神活动的主宰。神由精、气、血、津液等物质所产生，又可反作用于这些物质，对其生成、运行等具有统领、调节作用。《类经·摄生类》说："虽神由精气而生，然所以统驭精气而为运用之主者，则又在吾心之神。"脏腑精气产生神，神又通过对脏腑精气的主宰来调节其生理功能。呼吸运动、血液循环、消化吸收、津液输布与排泄、生长发育、生殖功能等，只有在神的统帅和调节下，才能发挥正常作用。

六、精、气、血、津液、神之间的关系

精、气、血、津液、神之间有着相互依存、相互制约的关系。精、气、血、津液是构成和维持人体生命活动的基本物质，皆归属于"形"的范畴。人体生命活动的主宰及其外在表现，包括意识、思维、情志等精神活动，皆归属于"神"的范畴。形与神相互依存、不可分割，无形则神无以附，无神则形不可活。形神统一是生命存在的根本保证。《脾胃论·省言箴》说："气乃神之祖，精乃气之子。气者，精神之根蒂也。大矣哉！积气以成精，积精以全神，必清必静，御之以道，可以为天人矣。"

（一）气与血的关系

气与血是人体的生命物质，在生命活动中有着极其重要的意义，如《黄帝内经·素问·调经论》说："人之所有者，血与气耳。"气与血同源于脾胃化

生的水谷精微和肾中精气，具有互根互用的关系。两者相对而言，气属阳，无形而主动，具有温煦、推动、固摄、气化等作用；血属阴，有形而主静，具有滋润、濡养等作用。

气与血的关系，可以概括为"气为血之帅""血为气之母"。气为血之帅，指气对血有化生、推动、统摄等作用，具体表现为气能生血、气能行血、气能摄血。血为气之母，指血为气的物质基础，血能化气，并作为气运行的载体，具体表现为血能养气、血能载气。

（二）气与津液的关系

气与津液同源于饮食水谷，皆以三焦为通路运行全身。气与津液相对而言，气属阳，津液属阴，由于津血存在同源关系，因此，其关系类似于气与血的关系。具体表现为气能生津、气能行津、气能摄津；津能养气、津能载气。

（三）精、血与津液之间的关系

精、血、津液同为液态物质，皆由饮食水谷化生，均具有濡养、化气和化神等作用，因此，精、血、津液之间存在着相互滋生和相互转化的关系。精能化血，血能养精，精与血之间具有相互滋生和相互转化的关系，称为"精血同源"。血和津液皆为液态物质，与气相对而言，皆属于阴，均由水谷精微所化生，同具营养和滋润的功能，两者之间可以相互滋生、相互转化，称为"津血同源"。

（四）精、气、神之间的关系

精、气、神为人身"三宝"，可分而不可离。精是生命产生的本原，气是生命维系的动力，神是生命活动的体现与主宰。精、气、神三者之间存在着相互依存、相互为用的关系。精可化气，气能生精、摄精，精与气之间相互化生；精能生神、养神，气能养神，精和气是神的物质基础，而神又统御精与气。正如《类证治裁·内景综要》所说："一身所宝，惟精气神。神生于气，气生于精，精化气，气化神。故精者身之本，气者神之主，形者神之宅也。"

精能化气。人体之精是人体之气的生化之源。先天之精藏于肾，先天之精化生元气；脏腑之精化生脏腑之气。气能生精。先天之气与先天之精互生互化，后天之气主要是脾胃之气的运化功能生成水谷精微，脏腑之气化生脏腑之精，肾气对于生殖之精的生成也具有促进作用。

精是生命产生的本原，神是生命活动的外部表现；精是神得以化生的物质基础，神又能统驭精。中医学倡导"积精以全神，存神以益精"，对养生、治病具有重要的指导意义。

气能养神，神为气主。气为神志活动提供物质基础；神则为气的运动和变化的主宰。故气聚则神生，神至则气动；神寓于气，神以驭气。

精、气、神的关系，可以概括为形神关系。形与神俱，即精气神合一，是生命活动的根本保证，如《黄帝内经·素问·上古天真论》说："故能形与神俱，而尽终其天年。"

七、精、气、血、津液、神在养生功法中的应用

精、气、神三位一体，相互为用、相互促进、相互转化，正如古代养生家所说："积神生气，积气生精，炼精化气，炼气化神。"中医养生功法锻炼对精、气、神三者的相互滋生和转化有着明显的促进作用。

中医养生功法锻炼人体的精、气、神，各种功法方法不一，但大多是通过疏通经脉，炼气以养，涵养精神等逐步实现的。通过对人体身上的一些经络、穴位和人体上、中、下三个丹田，特别是对以"两肾为中心"的下丹田以及膻中、劳宫、涌泉等经穴的意守、存想和特定的呼吸法的锻炼、调节来实现。意守以脐为中心腹部丹田的锻炼，主要是加强对"神、气"的锻炼。意守命门、关元、会阴的锻炼，除具有炼神气的作用外，重点是"炼精"。而意守劳宫、涌泉的锻炼，则更有利于诱导"清气上升""浊气下降"。由于以脐为中心的丹田与两肾和全身的脏腑、经络都有密切联系，这就决定了它们的特殊地位和重要作用。

中医养生功法非常重视养生炼气，通过炼气以养，增强人体气化（气化指气的运动和变化），使全身之气充沛。人体的气具有很强的活力，流行于全身，无处不有。气的升降出入运动称为"气机"。气机畅通，气才能在脏腑、经络、四肢、诸窍中川流不息，维系、推动、激发、协调、平衡人体的各种生理功能。气机的升降出入运动畅通无阻，机体则健旺。否则，气机失调，即气机的升降出入运动受阻，机体就会出现"气滞""气逆""气陷""气结""气郁"和"气闭"等病理状态。气机运动一旦止息，生命活动也就会终止。可见，气是维持人体生命活动的基本物质。中医养生功法养生炼气，一是通过导引、行气、按摩等方法激发和培补元气，二是结合各种调神、调息、练形的方法来增强人体气化功能和促使气血运行。

中医养生功法锻炼中，尤其重视对"神"的保养。中医养生功法一直把同源、同生、同时存在的形和神看作人体生命活动中统一整体的两大要素，主张"形神共养"，认为只有"形与神俱"，才能"尽终其天年"。所谓"形神共养"，是指中医养生功法实践中同时注重形体养护和心神调摄，既要使形体健康，又要使心神健旺，还要使形体与心神协调、均衡地发展。修身以立命养神，存心以安心养性，如此长期锻炼，可以培养和陶冶人的高尚情操，达到精盈、气充、神合的修身养性目的。

第六节　经络学说

《黄帝内经·灵枢·经别》说："夫十二经脉者，人之所以生，病之所以成，人之所以治，病之所以起。学之所始，工之所止也。粗之所易，上之所难也。"经络学说对中医养生功法具有重要的指导意义。

一、经络的基本概念

经络，是经脉和络脉的总称，为人体运行气血、联络脏腑、沟通内外、贯穿上下的径路。经脉是经络系统的主干；络脉是经脉的分支。如《医学入门·经穴起止》说："经，径也，径直者为经；经之支派，旁出者为络。"经脉多以纵行为主，循行于较深的部位，有一定的循行路径；络脉纵横交错，网络全身，深浅部位皆有分布，浮络循行于较浅的部位。经脉与络脉相互衔接，遍布全身，将人体脏腑官窍、四肢百骸等连接成统一的有机整体，并通过经络之气调节全身各部的功能，运行气血，协调阴阳，从而使整个机体保持协调平衡。如《黄帝内经·灵枢·海论》说："夫十二经脉者，内属于腑脏，外络于肢节。"《黄帝内经·灵枢·本藏》说："经脉者，所以行血气而营阴阳，濡筋骨，利关节者也。"

二、经络学说的形成

经络概念的产生，是古人以"观物取象、以象会意"的认识方法，一是直接观察血液流行于脉中和体表可触及的筋肉等条索状物，以及解剖可见的与脏腑形体官窍相连接的系带状物等；二是运用"天人合一"的整体思维，将人体结构与自然界相关事物相比类，如自然界有十二经水（河流）、人有十二经脉、自然界有湖泽、人有奇经八脉等。在此基础上，古人将临床实践中通过针刺对人体经络感应传导现象的观察和导引、气功等自身体验而得出的认识，通过分析、总结和归纳，逐步形成了经络的概念。

三、经络系统的组成

经络系统由经脉、络脉组成。经脉包括十二经脉、奇经八脉，以及附属于十二经脉的十二经别、十二经筋、十二皮部；络脉包括十五络脉和浮络、孙络等。

经脉是经络系统中的主干，全身气血运行的主要通道。十二经脉，又称"十二正经"，包括手三阳经、手三阴经、足三阳经、足三阴经。十二正经是经络系统的核心，有一定的起止，有一定的循行路径和分布规律，有一定的走向及交接规律，与脏腑有直接的属络关系，相互之间有表里关系，各有专属的穴位。奇经八脉，是十二经脉以外别道奇行的经脉，包括督脉、任脉、冲脉、带脉、阴维脉、阳维脉、阴跷脉和阳跷脉。奇经与脏腑没有直接的属络关系，相互之间也无表里关系，如《圣济总录》说："脉有奇常，十二经者，常脉也；奇经八脉则不拘于常，故谓之奇经。盖人之气血常行于十二经脉，其诸经满溢则流入奇经焉。"奇经八脉中，只有督脉、任脉有专属循行路线与专属穴位，故十二经脉与任脉、督脉，合称为"十四经"。

络脉，是从经脉中分出而遍布全身的分支，有别络、浮络和孙络之分。别络，是十二经脉和任、督二脉各自别出之络与脾之大络的总称。浮络，是循行于人体浅表部位且常浮现的络脉，其分布广泛，没有定位，起着沟通经脉，输达肌表的作用。孙络，是最细小的络脉，属络脉的再分支，分布全身，难以计数，具有"溢奇邪、通荣卫"的作用（《黄帝内经·素问·气穴论》）。

（一）十二正经

十二经脉的名称由手足、阴阳、脏腑三部分组成，包括手太阴肺经、手阳明大肠经、足阳明胃经、足太阴脾经、手少阴心经、手太阳小肠经、足太阳膀胱经、足少阴肾经、手厥阴心包经、手少阳三焦经、足少阳胆经、足厥阴肝经十二条经络。十二经脉走行方向的规律，《黄帝内经·灵枢·逆顺肥瘦》曰："手之三阴，从藏走手；手之三阳，从手走头；足之三阳，从头走足；足之三阴，从足走腹胸。"手三阴经起于胸中，循上肢内侧走向手指端；手三阳经起于手指端，循上肢外侧，走向头面部；足三阳经起于头面部，下行经躯干循下肢外侧，走向足趾端；足三阴经起于足趾端，经下肢内侧走向腹部、胸部。

手太阴肺经和手阳明大肠经在食指端交接，手少阴心经和手太阳小肠经在小指端交接，手厥阴心包经和手少阳三焦经在无名指端交接；足阳明胃经和足太阴脾经在足大趾交接，足太阳膀胱经和足少阴肾经在足小趾交接，足少阳胆经和足厥阴肝经在足大趾爪甲后交接。

手阳明大肠经与足阳明胃经在鼻翼旁交接，手太阳小肠经与足太阳膀胱经在目内眦交接，手少阳三焦经与足少阳胆经在目外眦交接。

足太阴脾经与手少阴心经在心中交接，足少阴肾经与手厥阴心包经在胸中交接，足厥阴肝经与手太阴肺经在肺中交接。

十二经脉是气血运行的主要通道。十二经脉之间首尾衔接，气血由中焦水谷精微化生后，上注于肺，自手太阴肺经开始，逐经依次流注，最后注入足厥阴肝经，再流注复达于手太阴肺经，形成了"阴阳相贯，如环无端"的十二经脉气血流注系统。

（二）奇经八脉

奇经八脉，是督脉、任脉、冲脉、带脉、阴跷脉、阳跷脉、阴维脉、阳维脉的总称。《难经·二十七难》说："凡此八脉者，皆不拘于经，故曰奇经八脉也。"因其有异于十二正经，故名曰奇经。

奇经八脉走向和分布特点，主要有四个方面。其一，除带脉外，均自下向上走行；其二，奇经八脉纵横交错地循行分布于十二经脉之间，但上肢没有奇经的分布；其三，冲（除小部分外）、任、督、带四脉都是单行的。督、任、冲三脉皆起于胞中，称为"一源而三歧"，即督脉行于后正中线，上至头面；任脉行于前正中线，上抵颏部；冲脉行于腹胸部、脊柱前及下肢内侧。带脉横行腰腹。其四，阴阳跷脉和阴阳维脉分布左右对称。阳跷脉行于下肢外侧、腹胸侧后及肩、头部；阴跷脉行于下肢内侧、腹胸及头目。阳维脉行于下肢外侧、肩和头项；阴维脉行于下肢内侧、腹部和颈部。

四、经络学说在中医养生功法中的应用

部分气功功法依据经络理论而创，如循环导气法，就是依经络循行路线，以意领气，依次运行，或只以意行，任其自然。在气功"三调"的具体操作上，经络的作用也十分明显。

（一）经络学说与调身

调身时出现的"形正则气顺"现象，就是说明形体正，则经络畅通，从而气血运行顺畅。拍打按摩也多以经络上的某一个（或几个）穴位为中心进行，如保健功中的擦丹田、擦涌泉等即是如此；或以经络在体表的循行路线为依据，如放松功中拍打放松的方法。

（二）经络学说与调息

结合意守的调息过程也是这样，起到调畅经络、运行气血的作用，在引气攻病、布气时用得最多。引气攻病时，多在吸气时用意念将清气沿经络引至病所，呼气时再用意念将浊气沿经络排出体外。如此反复，将经络作为通道，引气"洗涤"病灶之处。布气者多于呼气时，以意引气，由体内沿手三阴经达手掌部的劳宫或其他穴位，然后外放。胎息中的一些内容，如体呼吸、丹田呼吸、皮毛呼吸等，则是通过控制腧穴之开合而行"呼吸"的。

（三）经络学说与调心

调心也不离经络，特别是其中的意守。意守之处，通常都是腧穴，如内丹术中的三丹田、放松功中的止息点等。

（四）中医养生功法与传统经络学说差异

由于认知方法有所差异，气功修炼所讲的经络与一般中医理论所述者不完全一致。李时珍在《奇经八脉考》中引录张紫阳《八脉经》时说："紫阳《八脉经》所载经脉，稍与医家之说不同。"比较两者，在以下四个方面有所不同。

1. 腧穴范围大小不一

气功中所讲的腧穴范围较大，是一个"面"的概念；而医家，特别是针灸中讲的腧穴范围较小，仅为一个"点"的概念。

2. 任督脉的经气运行方向不同

中医基础理论认为任督冲一源三歧，起于胞中，沿不同路线上行，经气流向一致，都是由下而上。而气功家认为任督脉虽起源相同，但经气运行方向相

反，督脉之气自下而上，功能"进阳火"；任脉之气由上而下，功能"退阴符"，如此循行，使气机升降有序，阴阳协调平衡。

3.任督脉连接的方式不同

医书认为两者由分支相连，而气功中则靠鹊桥相连。

4.练功过程中所体验到的经络路线与医书所述不完全符合

与十二正经相比，在气功修炼中更重视奇经八脉，尤其是内丹派，对此阐发最详。《庄子·内篇·养生主》就指出："缘督以为经，可以保身，可以全生，可以养亲，可以尽年。"《行气玉佩铭》虽未指明任督二脉，但已有通过深呼吸运气升降而调和阴阳的概念。李时珍的《奇经八脉考》充分肯定了内丹派的学术观点，认为"内景隧道，惟返观者能照察之"。内丹学派把任督阴阳相交的巨大作用发挥得淋漓尽致，一切修炼方法都是围绕这一核心进行的。邋遢道人所著的《气功大周天八脉八穴论》，更有独特的发挥。此书所指八脉，除任督冲带四脉同名外，其余四脉不同于传统的八脉说，名曰网脉、丹脉、天脉、理脉，每脉相应一穴。其循行路线除任、督、冲三脉与传统八脉相同外，带脉则分四部，每部有三道环体带脉；网脉则如网，打通任督二脉后，将全身经脉上下纵横一一打通，是谓修网脉；丹脉则分内、外丹脉，网脉修成后，全身网络均通，唯中元仍有阻塞，于是调动元气打通之，是谓大周天完成；此后瞑目静守，可发出丹气给人治病，是谓外丹修成；至于修天脉、理脉，则更加难以把握，此不赘言。关于八穴位置，"任穴"在心，"督穴"在脑，"冲穴"在会阴，"带穴"在肚脐，"网穴"在前阴，"丹穴"在眼目（男左女右）。

总之，在习练功法的过程中一定要根据具体功法要求，学习相关典籍，了解行功细节。

思考题

1.何谓整体观念？"天人合一"对养生有何指导意义？

2.阴阳学说的主要关系有哪些？阴阳的关系在养生功法的习练过程中是如何体现的？

3.五行学说的基本内容有哪些？如何理解五行学说在养生功法中的应用？

4.脏腑的差异在哪里？特点上有何异同？

5. 中医养生功法习练的过程中如何体现脏腑的特点？

6. 神的内涵有哪些？如何理解"精气神"是人体三宝？

7. 中医养生功法对精气神的运用体现在哪些方面？

8. 经与络的差异在哪里？

9. 在中医养生功法中，经络的作用体现在哪些方面？

第三章 中医养生功法技术的练功要素

中医养生功法特别重视形、气、神三者的和谐统一，形是人体生命活动的场所，气是生命活动的动力，神是生命的主宰，这与中医养生学的生命观是基本一致的。在生命运动中，神主意、意帅气、气引形，三者相互关联、相互影响而构成的一个整体。所以，中医养生功法就是采取各种手段和方法对人体形、气、神进行锻炼和调控，从而达到生命的优化状态，正如《中和集》曰"身心合一，神气混融，性情成片，谓之丹成，喻为圣胎"，说明身心合一、形神兼养才是学练中医养生功法的核心。

调身、调息、调心是中医养生功法技术锻炼的三个基本要素。本章介绍了调身、调息和调心的作用、方法与要求，以及三调合一的操作技巧与方法。

第一节 调身

调身是初学功法者入门的阶梯，是中医养生功法的重要内容。所谓调身，是指练功者通过筋、膜、骨、肉之间合理的相对运动，对基本身形和肢体运动的调控，使之符合练功量度的要求，并逐渐固定下来成为自然和习惯。

一、调身的作用

调身是调控身体静止或运动状态的操作活动，也称炼形、身法等。传统运动养生种类繁多，但无论是动功还是静功，站桩或是坐功、卧功，都必须调整身形。调身对姿势体位及形体动作，都有一定的操作规范和要求，目的是使习练者掌握功法动作的方法、规格和要领，逐渐纠正不利于人体气血流通的错误姿势，使身体的状态与练功所要求的境界相应，进而从形入手抵达完美身心的境地。

古人云："形不正则气不顺，气不顺则意不宁，意不宁则神散乱"。《管子·心术下》更把对形的锻炼和调控提高到道德修养的高度来认识，指出"形不正者，德不来"。调身是通过对形体的调整和锻炼，带动四肢乃至全身关节骨骼，举动内脏各器官运动，逐渐提高全身肢体关节、韧带、骨骼的灵活性和协调性，从而起到柔筋健骨、疏通经络、调畅气血、濡养脏腑、宁神静心、平衡阴阳的练功效果。

二、调身的方法

调身的内容包括外在调控和内在调控两大部分。外在调控是肢体外在间架、位置的调控，主要是抓住基本身型、手型和步型反复练习，直至达到规格要求；内在调控是运动时肢体内在感觉、关系的调控，主要是对运动感觉与身体各部分的平衡关系进行操作，二者相互影响，相辅相成。

（一）外在调控

外在调控包括姿势和动作的操作。姿势和动作既有区别又有联系，连续操作不同的姿势即是动作，而动作的分解定式就是姿势，故二者可以相互转化。

1. 姿势操作

练功常用的姿势大致可分为站式、坐式、卧式三类，姿势操作主要用于静功。

（1）站式。站式是站桩功的基本姿势，由于站立时肢体所处的位置不同，又有多种形式，重点介绍以下几种方法。

①自然势：两脚平行站立，与肩同宽，头正颈直，百会虚领，下颌微收，舌尖平放，唇齿相合，沉肩坠肘，腋下虚掩，含胸拔背，腰腹放松，两膝微屈，五趾轻轻抓地，两手自然垂于体侧。目平视前方。

②抱球势：在自然势的状态下，两臂先内旋摆至体侧，再变外旋，两掌向前环抱于胸前与乳部同高（也可两掌抱于腹前与脐同高），指尖相对间距10~20厘米，同时松腰敛臀，腰部伸展，臀部似坐高凳；两臂环抱呈半圆形，如抱一圆气球，松肩、坠肘、虚腋；姿势摆好，上体保持中正，目平视前方，全身放松，做到足圆、裆圆、臂圆、手圆。

③扶按势：在自然势的状态下，松腕舒指，其余要求同抱球势，两臂内旋前伸，手心向下，与肩同宽，高与胸平，随之屈肘两掌下按腹前或髋旁，双手如扶在桌上或椅背上，或如扶按在水面上。初练抱球势两臂劳累后，亦可转换

成此式以歇息。

④叠掌势：在自然势的状态下，两臂先内旋再外旋经体侧两掌向前环抱，随之回收两掌叠于腹前，掌心对准肚脐或脐下。

这四个姿势均从自然势转化而来，练功的时候也可以互相替换，但不要替换过勤，以免影响练功境界。

（2）坐式。坐式是练静功最常用的姿势，变化也很多，大体可分为平坐、盘坐、靠坐三种形式。

①平坐：平坐是初练坐式时最常选用的姿势。要求坐在方凳或硬椅上，但不要坐满，只坐凳或椅的前 1/3。凳或椅的高度与小腿长度相当，坐下后大腿平直，两膝弯曲成 90°，大腿和躯干亦成 90°。双脚分开同肩宽，平放于地。上身及腰部的安放同站式，臀部可略向后挺出。头部要求亦同站式。双臂可取抱球势；也可以将两肘外撑，两手心朝下放在大腿根部；或者两臂自然下垂，两手自然安放在大腿上亦可。

②盘坐：盘坐是练静功最适宜的姿势。盘坐可分为自然盘、单盘和双盘三种。盘坐的坐具可以是普通的床、特制的矮方凳或者坐垫等。

自然盘：头部正直，口眼轻闭，松肩坠肘，含胸拔背，腰部自然伸直。两腿交叉盘起，左压右或右压左均可。两足均安放于坐具上，可以分别压在对侧膝下。双臂自然下垂。双手可以分别放在大腿上，或放在膝上；也可以互相轻握，置放于丹田处。根据个人的情况，自然盘时可将臀部稍微垫高一些，一两寸即可。

单盘：头部、上半身以及手臂的安放均同自然盘，只是在盘坐时将一条腿盘在另一条腿上，左压右或右压左可根据个人的习惯，这种坐法只有一足与坐具相接触。

双盘：头、身、手臂姿势均同自然盘，双腿的盘法是先将左足或右足放在对侧大腿上，然后又将对侧的足搬上来，放在右侧或左侧大腿上，两足心均应朝天。如此，双盘坐两足均不接触坐具。出家人打坐，一般取双盘。

③靠坐：除背部可以轻靠在椅背或沙发上之外，其余的姿势均同平坐相仿。然而因背向后靠了，故两足可以略向前伸一些。采用此姿势应注意，虽然是靠在椅背上，腰部也应努力伸直，最好是背靠腰不靠。

（3）卧式。卧式有仰卧、侧卧、半卧三种形式。练功取卧式时，应注意枕头的高低要适度，大约 10 厘米，侧卧时与肩膀等高，可保持侧卧时头呈水平状态。床也不宜太软，木板床加适当的铺垫为宜。

①仰卧：仰卧是卧式中最基本的姿势。仰卧时平躺在床上，脸朝天，头正直，口眼轻闭。四肢自然伸展，两腿可依据个人习惯稍稍分开或并拢。双脚自然斜向两侧，或足尖伸直向前探。双臂自然分放在身体两侧，双手掌心向内，轻贴在大腿外侧；或双臂屈肘向内，两手叠放于下丹田位置（男左手在下，女右手在下）。

②侧卧：基本姿势是侧卧于床，左侧卧右侧卧均可，以右侧卧为多。头部略向胸部收，双目轻合。两腿叠置，膝部均自然弯曲，上面的腿弯曲程度大些，使两足均安放在床上。上方的手臂自然伸展，手掌向下放在髋部；下方的手臂屈肘向头部，手掌向上，五指轻轻并拢，放在耳边。

另外，侧卧式也可以将下面的腿自然伸直，上面的腿屈膝上提，将膝部弯曲成 90° 后放在床上。两腿呈一前一后，不再叠放，并将上侧腿的足心顶在下侧腿的膝部。手臂的安放是将上侧手臂略向前伸，掌心按在上侧膝部；下侧手臂弯曲向上，掌心按在上侧肘部。这个姿势也叫三接式。

③半卧：半卧是在仰卧的基础上，将上半身及头部垫高，斜靠在床上，呈半坐半卧的一种练功姿势。两腿可自然伸直，也可在膝下垫物，使小腿高抬起来。这个姿势多用于卧床的患者。

2. 动作操作

动作操作包括套路或自发动作的操作。前者是一系列连续的设定动作，后者是练功中自然出现的随意性动作。

大多数动功功法都有设计好的固定套路动作，练功时动作须按功法的套路顺序进行。由于各种动功功法的套路动作各不相同，例如易筋经有十二势，五禽戏有虎、鹿、熊、猿、鸟五种动物的本能动作，八段锦有八势动作等，习练时应依据各种功法的不同操作风格进行练习。

（二）内在调控

内在调控的操作比肢体外在的间架、位置操作要细微，且通常从外在的动作上难以觉察，故较容易被忽视。但内在操作十分重要，因为在练功过程中练功者并不能直接看到自己的整体内在调控，而只能通过对运动中肢体的内在感觉及各部分平衡关系的操作去把握它们。因此，内在操作与外在操作实际上是息息相关、相互影响的。

以下简述主要用于静功的内在操作，这些操作一般在开始练功时按从头到脚或从脚到头的顺序进行，其中的一些原则要领也适用于动功。

1. 头颈

头正颈松是基本要领，还包括收视返听、舌抵上腭等。

（1）头部要正直。一些功法中常提到"头如悬"或"悬顶"，即头顶正中好像被一根线向上牵着，便减轻了颈部的压力，颈椎可以松开，有利于督脉的畅通。

（2）颈部要舒松。头部的正直又不是绝对的，实际上有些微微前倾，操作时只需把下颌稍稍向内收些即可。因为头部完全竖直时，颈椎是压缩的，不能伸展，唯有头部略前倾，颈椎才能充分展开；另外，下颌微收和头部前倾与含胸拔背的操作也有密切关系，在阐述胸背操作时还要提及。

（3）收视返听。收视返听是指将视觉与听觉从向外转向内，对外界的事物视而不见、听而不闻，调控视觉对练功至关重要。《阴符经》说："机在目。"《黄帝内经·灵枢·大惑论》说："目者，心之使也；心者，神之舍也。"目为练功之要窍，目不乱则神可收。收回视觉，既断幻觉，又阻外界光亮，可以专心练功。

目应闭而不紧，紧闭则过暗而昏，不闭则过明而弛。故练静功大都要求双眼轻闭，初练功容易困倦或意念散乱时，可露一线微光。目光一般要求平视或略微下视，例如目视鼻准。这里对视线的要求与睁眼或闭眼无关，但与意守有密切关系，例如，意守丹田和内视丹田的操作有类似之处。一般说来，站式多要求平视，有些功法还要求目光略高于平视。坐式的目光可稍下视，当然平视也可。

返听是收回听觉，有多种方法。例如可以听自己的呼吸，即所谓"听息法"，由于练静功时呼吸并不发出声音，因此"听息"是听无声，而不是听有声。如果听到了无声，听觉即回归自身，此乃练功之佳境。这正是练功中的"此时无声胜有声"。

口要轻轻闭合，舌应自然放置。许多功法，尤其是道家气功，要求舌抵上腭。舌抵上腭又称"舌拄上腭""拄舌"等，是舌尖自然抵在上腭与牙齿的交界处。初练时应轻触即止，并无抵抗之意，使任督二脉交通。练功达到一定程度，舌抵上腭之力自然加大，那是功夫进展中出现的一种现象，不应故意追求。

（4）眉舒面和。头部的细微操作还需注意舒展眉头和放松面部肌肉。这不仅是调身，还直接与情绪操作有关。许多静功功法都要求面带微笑，其微笑即表示轻松愉快的情绪。而愉快的情绪在调身中的体现就是眉舒面和。微笑并不要求真笑出来，而是要有一点笑意，嘴角不那么绷紧，面部表情安详舒缓、自然愉悦。

2. 上肢

松肩坠肘是基本要领。

肩一定要放松，要自然垂下来，绝对不要耸肩。耸肩不但使肌肉紧张，而且直接影响气机下沉，有碍腹式呼吸的形成。耸肩在站式练功双臂抬起时比较容易发生，尤其是抬臂过高的时候。因此，站桩时手臂的位置一般都要求放在膻中与下丹田之间。

坠肘是指两肘下垂，不可用力挺紧，它是松肩的延续。松肩不仅要肩膀放松，而且要顺势松到肘。整个肩臂放松了，坠肘就可以自然形成。无论是站式还是坐式，肘部都常常是肩臂下垂之力的一个支撑点和转折点。坠肘的操作，就是勿使这个点上移。

另外，在站桩时，大多还有虚腋的要求，即双臂不要贴在两胁上，应该分开。这也是为了使肢体更加舒展和舒适，如果双臂紧夹在一起，气血的周流必然会受到影响。

3. 胸背

含胸拔背是基本要领。

含胸是使胸三角（天突与两乳头连线组成的三角）放松，使呼吸顺畅，有利于气机下沉，形成腹式呼吸；拔背有利于脊柱伸展，使督脉更为通畅。含胸的操作与下颌内收和松肩有直接关联，收下颌时胸部自然就会往里收一些。练功所要求的含胸，胸部内收的程度很小，只要不是故意挺胸，再加上下颌微收与松肩就足够了。

含胸与拔背的操作是同时的，含胸的程度决定了拔背的程度。含胸过度就不是拔背，而是驼背了。拔的意思是挺拔而不弯曲，故含胸拔背操作正确时，脊柱基本上竖直。脊柱在腰背部有一个生理弯曲，含胸拔背的结果是部分抵消这个生理弯曲，因此这时脊柱的竖直程度比日常要更大一些。且由于下颌微收，脊柱在颈部的生理弯曲也被抵消了一部分，因此练功中脊柱从上到下都能充分伸展。

4. 腰胯

伸腰沉胯、收腹敛臀是基本要领。

无论是站式还是坐式，伸腰沉胯的操作都十分重要。伸腰是腰部要伸展开、挺直，不能塌腰。其作用主要是将腰部的脊柱伸直。注意伸腰不是挺肚子，腹部还是要略向内收。沉胯是胯部要向下坐，坐式练功要求臀部略向后突出，会阴部略向上提，就是为了更好地沉胯。

站式练功要求臀部如坐高凳，用意也在于此。伸腰沉胯除有利于伸展脊柱外，还使身体的重心能够落在下腹，即使是站式，也可将身体的重心下移，这就非常有利于气沉丹田。

5. 下肢

轻松安稳是基本要领。

站式时，在能够保持直立的前提下，两腿要尽量放松，双膝微曲，幅度以不超出足尖为限。双脚的距离一般要求与肩同宽，五趾微微抓地。双脚的脚型有内"八"字、外"八"字和平行式三种。内"八"字即脚尖内扣式站立，这种姿势站立稳固；外"八"字即脚尖外展式站立，这种姿势便于移动；两脚平行式站立又称马步桩，比较符合人体生理的自然姿势，较少人为造作。

另外，站式练功时下肢（连带整个身体）并非完全挺直不动。松静自然站立时，可以有些微微地晃动，这不是站立不稳，而是更稳。而且，微有晃动的站立比完全静止的站立要省许多气力，比较轻松。坐式时下肢可以比站式时更放松。平坐时双脚脚型的安排同站式。盘坐及跪坐双下肢均有压迫，练功后应轻轻拍打按摩之，使气血周流顺畅。

三、调身的要求

调身如何引动形体，因功法、姿势、动作的不同而异，其基本要求如下：

（1）引动形休要运用意识。运用意识来引动形体，主要是先使意与形相合，要求姿势正确，在正确姿势的导引下，促使气血流转，从而达到周身气血畅通。

（2）形体放松，动作柔软。形体放松，但要松而不懈；动作柔软，但要柔而不软。动作要用意不用力，即不用拙力，这样才能通体柔和、气血畅达。

（3）动势圆活。每一个姿势，周身上下均要避免出现死角，处处要有圆撑之意。动起来要圆而灵活，不以刚直为用，而有螺旋或抽丝（又称缠丝）之意。

（4）动作连绵不断。动作要快慢适度，快而不停，慢而不断，达到形断气不断、气断意不断的状态。

（5）腰为主宰。其有两层含义：一是腰部放松是全身放松的关键；二是做动作时应以腰主导一身的活动，即古人所云"力发于足，主宰于腰，形于四肢"。

（6）分清虚实。这是练功保持周身中正的关键。人体的重心，随着姿势的转换而改变，必须从每招每势中认真体会并掌握虚实的变化规律，才能保持身体的平衡。

（7）上下相随。练功必须注意周身一体，保持动作的整体性，注意上下相随，手足一致，达到手与足合、肘与膝合、肩与胯合的要求。

（8）配合呼吸。练功要注重呼吸的配合，健身气功动作外开、上升一般为吸，内合、下降一般为呼。呼吸的配合要以自然为原则，以动作熟练为前提。

第二节　调息

调息的意义在于通过调控呼吸而孕育和引导内气，是练功进入气功境界的重要操作环节。古人说"一呼一吸谓之息"。所谓息，不仅是指呼和吸的过程，还指一呼一吸之间的停顿。调息就是指主动地、自觉地调整和控制呼吸的次数、深度等操作活动，并使之符合练功的要求和目的，也称炼气，又称调气、吐纳等。

一、调息的作用

（一）用于止念

练功时如果安静不下来，可以把精神集中到呼吸上，借助调息来入静。其方法是当意念随着呼吸运动时，一开始可以集中到呼吸所带来的形体运动上，注意吸气、呼气时胸部和腹部的起伏；再进一步须把意念集中到呼吸出入的气流上，意念随呼吸的气流而上下移动，这样当精神全部集中到呼吸上时，意念自然也就系住了。

（二）吐故纳新

人们通过习练健身气功进行有意识的呼吸锻炼，可使人体更有效地吸入大自然的清气，呼出体内的浊气，达到吐故纳新、调节改善人体呼吸系统功能及各组织器官生理功能。

（三）行气活血

《黄帝内经·素问·离合真邪论》》说："真气者，经气也。"中医学认为，气为血之帅，血为气之母。呼吸是体内真气运行的主要动力，而真气又是血液运行的动力。因此，呼吸的练习，可以促进体内真气的发生、发展及全身血液的运行和输布，起到行气活血的作用。

（四）强壮脏腑

古人云"呼出心与肺，吸入肝与肾"，呼吸长短、深浅、粗细的不同，可以直接影响相应脏腑的功能。现代医学认为，经常进行深长的呼吸锻炼，使横膈肌的升降幅度增大，改变了腹腔的内压，腹腔内压周期性的变动能"按摩"肠胃，促进肠胃蠕动，从而改善肠胃及内脏器官的功能。

二、调息的方法

调息的具体方法很多，根据习练功法的不同需要，可以选练不同的方法。常用的方法有自然呼吸、腹式呼吸、提肛呼吸、停闭呼吸、发音呼吸。

（一）自然呼吸

自然呼吸是指不改变自己正常的呼吸方式，不以意念支配，顺其自然地呼吸。人在站立时的自然呼吸形式大都是胸式呼吸；歌唱家、运动员等因经过了长期的锻炼，故可形成腹式呼吸或胸腹式联合呼吸。

练功中的自然呼吸，通常是微加意念而进行的有意识胸式呼吸，操作的准则是用意不用力。但在呼吸形式操作之初，完全不用力难以做到，可以用意为主，稍稍用一点力。用力的程度当如古人所说"不涩不滑"，即出入的气息通畅自如而又稍有约束。对功法初学者来说，过分注意对呼吸的各种要求，执意调整，反而会顾此失彼，成为精神上的负担，出现不应有的紧张，以致呼吸反不顺畅。

练功中胸式呼吸的速度比日常的自然呼吸慢，按现代呼吸生理学的研究，平常人每分钟呼吸 16~20 次，而练静功时可以减到每分钟 1~2 次，甚至数分钟

1次。此时的呼吸次数减少但并不闭气，即每次呼吸之间没有刻意停顿，仅是呼和吸的时间均已大大延长。

静功修炼的胸式呼吸在胸中的气息出入调匀之后，就可以引导气息向下发展，从胸式呼吸逐步转为腹式呼吸。这个转变不可一蹴而就，要循序渐进，一般可采用分段下降的方法。例如先下降到心窝部膻中穴处，待此处气感充实了，气息出入稳定了，再向下延伸到脐部，最后到达下丹田。在此气息逐步下降的过程中，胸式呼吸可以过渡为胸腹联合式呼吸，呼吸时可见胸部和腹部同步起伏。

（二）腹式呼吸

练功中通过横膈肌的运动来完成的呼吸为腹式呼吸法。腹式呼吸又分为顺腹式呼吸和逆腹式呼吸。

（1）顺腹式呼吸：生理学上也称为等容呼吸。吸气时，腹肌放松，横膈肌随之下降，腹壁逐渐鼓起；呼气时，腹肌收缩，腹壁回缩或稍内凹，横膈肌也随之上升还原。这种呼吸不仅可以加大肺的换气量，而且可以对腹腔内脏起到按摩作用。

（2）逆腹式呼吸：生理学上也称为变容呼吸。吸气时，腹肌收缩，腹壁回缩或稍内凹，横膈肌随之收缩下降，使腹腔容积变小；呼气时，腹肌放松，腹壁隆起，横膈肌上升还原，使腹腔容积变大。逆腹式呼吸对于内脏器官的影响较大，有类似按摩或运动内脏的作用，尤其对于改善肠胃功能有较大的帮助。

无论是训练顺腹式呼吸还是逆腹式呼吸，操作中都切忌故意挺肚子。腹部的隆起或回缩主要依靠气息吐纳自然形成，不必人为刻意造作。操作时应注重在吐纳上下功夫，腹部只是配合。纳气深而多时，腹部自然隆起，而随着腹壁回缩的压力，气息也自然排出。

（三）提肛呼吸

练功中把提肛动作和呼吸配合起来的练习方法称为提肛呼吸法。提肛呼吸是在吸气时有意识地收提肛门及会阴部肌肉，呼气时则放松肛门及会阴部肌肉。如五禽戏中的猿提动作即运用的这种呼吸方法。提肛呼吸可用于治疗中气下陷的各种疾病，如内脏下垂及脱肛、痔疮等，如同时配合逆腹式呼吸则效果更佳。

（四）停闭呼吸

在练功中吸气、呼气之间或之后停止片刻然后再呼或吸的方法称为停闭呼吸。例如吸—停—呼、呼—停—吸、吸—停—吸—呼等方式。这种呼吸方法中的"停"可以起到保持当前状态，加大动作对脏腑、关节、肌肉等的刺激强度的作用，它肯定、延续了当前状态，因而是一种以逸待劳的操作。故呼气之后的停顿相当于加强呼气，吸气之后的停顿则突出了吸气。一次停闭呼吸一般不宜超过 2 秒钟。

停闭呼吸主要在每势主体动作松与紧、动与静的转换处采用。因功法的动作幅度有大小之别，每个练功者的肺活量、呼吸频率有差异，且练功水平和程度不同，要选择适宜的呼吸方法，切忌生搬硬套。

（五）发音呼吸

吸气或呼气时配合吐字发音的呼吸方式即发音呼吸。一般配合呼气时发音可泻实，配合吸气时发音可补虚。发音呼吸有不同的发音方式，例如有些要求使用共鸣，有些则只要求有发音的口型。不同的发音方式有不同的作用机制。

三、调息的要求

呼吸锻炼掌握得好，有利于整个练功的进行。如运用不当，也容易出现一些副作用，影响练功的正常进行及效果的获得。呼吸锻炼要注意把握以下一些基本要求。

（1）在松静的基础上调息。中医养生功法的调息，无论选择哪一种呼吸方法，都必须在松静的基础上进行练习。如果形体尤其是腰部不放松，气就不容易下沉，此时若强行运用腹式呼吸练功，则练功者容易出现憋气、胸闷等现象；若练功者情绪不安宁即进行调息锻炼，呼吸就不容易做到深、细、匀、长的要求。因此，要做到平心静气或心平气和。

（2）不要盲目追求。所谓不要盲目追求，有两方面含义：一是指调息的方法，不能随意地选择与自身水平不相符合的调息方法；二是指调息的境界与效果，不能要求即刻见效，有了贪的思想，进行不切实际的追求，反而没有效果。

（3）不要强求深、细、匀、长。调息的深、细、匀、长景况是长期练出来的，这有一个过程，不可能一蹴而就。如何才能达到深、细、匀、长，需要从自然呼吸调起。在进行自然呼吸时，慢慢把意念与呼吸结合在一起，随呼吸而出入，即做到心安气自调。因此，调息和入静是相辅相成的，心静以后呼吸也会逐渐变得深、细、匀、长。如果两者结合得不好，就会使息不调、神不静，甚至会出现憋气等现象。

（4）神息相合。练功中调息不是单纯做呼吸运动，而是着眼于呼吸的气息出入及意念集中呼吸运动的节律上，即把自己的意念活动和呼吸运动或气息的出入紧密结合起来，这样不但可以收摄心神，而且可以激发真气的产生。

（5）注意呼吸道的调整。呼吸道的调整主要针对喉部而言。喉头回缩，下颌贴胸，两腮微微下落，使喉咙通气道变小，呼吸气流变细，称之为"锁住喜鹊关"。

（6）注意发音的口型。一般说不发音的调息要注意呼或吸的气息调整，而发音的呼或吸的动作要严格注意发音的口型。总之，活泼自然是调息的基本要求。活泼就是不要把意识死死扣在呼吸运动上，而是顺其自然、循序渐进地调理呼吸运动和气息，自然地逐步达到形、气、神三者合一的状态，切忌刻意追求、生搬硬套。

第三节　调心

调心是调身和调息的核心，所谓调心是指练功者在功法锻炼中，对自我的精神意识、思维活动进行调整和运用，以达到练功的要求和目的。

一、调心的作用

调心的基本内容可概括为"意守"二字，即意念归一，是非强制性的注意力集中。这种意念活动的特征在于轻松的专一，排除杂念，以防散乱。由此可以引申出广义的调心，主要指正确地认识客观规律，从而保持健康的心理状态，能对自己实行合理的心理控制和行为控制。现代研究认为，心理活动对生理活动有不可忽视的影响，只有健康的心理状态才能保证身体健康。实验和事实证明，人的意念活动也能间接支配植物神经系统管理的内脏活动，通过意守、入静这种"反身注意"和心理暗示，可调节许多生理功能。从心理学角度分析，意守可以锻炼注意力和想象力两种重要的心理品质。

二、调心的方法

调心的方法主要是"意守"。意守是在主观感觉上将意识移置于某一现实事物的心理操作活动。所谓"移置"，是迁移、放置之意，即在主观感觉上将意识从头脑中移出，自然安放于意守的事物。古人所谓将心神"轻轻地放在那里"即是此意。

意守的方法虽然很多，但不外乎三个方面。从意守的对象来说，可守虚也可守实，可守有也可守无；以人体内外分，有守外景与内景之别；景象又可分为动象与静象。根据以往的教学实践和经验，意守的具体方法有以下六个方面。

（一）意守身体放松法

在保证身形和动作姿态正确的前提下，有意识地放松身体是练功中最基本的方法。从练功一开始，就要精神放松，思想集中，呼吸调匀，同时诱导身体各部位从上到下、从里到外，四肢百骸，五脏六腑进行放松，使其舒适自然，毫无紧张之感准备练功。在动作练习过程中，不断保持并尽可能使这种放松的程度加深，既要解除各种紧张状态，也要做到松而不懈。这种有意识地放松精神和肢体，就是意念集中的一种表现。

（二）意守身体部位法

意守可以意守自己身体的某一部位，但常用的意守部位一般是经络上的穴位。意守身体上的某一穴位，不仅有助于排除杂念，而且由于意守穴位的不同，也有助于疏通气血和调节脏腑。通常意守的穴位有丹田、百会、命门、会阴、涌泉、劳宫、少商等，其他穴位也可根据情况灵活选用。

（三）意守体外对象法

大自然的万事万物都可以作为体外的意守对象，大到日月星辰、山川湖海，小到花草树木等。但选择的意守对象的内容要简单，自己要熟悉，对自己有吸引力，能使自己心情愉悦，那些刺激性强、扰动性大、会引起高度兴奋的事物，不宜作为意守对象。

（四）意想动作过程

在练功过程中意想动作规格是否正确，方法是否准确清晰，练功要领是否得法，既可集中意念，也可达到正确地掌握功法技术。

（五）意想呼吸

这是练功中有意识地注意呼吸的一种练习方法，常用的有数息法、随息法、听息法等。

（六）注意默念字句

默念的字句要简单，要做到声发于口、闻之于耳、察之于心。默念字句除能集中精神外，还可通过声符振动和暗示作用，收到安定精神、调整气血的效果。

三、调心的要求

调心的基本要求是"入静"，即思想上进入一种安静的状态。《黄帝内经·素问·上古天真论》曰："恬淡虚无，真气从之。"恬是安静，淡是朴素，虚无则不为物欲所蔽。恬淡以养神，虚无以养志，以此达到调心的目的。

一般来说，入静在练功者的功法掌握、练功质量都比较好的情况下才能出现。因此，入静是通过练功实践、功夫积累得来的，是在有意识的锻炼中、无意识的情况下形成而出现的。由于每个练功者的练功情况不同，每一种功法的情况也不完全相似，因此入静的程度和境界就有所差异。初学中医养生功法时，不可对入静要求过高，以致产生急躁情绪，反而难以入静。只要姿势自然舒适，呼吸柔和，思想上的各种杂念相对减少，或者起了念头能很快地排除就算入静了。随着练功的深入，便逐渐过渡到对外界的声音干扰闻如不闻、身体轻松、呼吸绵绵、意念归一的状态，甚至做到呼吸绵绵深长，用意自如，练功结束好似沐浴过后，心情舒畅，精神饱满。当然，这些入静状态并非每一次功法锻炼都能出现，有时偶尔出现，有时常常来临，有时交替反复。它也不可能完全如上描述那样明晰，需要练功者多加细心体会。

避免追求是入静中要注意的主要问题。因为追求本身就是一种意念活动，是一种兴奋状态，它必然影响入静的出现与持续。在入静过程中，如果被感觉所吸引，被舒服所吸引，企求入静状态能持续下去，这样反会中断原来的入静。因为原来的入静状态，被新建立的追求兴奋所排挤、破坏而弄巧成拙。练功者应该自然地保存原来的入静状态，在不企求的情况下，自然能够达到预想的目的。

中医养生功法繁多，但调身、调息、调心的基本要素是共同的。三调之间相互依存、相互制约，调身是基础，调息是中介，调心主导调身和调息。每一种功法，每一次锻炼的过程，都是这三者的具体结合与运用。

第四节　三调合一

三调（调身、调息、调心）是学练气功的基本操作内容，三调合一则构成气功境界。故学练气功仅仅学习三调操作还不够，还必须懂得和把握三调合一。古人对三调合一很重视，各种言及修炼的古籍对三调合一的境界和方法也多有介绍。例如隋朝智顗在《童蒙止观》中谈道："……三调身，四调息，五调心。此三应合用，不得别说……此三事的无前后，随不调者而调适之，令一坐之中，身息及心三事调适，无相乖越，和融不二"。道家修炼也不离三调合一。例如在内丹术的修炼中，神气交会于丹田而"产药"，即三调合一。神为心，气为息，丹田为身，交会即合一。唐朝崔希范《入药镜》中所述"得之者，常似醉"的感受，与三调合一练功境界的感受相通。

练功过程中从学练三调到三调合一，有两种常用的基本的方法，以下分别介绍。

一、合并法

合并法是将三调内容先分别操作至熟练，然后再逐步合而为一，包括以下三个步骤。

（一）三调分立

无论学练何种功法，都必须学习三调操作的内容。如前所述，所有的气功功法均由三调所组成，不同功法的区别只在于三调的不同组成搭配。学练之初，常用的方法是首先逐一学习三调操作的内容，将每一调的操作内容分别掌握至熟练，这就是三调分立。一般主张先学习调身，把姿势、动作学好；再学习调息，掌握所要求的呼吸形式，调匀气息；然后学习调心，把握特定的意念和境界。这个学习顺序是从外到内、逐渐深化的训练过程，符合顺其自然的练功原则。但由于不同功法的三调搭配有不同的侧重，例如有以调身为主的功法，也有以调息或调心为主的功法，故三调分别练习的时间和精力也应有相应的侧重。

在练功之初，三调分别练习是必要的，有助于细致、准确地掌握功法的基础性操作内容，从而为以后练功境界的深化、融合打下基础。如果在此阶段不注意三调的区别，采取眉毛胡子一把抓的学习方法，往往效果不佳，因为操作头绪太多，要领不易掌握。

（二）三调协同

三调操作分别掌握至熟练之后，也就是完成了三调分立过程，下一步就需要三调合练，使功法成形，这就是三调协同。

在练功的这一阶段，起初可能顾此失彼，注意了动作就忘记了呼吸，注意了呼吸又忘记了动作，至于意念、境界还根本顾不上。故首先要使三调操作相互配合起来，动作做到哪里应吸气、哪里应呼气，意念又应落到哪里，均须一一对应。然后，在此对应的基础上，使三调操作之间逐渐产生有机的联系，使之相互推动、相互制约、彼此呼应。而一旦三调之间的呼应成为自然，就可以进一步促进三调操作的协调化和同步化，即形成三调配合有序的节律性操作。三调操作节律的形成是三调协同的标志，因为这意味着三调之间的联系已经稳定，已经不必刻意地去操作。从三调操作的一一对应到彼此呼应，再到形成节律，这是三调协同阶段的三个渐进的、连续的练功环节和进程。

在总体上，三调协同阶段意味着三调仍属彼此分离的状态，但在许多细小的、片段的操作单元上已经开始融合，故这是三调合一的量变阶段。

（三）三调合一

在本质上，气功修炼中的三调本来就不曾分离，调心、调息、调身是统一于练功过程中的、有机联系的三个方面和三种角度。三调中的每一调都与其他两调相联系，每一调都并非完全独立存在。

调心与调息的联系显而易见。一方面，很难设想一个气喘吁吁的人能心静如水；另一方面，心平方能气和，宁静的心态可使呼吸平缓。所以调心与调息实际上具有内在的同步性和同一性，不能截然分开。调心与调身也相互关联。调身可以影响调心：练功时身体的静止状态或和缓而有节律的运动与意念活动的单一和情绪的平静相应，而剧烈的运动状态则往往伴随精神紧张。故即使是动功，其运动也力求寓静于动。调心也可以影响调身：如果意识完全静定，身体也动不起来，因为身体的任何动作总需要意识或潜意识的参与。至于调息与调身，联系就更为密切。呼吸频率、呼吸方式和运动强度之间的关系在生理学上已有明晰的阐述，剧烈的运动必然呼吸急迫，而平缓的呼吸也必然使动作缓慢和身体松弛。

因此，随着三调协同的操作不断深入和熟练，三调之间的界限会越来越模糊，而它们之间的有机联系和同一性会日益显现，最终它们之间的自然有机联系会完全取代有意识的操作，而成为练功境界发展的主导力量，三调合一便会自然到来。

在三调合一的境界呈现之时，身心的主动性操作已经完全停止，其境界中无论是动功还是静功，均由该境界之自然的张弛力量所调控；练功仍在继续，但其操作为自然发生，而非人为把握。

二、引申法

引申法是将三调中的任何一调操作至极致而引导出三调合一境界的方法。

由于三调之间有本质的内在联系和同一性，因此进入三调合一的气功境界可以从其中任何一调入手，将其操作至极致，就会自然地吸引、吸收其他两调，从而达到一调中包含三调、三调融合为一调的气功境界。

三调之间的本质联系和同一性意味着它们有共同的出发点和归宿之处。将任何一调操作至极致即是将其操作至其出发点和归宿之处。由于三调的出发点和归宿之处是共同的，故回到任何一调的出发点和归宿之处便意味着回到了三调共同的出发点和归宿之处，而那里就是三调合一的境界。

尽管可以将三调之中的任何一调操作至极致而达到三调合一，但古人多推崇从调息入手。这有一定道理，因为调息居于调心与调身之间，本身具有联络和沟通二者的桥梁作用。从调息入手步入气功境界，比较容易使三调融合为一。例如，练静功时，调息至胎息形式，最初可以丹田为呼吸支点。此时全身的其他部位似乎已不存在，身内身外的界限也已经模糊不清，意识中只有丹田这一点存在，随呼吸而微微开合。除此之外，一切都渺渺茫茫，恍恍惚惚。胎息进一步发展，意识中丹田这一点也将逐渐消失，只觉得气息自周身毫毛出入，内外浑然一体，已连成一片。更进一步，身心息均此一片，无有彼此，都已融为一体，这便是三调合一的气功境界。

三、三调合一境界的特征

首先，在三调合一的境界中，三调既都存在，也都已经消失。因为三调合一之后，每一调的独立性都已经消失，它们已经融合为统一的境界。在此境界之中，三者的操作已无从分别，所谓牵一发而动全身，任何一点细微的改变便都是整个境界的改变了。

其次，三调合一的境界也有层次。例如，初进入三调合一境界时，三调已经融为一体，但对三调融合的认知尚存在，即"知道"自己处于三调合一状态，这实际上意味着意识上还有一定程度的主客观界限，还不是完全的"一"的境界。以后，经过更为深入的练习，意识中的"知道"也会逐渐融入三调合一之中，成为三调合一本身的属性，这时完整的"一"的境界才可能形成。可将此三调合一境界的前一层次称为身心合一，而将其后一层次的境界称为天人合一。

此外，如前所述，三调合一的深层次境界只能自然到达，不是主动操作的结果。在三调合一的深入层次，其境界能够自然发展、自我完善，它已经是"活"的，不需要任何人为的干预。正如同孩子长大了就会离开父母的呵护去独立发展一样，三调合一的境界一旦被孕育成熟，就获得了自如发展变化的能力。因此，从主动操作到自然发展，从必然到自由，是三调合一境界向纵深发展的必由之路。故三调合一的境界并非铁板一块，毫无变化，而仍然是一个生生不已、发展前进的境界。

思考题

1. 调身的作用、方法及要求有哪些？

2. 调息的作用、方法及要求有哪些？

3. 调心的作用、方法及要求有哪些？

4. 练功中如何做到"三调合一"？

第四章 中医养生功法技术的操作

第一节 八段锦

八段锦是以调身为主的气功功法，练习中侧重肢体运动与呼吸相配合。八段锦是由古代导引术总结发展而成的一种传统养生功法，据说在隋唐时期就有此名，但大多认为该功法是在南宋初年创编的，有文字记载首见于宋代洪迈的《夷坚志》，距今已有800多年的历史。

古人称上等的丝织品为锦。八段锦的名称是将该功法的八节动作比喻为上等的丝织品，以显其珍贵，称颂其精练完美的编排和良好的祛病保健作用。八段锦可以作为辨证施功的基本功法之一。该功法柔筋健骨、养气壮力、行气活血、调理脏腑，且其运动量恰到好处，既达到了健身效果，又使人不会感到疲劳。现代研究认为，这套功法能改善神经调节功能，加强血液循环，对腹腔内脏有柔和的按摩作用，可激发各系统的功能，纠正机体异常的反应，对许多疾病都有医疗康复作用。

八段锦在流传过程中有坐功和站功之分，站功自清朝开始分南北两派。北派托名岳飞所传，以刚为主，动作繁难；南派附会梁世昌所传，以柔为主，动作简易。本节介绍南派站功，前人将其动作要领及基本作用编成歌诀，经过不断地修改，至清光绪初期逐渐定型为七言诀："两手托天理三焦，左右开弓似射雕；调理脾胃须单举，五劳七伤往后瞧；摇头摆尾去心火，两手攀足固肾腰；攒拳怒目增气力，背后七颠百病消。"

八段锦的运动强度和动作编排次序符合运动学和生理学规律，属有氧运动，安全可靠。整套功法演示需做到立身中正、神注庄中、舒展柔和、圆活连贯、松紧结合、动静相兼、形与神合、气蕴其中。

一、功法基础

功法基础是指学练八段锦必须掌握的基本功、基本动作与基本技术。本节主要介绍手型、步型、身型、呼吸、意念和站桩六部分内容。

（一）手型

手型是指功法练习中特定的拳、掌、指形态，起到引领动作、强化气血运行的作用。本功法主要包含以下四种手型。

（1）自然掌：五指自然伸直，稍分开，掌心微含（图4-1）。

（2）八字掌：拇指与食指竖直分开成八字形，其余三指的第一、二指节屈收，指间见缝，大小鱼际稍向内收，掌心微含（图4-2）。

（3）龙爪：五指并拢，拇指第一指节和其余四指的第一、二指节屈收扣紧，掌心张开（图4-3）。

（4）握固：拇指抵掐无名指根节内侧，其余四指屈拢收握（图4-4）。

（二）步型

步型是指功法中两腿根据不同的式势，通过髋、膝、踝等关节的屈伸，使下肢呈现出一种静止的形态，调节身体肌肉骨骼之间力的平衡，可稳固重心，使气血顺达。

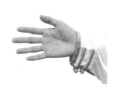 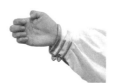 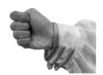

图4-1　　　　　图4-2　　　　　图4-3　　　　　图4-4

（1）并步：两脚并拢，身体直立；两臂垂于体侧，头正颈直；目视前方（图4-5）。

（2）开步：横向开步站立，两脚内侧与肩同宽，两脚尖朝前；头正颈直；目视前方（图4-6）。

（3）马步：开步站立，两脚间距约为本人脚长的3倍，脚尖朝前，两腿屈膝半蹲，大腿略高于水平，膝盖不超过脚尖；上体保持中正，目视前方（图4-7）。

（三）身型

身型是指功法对头、躯干与四肢部位基本姿态的规范。其基本身型以抱球势为例（图4-8），具体要求为后顶虚领、立项竖脊、沉肩坠肘、虚胸实腹、松腰敛臀、屈膝下坐、两足平踏、立身中正。

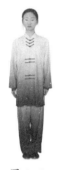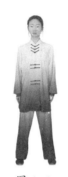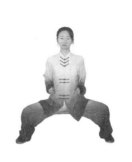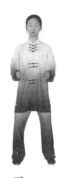

图 4-5　　　　　　图 4-6　　　　　　图 4-7　　　　　　图 4-8

（1）后顶虚领。后顶虚领是指头的后顶穴向上领起。

此部位是身型控制的总机关，就是练功中常讲的"时刻不丢顶"。即使在倾身、俯身、摇转动作时，也要保持斜中寓正，才能提起精神，克服动作松懈、低头、猫腰等毛病。

（2）立项竖脊。立项，须下颌内收，后项上提，做到直而不僵；竖脊，指整个脊柱犹如一串连珠，节节贯穿，上下对拔拉长。掌握了立项竖脊，就能精神饱满，方显质朴端庄。若弯腰、驼背，就会使人精神萎靡、身型松散。

（3）沉肩坠肘。肩是上肢的根节，肩关节不松沉会使上肢的动作僵硬、不协调，劲力不顺达，肩、肘、手运转不灵活，"肩紧一身僵"。坠肘，是指在一般情况下，上肢的起落、开合肘关节不宜伸直，要保持松垂，顺应正常的生理弯曲角度，使气、力不截于肘，做到手起肘相随，手落肘下坠，肩沉劲到肘，肘坠劲到手。

（4）虚胸实腹。虚胸实腹指对胸腹内意、气的调控。虚胸，指胸部宽舒、两肩胛骨张开、背部后倚；实腹，指腹部放松、气沉丹田。虚其胸、实其腹，有助于心肾相交、调和气血、育真补元。

（5）松腰敛臀。松腰敛臀指腰部肌肉放松，髋关节内收，尾闾内扣，命门微后凸。腰为一身之主宰，是上下沟通的枢纽。松腰有利于上下相随、节节贯穿、形于趾指。敛臀有助于中正、开启命门、畅通督脉。

（6）屈膝下坐。屈膝，指两腿弯曲、腘窝放松、膝盖不超过脚背；下坐，指髋关节垂直下沉，上体保持中正，避免出现躯干前俯后仰、撅臀跪膝的毛病。

（7）两脚平踏。两脚平踏指两脚平行站立，全脚掌着地，身体重心落于两腿之间，有助于身体重心稳定，使气不浮于上。

（8）立身中正。立身中正指头顶要悬，肩平正、髋平正、两足平正（平行、平踏）、脊柱中正；百会对会阴，肩井对涌泉，身架均衡，重心平稳。立身中正是对身型的总体要求，形正才能气顺、意宁、神安。

上述各部位基本姿势的要求是相互关联、互为依托的，短时间内不可能全面掌握，需经过反复细心的体悟，方能达到身型的标准，符合练功的要求。

（四）呼吸

呼吸是指机体与外界环境之间气体交换的过程。根据健身气功·八段锦习练的需要，可以选用不同的呼吸方法。常用的呼吸方法如自然呼吸、腹式呼吸、提肛呼吸、停闭呼吸，参见第三章第二节相关内容。

八段锦功法对呼吸运用的总体把握是，初学者宜采用自然呼吸，逐步过渡到顺腹式呼吸；当动作熟练后，应结合动作的升降开合采用逆腹式呼吸进行练习。停闭呼吸主要在每式主体动作松与紧、动与静的转换处采用。因功法的动作幅度有大小之别，每个练功者的肺活量、呼吸频率有差异，且练功水平和程度不同，要选择适宜的呼吸方法，切忌生搬硬套。功法技术章节中对各式动作与呼吸的配合只做一般提示，如呼吸不顺畅，应及时采用顺其自然的呼吸方法进行调节。

（五）意念

意念，即意识，包含显意识和潜意识，是人脑思维活动形成的一种精神状态。健身气功的意念运用多种多样，在本功法中常采用以下五种意念方法。

（1）意念动作过程。主要是在练功过程中意想动作规格、方法要领、动作路线是否准确，从而更好地学习掌握动作。

（2）意念呼吸。练功中有意识地注意呼吸，既可意念功法中不同的呼吸方法，也可意念呼吸与动作的配合。

（3）意念身体部位。指意念身体重点部位和穴位。根据每一式的功理与作用，可选择不同的部位或穴位意守。

（4）默念歌诀。默念每一式的动作名称。心念歌诀，不出声，要意发于心，察之于体，使身心渐入佳境。

（5）存想。指在放松入静的条件下，运用自我暗示，设想某种形象，使身心与景象融合为一。

健身气功·八段锦意念方法的运用，应根据不同的式势要求、自身的技术水平及练功阶段合理选择，对初学者而言，可重点意念动作的过程与规格要领。随着练功的深入，逐渐进入似守非守、绵绵若存的境界。功法技术章节中介绍的各式意念活动，只是从总体上作一般提示，学练者视自身情况灵活运用。

（六）站桩

站桩，是指人体保持一定的站立姿势，借助内向性的意念运用，加强脏腑、气血、筋骨等功能。俗话说"要知拳真髓，首由站桩起"。站桩不仅是八段锦的基本功，而且是迈向练功高层次的重要方法和途径。学练健身气功·八段锦，需掌握以下三种站桩。

1. 无极桩

无极桩主要运用于本功法的开始、结束或动作之间的衔接。因桩法简单，初学者往往认为没有必要进行专门练习。实际上，它能帮助练功者端正身型，引导练功者身心进入练功的意境。站桩时间以 2~3 分钟为宜，可采取多次重复练习。

（1）动作说明。

两脚并步站立，两臂自然垂于体侧；提顶立项，下颌微收，舌须平放，齿唇轻闭；沉肩坠肘，腋下虚掩，胸部安舒，腰腹放松；目视前方（图4-9）。

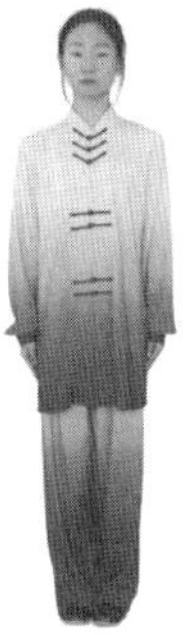

图 4-9

（2）技术要点。

①后顶虚领，两脚踏平，身体重心落于两腿之间。

②身体中正，呼吸自然，精神集中，宁静安详。

（3）易犯错误与纠正方法。

①姿势松懈，精神涣散。注意保持后顶上领，下颌微收，目视前方，注意力集中。

②表情紧张，姿势僵硬。注意眉宇舒展，肩部放松下沉，两腿自然站立。

③追求气感，用意过紧。练功中出现热、胀、麻、肌肉跳动等现象时，要顺其自然不予关注。当出现身体晃动或头晕恶心、心慌气短等不良反应时，应及时停止练功，查找原因，修正后再继续练功。

（4）呼吸方法。

①初学站桩时宜采用自然呼吸。

②随着练功水平的提高，自然过渡到腹式呼吸。

（5）意念活动。

①意念身体各部位的动作规格。

②意念周身放松，逐步过渡到意守丹田。

（6）功理与作用。

端正身型，调和呼吸，安定心神，愉悦身心。

2. 抱球桩

抱球桩内涵丰富，为一般练功者首选桩法。站桩的时间、强度要量力而行，不勉强坚持，要循序渐进，持之以恒。

（1）动作说明。

两脚开步站立，脚内侧与肩同宽，脚尖朝前；两臂内旋摆至体侧约45°，继而外旋，两掌向前环抱，与脐同高（或在脐乳之间），掌心朝内，指尖相对，间距10~20厘米；同时屈膝，垂直下坐，膝盖不超过脚背；目视前方或垂帘（图4-10）。

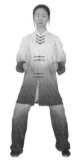

图 4-10

（2）技术要点。

①背部后倚，腋下悬开，两臂掤圆，两掌微张；其余参照身型要求。

②收视返听，精神内守，气沉丹田。

（3）易犯错误与纠正方法。

①丢顶闭目，耸肩架肘，撅臀跪膝，掌指下垂，脚尖外展。注意目视前下方，下颌内收，沉肩坠肘，尾闾内扣，膝盖不超过脚背，指尖相对，脚尖朝前。

②精神不专一，呼吸短浅，气息上浮。注意力要集中，胸部放松，适当调息，气沉丹田。

③追求气感，用意过紧。练功中出现热、胀、麻、肌肉跳动等现象时，要顺其自然不予关注。当出现身体晃动或头晕恶心、心慌气短等不良反应时，应及时停止练功，查找原因修正后，再继续练功。

（4）呼吸方法。

①初学站桩时宜采用自然呼吸。

②随着练功水平的提高，自然过渡到腹式呼吸。

③初站桩时，可有意运用呼吸引动气机，以3次为宜，最多不超过9次。

（5）意念活动。

①站桩初期以意念端正身型。

②随着练功的深入，意守丹田。

（6）功理与作用。

可调身、换劲、卸掉全身拙力；可调息、升清降浊、养丹田之气；可调心、放松入静、养心安神。

3.扶按桩

本功法中的扶按桩重心较低、强度大，适合于体质较好者选练。

（1）动作说明。

两脚开步站立，宽于肩，脚尖朝前，随之两腿屈膝下蹲，膝盖不超过脚尖；同时，两臂微屈，两掌扶按于胯旁，掌与胯间距约5厘米，掌心朝下，指尖朝前，目视前方（图4-11）。

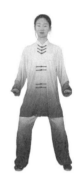

（2）技术要点。

参照抱球桩。

图4-11

（3）易犯错误与纠正方法。

①丢顶闭目，耸肩架肘，撅臀跪膝，脚尖外展。注意目视前方，下颌内收，沉肩坠肘，尾闾内扣，膝盖不超过脚尖，指尖与脚尖朝前。

②两臂僵直，两掌置于体侧或小腹前。注意沉肩坠肘，肘关节微屈，坐腕，两掌根位于胯旁。

③精神不专一、呼吸短浅、气息上浮。注意力要集中，胸部放松，适度调整呼吸，气沉丹田。

④追求气感，用意过紧。练功中出现热、胀、麻、肌肉跳动等现象时，要顺其自然不予关注。当出现身体晃动或头晕恶心、心慌气短等不良反应时，应及时停止练功，查找原因修正后，再继续练功。

（4）呼吸方法。

①初学站桩时宜采取自然呼吸。

②随着练功水平的提高，自然过渡到腹式呼吸。

（5）意念活动。

①站桩初期以意念端正身型。

②意念两掌扶按水中之球。

③随着练功的深入，意守丹田。

（6）功理与作用。

调节身体各部位姿势，符合身型要求；稳固根基，强筋壮骨，提高肌肉力量，强体增力。

二、动作操作

本节从动作说明、技术要点、易犯错误与纠正方法、呼吸方法、意念活动、功理与作用六个方面，依次进行阐述。

（一）预备势

1. 动作说明

动作一：两脚并步站立；后顶上领，颈部竖直，齿唇轻闭，舌尖轻贴上腭，眉宇间和嘴角放松；两臂自然垂于体侧，沉肩垂肘，松腕舒指，中指腹轻贴裤线；腋下虚掩，胸部自然舒展，腹部放松；目视前方（图4-12）。

动作二：随着松腰沉髋，身体重心移至右腿，左脚向左侧开步，约与肩同宽，脚尖朝前，继而重心平移至两腿之间；目视前方（图4-13）。

动作三：两臂内旋，两掌分别向两侧摆起，手臂与身体的角度约45°，掌心朝后；目视前方（图4-14）。

动作四：上动不停，身体重心垂直下降，两腿膝关节弯曲；同时，两臂外旋，两掌向前合抱至斜前方45°后，再屈肘、屈腕成抱球状，掌心朝内，与脐同高，两掌指尖相对，间距10~20厘米；目视前方（图4-15）。

2. 技术要点

（1）保持后顶上领，立身中正，收髋、敛臀打开命门。

（2）抱球时腋下悬开，两臂掤圆，两掌微张，背向后倚，开启云门穴。

（3）目视前方时精神内敛，神不外驰。

3. 易犯错误与纠正方法

（1）成抱球势时拇指上翘，其余四指朝向地面。注意沉肩坠肘，指尖相对，拇指放平。

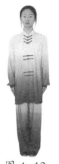 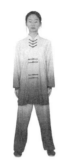 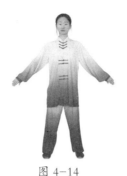 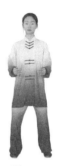

图 4-12　　　　　图 4-13　　　　　图 4-14　　　　　图 4-15

（2）塌腰、跪膝、八字脚。注意松腰敛臀，膝关节不能前顶，膝盖不超越脚背，脚尖朝前，平行站立。

4. 呼吸方法

动作一、二自然呼吸，动作三吸气，动作四呼气。抱球后调息 3 次。

5. 意念活动

（1）意念基本姿态与周身放松。

（2）动作四意守丹田。

6. 功理与作用

端正身型，调匀呼吸，宁神静气，启动气机，培育元气，使习练者进入练功状态。

（二）第一式 两手托天理三焦

1. 动作说明

动作一：接上式。两臂外旋下落于小腹前，掌心朝上，掌指尖相距约 10 厘米，小指侧离小腹部约 10 厘米；目视前方（图 4-16）。

动作二：上动不停，两掌五指分开在小腹前交叉；目视前方（图 4-17）。

动作三：上动不停，身体重心徐缓升起；同时，两臂屈肘，两掌垂直向上抬至胸前，掌心朝上；目视前方（图 4-18）。

动作四：上动不停，两腿徐缓伸直；同时，两臂内旋，两掌向上托起，肘关节微屈，掌心朝上；抬头，目视两掌（图 4-19）。

动作五：上动不停，两掌继续上托，肘关节伸直；同时，下颌内收；动作略停，两臂保持抻拉；目视前方（图 4-20）。

动作六：身体重心缓慢下降，两腿膝关节弯曲；同时，十指慢慢分开，两臂分别向身体两侧下落至斜下方 45° 时再屈肘，两掌捧于腹前，掌心朝上，掌指相距约 10 厘米；目视前方（图 4-21）。

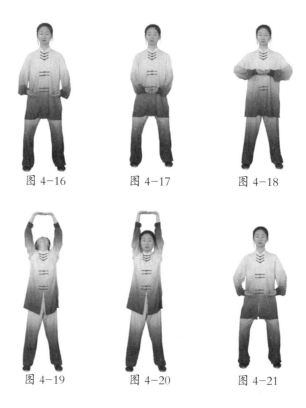

图 4-16   图 4-17   图 4-18

图 4-19   图 4-20   图 4-21

本式托举、下落为 1 遍，共做 6 遍。

2. 技术要点

（1）两掌上托时，舒胸展体，上下对拔拉长，节节抻开，脚趾抓地。

（2）两掌下落时，松腰沉胯、沉肩坠肘、松腕舒指、上体中正。

3. 易犯错误与纠正方法

（1）两掌上托至胸前时耸肩，前臂不平。注意沉肩、两掌带动前臂上抬。

（2）动作四抬头不充分；动作四与动作五的衔接有停顿、断劲。注意两掌翻转上托时要眼随手动，下颏先向上助力，给大椎穴适当的刺激，再收下颏配合两掌继续上托，至肘关节伸直，力在掌根，意气达于掌指。

4. 呼吸方法

动作一、二自然呼吸，动作三、四吸气，动作五停闭呼吸，动作六呼气。

5. 意念活动

意念顶天立地、三焦通畅。

6. 功理与作用

（1）本式通过四肢、躯干的伸展抻拉，并配合调息，有利于元气、水液在全身的布散与气机的升降，可调理三焦，畅通任、督二脉和手足三阴三阳经及脊柱相应节段；同时，可扩张胸廓，使腹腔、盆腔脏器受到牵拉、按摩，促进气血运行，提高脏腑机能。

（2）对防治肩部疾患、预防颈椎病具有良好作用。

（三）第二式 左右开弓似射雕

1. 动作说明

动作一：接上式。身体重心右移，松腰沉胯，左脚向左开步站立，两腿膝关节自然伸直；同时，肩部放松，两掌向上随两臂屈肘交叉搭腕于胸前，掌根约与膻中穴同高，左掌在外，两掌心朝内；目视前方（图4-22）。

动作二：两臂沉肘稍回收，同时，右掌屈指成龙爪，左臂外旋坐腕成八字掌，掌心斜朝前，指尖朝上；目视前方（图4-23）。

动作三：上动不停，两腿徐缓屈膝成马步；同时，左掌向左侧推出，腕与肩平，指尖朝上，右龙爪向右平拉至肩前，犹如拉弓射箭之势，保持抻拉；目视推掌方向（图4-24）。

动作四：身体重心右移，左腿膝关节略伸直；同时，右手指伸开成自然掌，向上、向右划弧，腕与肩同高，掌心斜朝前，指尖朝上，左手指伸开成自然掌，掌心斜朝前；目视右掌（图4-25）。

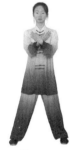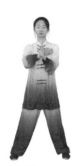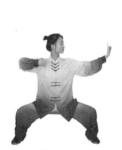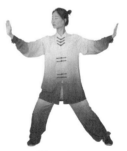

图 4-22　　　　　图 4-23　　　　　图 4-24　　　　　图 4-25

动作五：上动不停，重心继续右移，左脚收回成并步站立；同时，两掌分别由两侧下落，屈肘，捧于小腹前，掌心朝上，指尖相对，间距约10厘米；目视前方（图4-26）。

右式动作同左式动作，唯左右相反（图4-27—图4-31）。

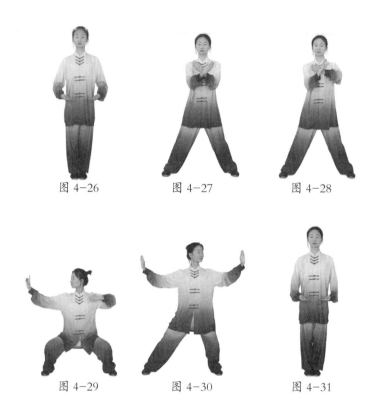

图 4-26   图 4-27   图 4-28

图 4-29   图 4-30   图 4-31

本式一左一右为 1 遍，共做 3 遍。

第 3 遍最后一动作时，重心继续左移，右脚收回成开步站立，与肩同宽，膝关节弯曲；同时，两掌分别由两侧下落，屈肘，捧于小腹前，掌心朝上，指尖相对，间距约 10 厘米；目视前方（图 4-32）。

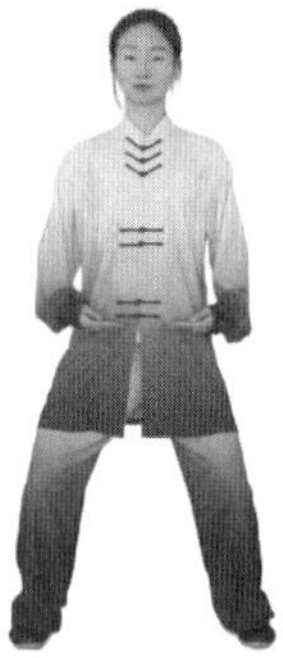

图 4-32

2. 技术要点

（1）拉弓时注意手型变换，劲由脊发，转头要充分，两臂对拉保持一条直线。

（2）马步屈蹲，膝盖不超过脚尖。

（3）保持立身中正。

3. 易犯错误与纠正方法

（1）颈项不直，转头不充分。注意下颌内收，头转至鼻尖正对八字掌食指。

（2）拉弓定势时耸肩，推掌时直肘、直腕。注意沉肩坠肘、坐腕翘指。

（3）马步跪膝，重心偏移。注意膝盖不超过脚尖，垂直下坐，重心落于两腿中间。

4.呼吸方法

动作一、二、四吸气，动作三、五呼气，在动作三即将形成定势前开始停闭呼吸至定势结束。

5.意念活动

动作三拉弓时意念在夹脊，定势时意在食指指尖。

6.功理与作用

（1）左右开弓时，利于扩大胸腔，增大肺通气量、回心血量和打开上焦；通过八字掌坐腕翘指、龙爪置于肩前云门处，可有效刺激手太阴肺经、手阳明大肠经，对于改善微循环、增大肺活量、提高心肺功能及指关节灵活性具有促进作用。

（2）下蹲成马步时，可加强股四头肌、小腿后侧肌群等肌肉收缩，能有效发展下肢力量，促进血液回流。

（3）扩胸展肩、转头，可加强颈椎、胸椎的运动，纠正局部小关节的异常位置，调节颈、肩、胸、背部肌肉平衡，有利于矫正驼背等不良体态，防治颈椎病、肩周炎等疾患。

（四）第三式 调理脾胃须单举

1.动作说明

动作一：接上式。身体重心稍升起；同时，左臂内旋上抬，左掌与胸同高，掌心朝内，指尖斜朝上；右臂内旋，右掌心对腹部，指尖斜朝下；目视前方（图4-33）。

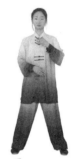

图 4-33

动作二：上动不停，左臂继续内旋上举，左掌翻转上托至头左上方，肘关节微屈，力达掌根，掌心斜朝上，指尖朝右，中指尖与肩井穴在同一垂直线上；同时，右臂继续内旋，右掌下按至右胯旁约10厘米处，肘关节微屈，力达掌根，掌心朝下，掌指朝前；动作略停，保持抻拉；目视前方（图4-34）。

动作三：松腰沉胯，身体重心缓缓下降；两腿膝关节稍屈；同时，左肩下沉，左臂屈肘外旋下落，左掌与胸同高，掌心朝内，掌指斜朝上；右臂外旋，右掌收至腹前，掌心朝内，指尖斜朝下；目视前方（图4-35）。

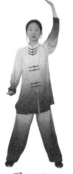

图 4-34

动作四：上动不停，身体重心继续下降，两腿膝关节弯曲；同时，两臂外旋下落，两掌捧于小腹前，掌心朝上，掌指尖相对，间距约 10 厘米；目视前方（图 4-36）。

右式动作同左式，唯左右相反（图 4-37—图 4-40）。

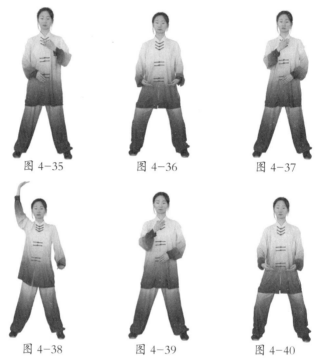

图 4-35　　　　　　　图 4-36　　　　　　　图 4-37

图 4-38　　　　　　　图 4-39　　　　　　　图 4-40

本式一左一右为 1 遍，共做 3 遍。

第 3 遍最后一动作时，右臂外旋，右掌指尖转向后；身体重心下降，两腿膝关节弯曲；同时，右掌向前下落，按于胯旁约 10 厘米处，掌心朝下，掌指朝前，左掌微前移，两肘微屈；目视前方（图 4-41、图 4-42）。

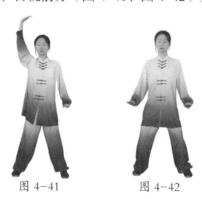

图 4-41　　　　　　　图 4-42

2. 技术要点

（1）动作一，左掌斜向上约 45°，右掌斜向下约 45°。

（2）两掌上撑下按时，力在掌根，肘关节微屈，抻拉胁肋部、大脚趾有意下压、舒胸展体、拔长腰脊，有上擎天、下拄地、顶天立地之感。

（3）上举掌下落时，要经上举路线原路返回。

3.易犯错误与纠正方法

（1）动作一，两臂抬肘，掌指横置于胸腹前。注意沉肘，使前臂和掌约呈45°，如怀抱婴儿状。

（2）两掌上举下按时，配合不协调。上举手路线较长，注意下按手动作需稍缓慢，使两掌同时到位。

（3）上臂下落时路线错误。注意下落时要沉肩、坠肘、旋臂，带动右掌按上举路线返回。

4.呼吸方法

动作一、二吸气，动作三、四呼气，在动作二即将形成定势前开始停闭呼吸至定势结束。

5.意念活动

（1）两掌捧于小腹前时意念丹田。

（2）动作二成定势时意念上手擎天、下手拄地，升清降浊，调理脾胃。

6.功理与作用

（1）上举下按成定势时，脚大拇趾有意下压，可刺激足太阴脾经的隐白等穴位；抻拉、挤压两胁与中脘，可刺激足太阴脾经的大包穴和章门穴以及背部的脾俞、胃俞等，促进胃、肠蠕动，还可以调节脊柱两侧肌肉、韧带的张力和刺激内脏神经，对提升五脏六腑尤其是脾胃的功能有促进作用。

（2）两手上托下按的过程中，利于脾的升清功能和胃的降浊功能，改善人体消化、吸收能力。

（3）两掌上下对拉，使脊柱两侧肌肉相反方向用力，椎体两侧形成上下相对运动，增强了脊柱的灵活性与稳定性，利于防治颈、肩疾病等。

（五）第四式 五劳七伤往后瞧

1.动作说明

动作一：接上式。两腿徐缓挺膝伸直；两肩下沉，两臂伸直，掌心朝后，指尖朝斜下伸出；目视前方（图4-43）。

动作二：上动不停，两臂外旋，上摆至体侧约45°，掌心朝斜后上方；同时，头向左后方转动，展肩扩胸；动作略停，保持抻拉；目视左斜后方（图4-44）。

动作三：松腰沉髋，身体重心缓缓下降，两腿膝关节弯曲；同时，头转正，两臂内旋，屈肘，两掌按于胯旁，掌心朝下，指尖朝前；目视前方（图4-45）。

右式动作同左式，唯左右相反（图4-46—图4-48）。

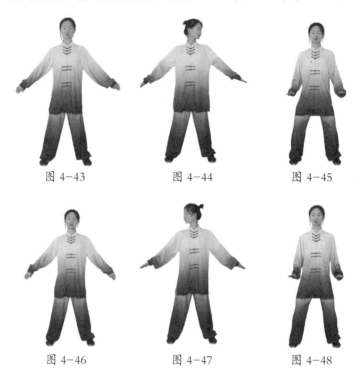

图4-43　　　　　　图4-44　　　　　　图4-45

图4-46　　　　　　图4-47　　　　　　图4-48

本式一左一右为1遍，共做3遍。

第3遍最后一动作时，两腿膝关节弯曲；同时，头向前转正，两臂内旋，屈肘，两掌捧于小腹前，掌心朝上，指尖相对，间距约10厘米；目视前方（图4-49）。

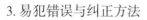

图4-49

2.技术要点

（1）转头不转体，旋臂充分，转头用力适度，两臂于体侧抻拉拔长。

（2）动作二，成定势时，劲在夹脊，意气贯于指尖。

（3）动作三，两掌收回按于胯旁时，两肩胛骨微外开，命门穴微后凸，脊柱竖直。

3.易犯错误与纠正方法

（1）转头时上体后仰，旋臂不充分或转头速度过快。注意后顶虚领，下颌内收，尽量旋臂，缓慢转头，做到旋臂与转头协调一致。

（2）转头时上体转动，两臂旋至体后。注意要立身中正、胸部保持正对前方，两臂外旋侧伸不超过体侧。

4. 呼吸方法

动作一、二吸气，动作三呼气，在动作二即将形成定势前开始停闭呼吸至定势结束。

5. 意念活动

（1）动作一意在肩井穴。

（2）动作二意在大椎穴。

（3）动作三意在丹田。

6. 功理与作用

（1）两臂外旋、展肩扩胸动作，有利于打开手三阴经和任脉，挤压手三阳经和督脉；两臂内旋时，肩胛微开、命门后凸动作，则有利于打开手三阳经和督脉，挤压手三阴经和任脉，并刺激背部腧穴、夹脊等穴位。这种阴阳经交替开合，能发动全身经络气机、协调一身阴阳、调节五脏六腑功能。

（2）转头后瞧时，可刺激颈部大椎穴，牵拉两侧颈动脉，改善脑部供血，增强颈、项、背部肌肉力量，缓解视觉疲劳和防治老年痴呆、颈椎疾病等。

（六）第五式 摇头摆尾去心火

1. 动作说明

动作一：接上式。身体重心左移；右脚向右开步站立，两脚间距约三脚宽，两腿膝关节自然伸直；同时，两掌上托至胸高时，两臂内旋，两掌翻转向上分托至头斜上方，肘关节微屈，掌心斜朝上，指尖相对；目视前方（图4–50）。

动作二：上动不停，身体重心下降，两腿徐缓屈膝下蹲成马步；同时，两臂从两侧下落，肘关节弯曲，两掌指扶于膝关节上方，手腕松沉，掌指斜朝前；目视前方（图4–51）。

动作三：上动不停，身体重心稍起；目视前方（图4–52）。

动作四：上动不停，身体重心右移，右腿膝关节弯曲，左腿膝关节稍屈；同时，上体右倾约45°；目视前方（图4–53）。

动作五：上动不停，身体重心稍下降成右偏马步状；同时，上体右转俯身；目视右脚尖（图4–54）。

动作六：上动不停，身体重心左移成左偏马步状；同时，上体保持俯身左旋至左斜前方；目视右脚跟（图4-55）。

动作七：上动不停，身体重心稍右移，右髋向右侧送出，尾闾随之向右、向前、向左、向后旋转至正后方；同时，身体重心随尾闾转动移至两腿间，膝关节弯曲；胸微含，头向左、向后转至正后方；目视上方（图4-56）。

动作八：上动不停，下颌与尾闾同时内收；身体重心下降成马步；目视前方（图4-57）。

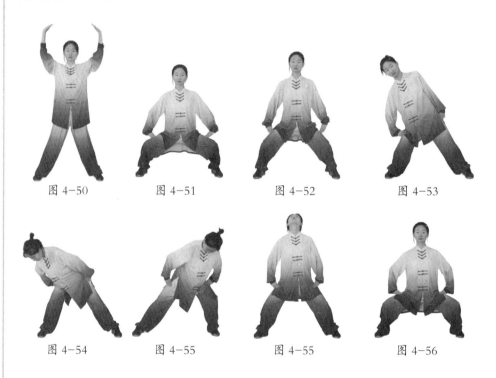

图4-50　　　　　图4-51　　　　　图4-52　　　　　图4-53

图4-54　　　　　图4-55　　　　　图4-55　　　　　图4-56

右式动作同左式，唯左右相反（图4-58—图4-63）。

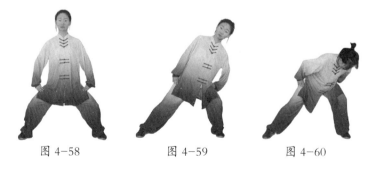

图4-58　　　　图4-59　　　　图4-60

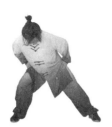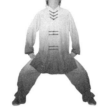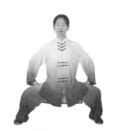

图 4-61　　　　　　图 4-62　　　　　　图 4-63

本式一左一右为 1 遍，共做 3 遍。

做完 3 遍后，身体重心左移，右脚收回成开步站立，与肩同宽；同时，两掌从两侧向上至肩高时外旋翻转，掌心朝上，随之两臂上举，掌心相对；目视前方（图 4-64）。身体重心缓慢下降，两腿膝关节弯曲；同时，两臂屈肘，两掌经面前下按至小腹前，掌心朝下，指尖相对，相距约 10 厘米，拇指侧距腹部约 10 厘米；目视前方（图 4-65）。

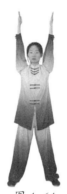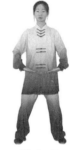

图 4-64　　　　图 4-65

2. 技术要点

（1）按动作说明首先要分清每一动的节分点，再求连接。

（2）摇头摆尾时以尾闾旋转为主，头部跟随，意、气、劲由尾闾上传至大椎。

（3）摇头时胸部微合，柔和缓慢；摆尾时要收腹，动作圆活连贯。

3. 易犯错误与纠正方法

（1）摇头与摆尾配合不协调。注意向侧送胯时，头要同时侧摆，颈部放松，转脸目视上方，并随尾闾转动将头与尾闾同时旋转至正后方。

（2）做动作七、八摇头摆尾时挺胸展腹。注意沉胯、收腹、胸部微含。

（3）动作二下蹲成马步时，两掌撑按大腿或虎口掐按大腿。注意沉肩坐腕、掌根悬空、五指轻抚膝关节上方。

4. 呼吸方法

动作一、三、四、七吸气，动作二、五、六、八呼气。

5. 意念活动

（1）动作一至六意念动作规格。

（2）动作七，尾闾转动和摇头时，意在大椎和尾闾。

（3）动作八，身体重心下降时，意在丹田。

6. 功理与作用

（1）摇头摆尾可提升阳气、通经泄热、平衡阴阳、畅通任督二脉、调理脏腑、滋阴补肾，使肾水上济，促进心肾相交。同时，牵动脊髓和马尾神经，改善内脏神经功能，有助于提升卵巢、子宫、前列腺、膀胱等脏器的功能。

（2）脊柱的回环旋转，加之头、尾的牵拉转动和提肛收腹与膈肌的下降，对脊柱有很好的保健作用。同时，腹腔脏器得到挤压、按摩，促进了中焦、下焦的消化、排泄及运化功能。

（3）下蹲马步、左右移动重心，能活动髋关节，改善局部血液循环，可防治股骨头坏死等疾病，并能发展下肢力量，提高身体的稳定性。

（七）第六式 两手攀足固肾腰

1. 动作说明

动作一：接上式。两腿挺膝伸直站立；同时，两掌指尖转向前，两臂向前、向上举起，肘关节伸直，掌心朝前；目视前方（图4-66）。

动作二：上动不停，两臂外旋，掌心相对，两掌随屈肘经脸前下按于胸前，掌心朝下，指尖相对；目视前方（图4-67）。

动作三：上动不停，两臂外旋，两掌心朝上，掌指内旋，经腋下向后反插；目视前方（图4-68）。

动作四：上动不停，两掌心贴背，沿脊柱两侧向下摩运至臀部；目视前方（图4-69）。

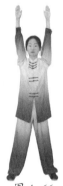

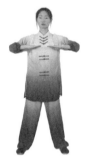
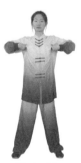
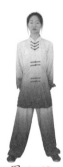

图4-66　　　　图4-67　　　　图4-68　　　　图4-69

动作五：上动不停，上体前俯，两掌继续沿腿后向下摩运至脚踝，再贴两脚外侧移至小脚趾处，随之旋腕扶于脚面，掌指朝前；目视下方（图4-70）。

动作六：上动不停，两掌不动，塌腰、翘臀、微抬头；两掌沿地面向前、向上远伸，以臂带动上体抬至水平；目视前下方（图4-71）。

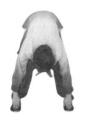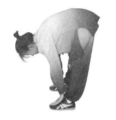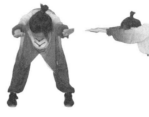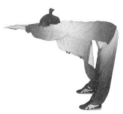

图 4-70　　　　　　　　　　　　　　图 4-71

动作七：上动不停，两臂继续向前、向上举至头上方，上体立起，两掌间距约与肩宽，掌心朝前，指尖朝上；目视前方（图4-72）。

本式一下一上为1遍，共做6遍。

做完6遍后，身体重心缓慢下降，两腿膝关节弯曲；同时，两臂向前下落，肘稍屈，两掌下按至小腹前，掌心朝下，掌指朝前；目视前方（图4-73）。

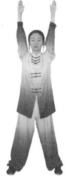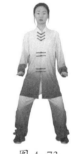

图 4-72　　　　图 4-73

2.技术要点

（1）向下俯身时，颈、肩、腰脊要节节放松，特别是命门穴要放松，呈弯弓状。

（2）向上起身时，以臂带身，尽量伸展肢体，其用力点在命门，成反弓状。

3.易犯错误与纠正方法

（1）两掌经腋下反插向下摩运时提前俯身。注意上体直立，两掌摩运至臀部后再向下俯身。

（2）两掌向下摩运过程中屈膝。注意整个动作过程中始终保持挺膝。

（3）动作六，形成背伸时，身体各部位用力顺序错误。注意先塌腰，后翘臀、引腰、微抬头。

（4）上体抬起时，以身带臂。注意要以臂带身，两臂向前、向上带动上体抬起。

4.呼吸方法

动作一、三、四、七吸气，动作二、五呼气，动作八停闭呼吸（有一定基础的练习者可根据自己的呼吸频率，将两吸两呼并为一吸一呼，即起吸落呼）。

5.意念活动

（1）俯身时意念脊柱节节放松。

（2）上体抬起时意在命门，拉长腰脊。

6.功理与作用

（1）脊柱的前屈与背伸运动，能增强脊柱相关肌肉力量，提升脊柱的稳定性、柔韧性和延展性，可有效防治颈椎、腰椎部疾病。

（2）两掌摩运与俯身攀足，可循经按摩、牵拉膀胱经，刺激督脉和命门、肾上腺、肾俞等穴，加之起身时能有效牵拉足少阴肾经，可取得充盈经气、固肾壮腰的效果。

（八）第七式 攒拳怒目增气力

1.动作说明

动作一：接上式。身体重心右移；左脚向左开步，两腿徐缓屈膝下蹲成马步；同时，两手握拳，收至腰间，拳眼朝上；目视前方（图4-74）。

动作二：上动不停。左拳缓慢向前冲出，与肩同高，肘关节微屈，拳眼朝上，当肘关节离开肋部时，拳越握越紧，眼睛注视左拳并逐渐睁大；同时，脚趾抓地；目视左拳（图4-75）。

动作三：上动不停。向右转腰顺肩；同时，左臂内旋，左拳变掌前伸，掌心朝外，掌指朝前；目视左掌（图4-76）。

动作四：上动不停。左掌指向下、向右、向上、向左再向下依次旋腕一周，随之握固，拳心朝上；同时，脚趾抓地；眼睛睁圆，目注掌动（图4-77）。

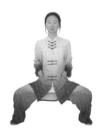
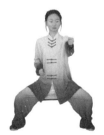
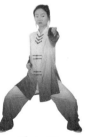
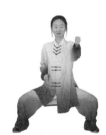

图4-74　　　　　图4-75　　　　　图4-76　　　　　图4-77

动作五：上动不停，左拳随屈肘收至腰间，拳眼朝上；同时，脚趾放松；眼睛放松，目视前方（图4-78）。

右式动作同左式，唯左右相反（图4-79—图4-82）。

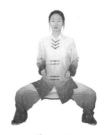

图 4-78

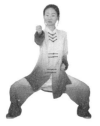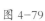 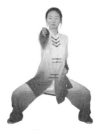 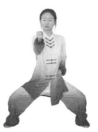 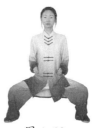

图 4-79　　　　　图 4-80　　　　　图 4-81　　　　　图 4-82

本式一左一右为1遍，共做3遍。

做完3遍后，身体重心右移，左脚收回成并步站立；同时，两拳变掌，自然垂于体侧；目视前方（图4-83）。

2. 技术要点

（1）攒拳时，前臂与肘要贴肋部前送和回收。

（2）攒拳、旋腕、握固，要注意眼随手动。

3. 易犯错误与纠正方法

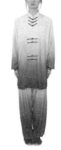

图 4-83

（1）冲拳时上体前俯、耸肩、掀肘。注意后顶虚领，沉肩坠肘，前臂擦肋，收髋敛臀，上体保持中正。

（2）旋腕动作掌指未绕立圆。注意旋腕时先屈腕使掌指朝下，再向里、向上、向下，以腕为轴立圆绕一周。

4. 呼吸方法

动作一、五吸气，动作二、三呼气，动作四停闭呼吸。

5. 意念活动

（1）冲拳时意在命门，两眼微带怒气。

（2）旋腕时意在刺激手三阴、三阳经原穴。

6.功理与作用

（1）通过怒目圆睁、摩运两胁、强力抓握、脚趾抓地、马步下蹲等动作，使全身肌肉、筋脉受到静力牵拉，刺激了手三阴、三阳经的原穴和足三阴、三阳经的井穴，加强了肝的藏血、疏泄功能，具有强筋壮骨、增强气力的作用。

（2）冲拳时，通过保持髋关节和头部不动，加强了脊柱的左右拧转，利于提升脊柱的旋转幅度和灵活性，对调节脊柱小关节位置、维护脊柱健康有促进作用。

（九）第八式 背后七颠百病消

1.动作说明

动作一：接上式。立项竖脊，后顶领起，沉肩垂肘，提肛收腹，掌指下伸；同时，脚跟提起，脚趾抓地；动作略停；目视前方（图4-84）。

动作二：脚跟徐缓下落，轻震地面；同时，咬牙，沉肩，舒臂，周身放松；目视前方（图4-85）。

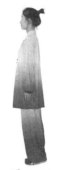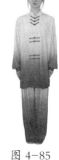

图4-84　　　　图4-85

本式一起一落为1遍，共做7遍。

2.技术要点

（1）提踵时，脚趾抓地、提肛收腹、后顶上领。

（2）脚跟下落时呼气，震脚咬牙，周身放松。

3.易犯错误与纠正方法

（1）平衡不稳。注意脚跟提起后脚趾用力抓地，后顶保持领劲，控制重心稳定。

（2）震脚用力过大。注意缓慢下落，脚跟轻震地面。

4.呼吸方法

动作一吸气，动作二呼气，在动作一形成定势前开始停闭呼吸。

5.意念活动

（1）脚跟提起时意在后顶。

（2）下落震地时意念周身放松，百病皆消。

6.功理与作用

（1）通过拉伸脊柱、回落震动，可挤压椎间盘、震动脊髓、调整脊柱小关节位置，加之收腹提肛和膈肌升降，强化了对内脏器官的挤压震动，具有促使内脏、关节复位以及解除全身关节和肌肉紧张的作用。

（2）脚趾抓地和提踵，能刺激足三阴三阳经脉，发展小腿后群肌肉力量，提升人体平衡能力。

（十）收势

1.动作说明

动作一：接上式。两臂内旋，两掌向两侧摆起约45°，掌心朝后，掌指斜朝下；目视前方（图4-86）。

动作二：上动不停，两臂外旋，两掌向前划弧至斜前方45°时，屈肘合抱至小腹，两掌相叠（男性左手在内，女性右手在内）；目视前下方，静养片刻（图4-87）。

动作三：两臂自然下落，两掌指轻贴于腿外侧；目视前方（图4-88）。

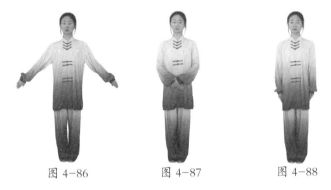

图 4-86　　　　图 4-87　　　　图 4-88

2.技术要点

体态安详，周身放松，气归丹田，静养片刻。

3.易犯错误与纠正方法

收功草率。要从思想上高度认识收功的重要性，按照收功程序和要求将气息归元。

4.呼吸方法

动作一吸气，动作二呼气，动作三自然呼吸。

5.意念活动

意在丹田。

6. 功理与作用

引气归元，进一步巩固练功效果，并逐步恢复到练功前的状态。

第二节　易筋经

易筋经是动功功法的一种。该功法重视姿势、呼吸与意念的锻炼，按人体十二经与任督二脉之运行进行练习，锻炼起来，气脉流注合度，无迟速痞滞的偏倚现象，是气功中的上乘功法。易筋经源于北魏太和十九年（495 年），相传为印度达摩和尚所创，宋元以前仅流传于少林寺僧众之中，自明清以来才日益流行，且演变为数个流派。但也有学者认为，此功法源于道家。"易"是改变的意思，"筋"指筋肉，"经"为方法。顾名思义，"易筋经"就是通过锻炼来改变人体筋肉的方法。

易筋经继承了传统易筋经十二势的精要，融科学性、普及性于一体，动作注重抻筋拔骨、旋转屈伸、刚柔相济、虚实相兼、舒展连绵；呼吸要求自然，动息相融；并以形导气，意随形走；易学易练，健身效果明显。

一、功法基础

功法基础主要从手型、步型、呼吸、意念、站桩等方面予以介绍，是学练健身气功·易筋经必须掌握的基本功、基本动作和基本技术，有利于帮助学练者尽快领悟技术要领和功法理论。

（一）手型

手型是指功法练习中特定的拳、掌、指的形态，具有引领动作、强化气血运行的作用。本功法主要包含以下五种手型。

（1）柳叶掌：五指伸直并拢，掌指间隙自然（图 4-89）。

（2）荷叶掌：五指伸直，张开（图 4-90）。

（3）握固：拇指抵掐无名指根节内侧，其余四指屈拢收握（图 4-91）。

（4）龙爪：五指伸直、分开，中指竖起，大拇指和小指相应水平内收，食指与无名指相应水平内收（图 4-92）。

（5）虎爪：五指分开，虎口撑圆，第一、二指关节弯曲内扣（图 4-93）。

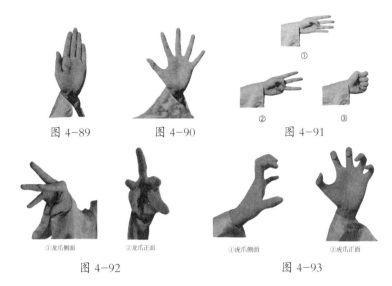

图 4-89　　　图 4-90　　　　　图 4-91

①龙爪侧面　　②龙爪正面　　　　①虎爪侧面　　　②虎爪正面

图 4-92　　　　　　　　　图 4-93

（二）步型

步型是指功法练习中两腿根据不同的要求，通过髋、膝、踝等关节的屈伸，使下肢呈现出一种静止的形态姿势，调节身体肌肉骨骼之间力的平衡，可稳固重心、增强力量、促使气血畅通顺达。

（1）并步：两脚并拢，身体直立；两臂垂于体侧，头正颈直；目视前方（图4-94）。

（2）开步：两脚横向开步站立，两脚内侧与肩同宽，两脚尖朝前；头正颈直；目视前方（图4-95）。

（3）马步：开步站立，两脚间距约为本人脚长的3~4倍，脚尖朝前，两腿屈膝半蹲，大腿略高于水平，膝部垂线不超过脚尖；上体保持中正；目视前方（图4-96）。

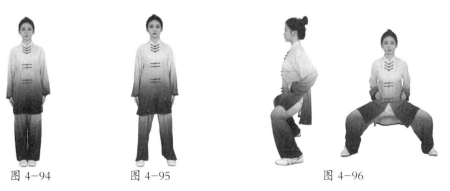

图 4-94　　　　　图 4-95　　　　　　图 4-96

（4）弓步：两腿前后分开一大步（约为本人脚长的3~4倍），横向之间保持一定宽度；前腿屈膝前弓，大腿斜向地面，膝与脚尖上下相对，脚尖微内扣；后腿自然伸直，脚跟蹬地，脚尖微内扣，全脚掌着地。左脚在前为左弓步，右脚在前为右弓步（图4-97）。

（5）丁步：两脚左右分开，间距约1/2肩宽；两腿屈膝下蹲，一腿脚跟提起，前脚掌着地，虚点地面置于另一腿脚弓处；另一腿全脚掌着地踏实。左脚掌点地为左丁步，右脚掌点地为右丁步（图4-98）。

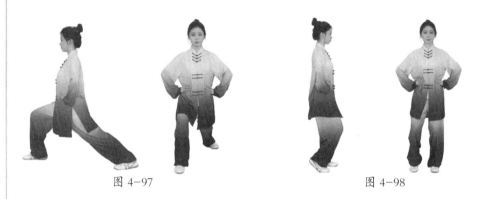

图 4-97   图 4-98

（三）呼吸

呼吸是指机体与外界环境之间气体交换的过程。本功法主要采用自然呼吸、腹式呼吸和发音呼吸等方法，可根据练功需要灵活选用。

（1）自然呼吸。初学易筋经，通常采用唇齿轻闭、鼻吸鼻呼的自然呼吸，呼吸的长短应根据自身的情况灵活把握。

（2）腹式呼吸。参见第三章第二节。

（3）发音呼吸。发音呼吸是指练功中把发音与呼吸配合起来的呼吸方式。如三盘落地势下蹲时发"嗨"音，即是在吐气同时配合发音进行练功。

（4）提肛呼吸。提肛呼吸是指在吸气时有意识地收提肛门及会阴部肌肉，呼气时放松肛门及会阴部肌肉。如出爪亮翅势可配合提肛呼吸。

对初学者而言，姿势正确、动作规范是练功入门的基础；待动作熟练后，再关注呼吸与动作的配合。正所谓"形不正则气不顺，气不顺则意不宁，意不宁则神散乱"。如果一开始就练呼吸，反而容易出现胸闷、心烦、气不顺等弊病。由于每个人的肺活量各有不同，且练功水平和程度也不同，要选择适宜的呼吸方法，切忌刻意追求、生搬硬套，顺其自然自可达到不调息而息自调的境界。功法技术章节中对各式动作与呼吸的配合只做一般提示，如呼吸不顺畅，应及时采用自然呼吸的方法。

（四）意念

意念，是人脑思维活动形成的一种精神状态。"达摩西来无一字，全凭心意用功夫"，这句话强调了练功要增强人用意念控制自身形体的能力。健身气功的意念运用多种多样，本功法常采用以下意念方法。

（1）意想动作过程。在练功过程中，有意识地感知形体的活动，随肢体动作的变化而变化，既可集中意念，也可达到正确掌握功法技术的目的，还可导引人体气机自然的升、降、出、入。如打躬势中脊柱屈伸时，应体会感知如"勾"一样的弯曲伸展运动。

（2）意守呼吸。练功中有意识地注意呼吸，既可意念功法中不同的呼吸方法，也可意念呼吸与动作的配合。

（3）意守身体部位。通过将意念集中在身体的某一部位或穴位，不仅有助于排除杂念，而且由于意守部位的不同，也有助于疏通人体气血和调节脏腑的功能。如摘星换斗势中要求目视上掌，但意存腰间命门处。

（4）存想法。存想法是指在身心放松入静的条件下，运用自我暗示，设想某种形象，使身心与景象合为一体。存想是以含蓄、间接的暗示方式对人的心理产生影响，再由心理影响生理，达到养生保健的目的。如出爪亮翅势两掌前推时先是想象轻如推窗、后重如排山；收掌时则想象如海水还潮一般。

（5）注意默念字句。默念的字句要简单，如心中默念"静""松""嗨"等类似简单的字句。默念要做到声发于口，闻之于耳，察之于心。默念字句除能集中精神外，还可通过声符振动和暗示作用，收到安定心神、调节气血等效果。如三盘落地势下蹲注意发"嗨"音，可促进体内真气在胸腹间相应地降、升，达到心肾相交、水火既济的作用。

意念运用的主要目的，是使习练者的思想进入一种安静的状态，即所谓调心"入静"。由于每个习练者的境况存在差异，每一次练功的身心环境也不同，入静的程度和境界也就有所差异。初学易筋经不可对调心入静要求过高。如果刻意追求高层次的入静，就会产生急躁情绪，反而难以入静。对初学者而言，可重点意想动作的过程和规格要领；随着练功的深入，逐渐进入似守非守、绵绵若存的身心境界。功法技术章节中介绍的各式意念活动，均是从总体上作一般提示，学练者应视自身情况灵活运用。

（五）站桩

站桩，是指人体保持一定的站立姿势，借助内向性的意念运用，促进人体形、神、意、气的高度和谐，利于疏通经络、活络气血、调和阴阳、挖掘人体内在潜能。站桩不仅是学练易筋经的基础，还是提高练功层次的重要途径和方法。易筋经由十二个主体动作构成，其中每式的定势均可作为站桩单独强化练习。在此基础上，为更好地体现易筋经的功法特点，特别是达到端正身形、强筋壮骨、易筋洗髓的锻炼目的，可重点学练以下三种站桩。

1. 无极桩

（1）动作说明。

两脚并步站立，两臂自然垂于体侧；虚灵顶劲，下颌微收，舌须平放，齿唇轻闭；沉肩坠肘，腋下虚掩，胸部安舒，腰腹放松；目视前方（图4-99）。

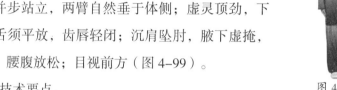

图4-99

（2）技术要点。

①百会虚领，尾闾中正，两脚踏平，身体重心落于两腿之间。

②保持周身中正，呼吸自然，精神集中，宁神安详。

③站桩的时间、强度应量力而行，不可勉强坚持，要循序渐进，持之以恒。

（3）易犯错误与纠正方法。

①姿势松懈，精神涣散。注意保持百会虚领，尾闾下垂，鼻尖对肚脐，目视前方，注意力集中。

②表情紧张，姿势僵硬。注意眉宇舒展，肩部放松下沉，含胸拔背，两臂自然下垂，两腿自然站立，要似曲非曲。

③追求气感，用意过紧。如练功中出现热、胀、冷、麻、肌肉跳动等现象时，需顺其自然不予关注。当出现身体晃动或头晕恶心、心慌气短等不良反应时，应及时停止练功，查找原因修正后，再继续练功。

（4）呼吸方法。

①初学站桩时宜采用自然呼吸。

②随着练功水平的提高，自然过渡到腹式呼吸。

（5）意念活动。

①意念身体各部位的动作规格和要求。

②意念周身放松，逐步过渡到意守下丹田。

2. 推山桩

（1）动作说明。

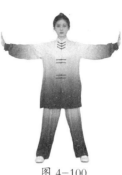

两脚开步站立，脚内侧与肩同宽，脚尖朝前；两臂侧摆至侧平举，两掌掌心向下，指尖向外，继而坐腕立掌，指尖上翘，掌心向外，呈自然掌，同时两掌用内劲分别向外推，并保持不松懈；目视前方（图4-100）。

图 4-100

（2）技术要点。

①推掌时，力注掌根，指尖后翘，两臂与肩同高、水平，左右对称用力。

②保持身体重心稳定，避免左右倾斜；注意脊柱要保持中正竖直，切不可强硬用力。

③站桩的时间、强度应量力而行，不可勉强坚持，要循序渐进，持之以恒。根据练功需要和个人健康体质，可选择高、中、低三个马步高度强化本桩锻炼。

（3）易犯错误与纠正方法。

①两掌向外推掌时，躯干随着持续用力而左右侧倾。应始终保持头正颈直，身体中正。

②推掌时双臂不呈水平状。可在两臂侧平举时，自我体察或对着镜子反复练习，及时调节两臂位置。

③推掌时用僵劲，导致身体僵硬。应注意刚中带柔地向外推掌，特别是让身体不该用力的肌肉要逐渐放松。

④低架马步推掌时，易跪膝挺髋。要注意保持膝盖不超过脚尖，并始终做到竖腰立脊、头正颈直。

（4）呼吸方法。

①初学站桩时宜采用鼻吸鼻呼的自然呼吸。

②随着练功水平的提高，自然过渡到腹式呼吸。

（5）意念活动。

①初学站桩，将意念放在动作规格和要领上。

②动作熟练后，注意力集中在协调呼吸、意注两掌。

③在动作与呼吸协调后，可意守下丹田。

（6）功理与作用。

①通过上肢的立掌、外撑动作导引，可疏理阴脉经络，进而调理五脏之气。

②展臂舒体，可矫正体态，提高肩、臂的肌肉力量，改善腕、肩关节的活动功能。

③可打开肩胛、开阔胸部，畅通肩、肘、腕、掌、指的气机，改善心肺功能。

3.降龙桩

（1）动作说明。

两脚开步站立，与肩同宽。左脚向前迈出一大步，步距约为自身两个肩的宽度，脚尖外展，脚掌踏实，屈膝前弓，大腿斜向地面，膝与脚尖上下相对；右腿自然伸直，脚跟蹬地，脚尖稍内扣，全脚掌着地；身体前俯向左拧转，头部随身体拧转方向转动，目视右脚脚跟；右手内旋至掌心向斜前上方，略高于头，左手内旋下按至与环跳穴同高，约距身体10厘米（图4-101）。

此桩分左右两式，须换向操作；右式同左式，唯左右方向相反（图4-102）。

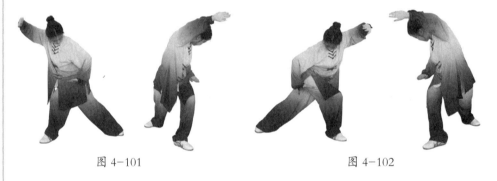

图 4-101　　　　　　　　　　　　　　图 4-102

（2）技术要点。

①躯干拧转时，上体应微前俯，同时后腿沉髋，以增加腰部拧转幅度，提高整条脊柱旋转伸展的效果。

②撑掌时应力注掌根，沉肩坠肘，两手对称牵拉不松懈。

③头部随躯干拧转方向转动，目视后脚跟方向。

（3）易犯错误与纠正方法。

①动作僵硬，呼吸不匀。应注意动作自然放松。

②躯干拧转时，上体直立，拧转角度不够。应注意上体要有前俯动作，同时做到转头和后腿沉髋，进而通过头部转动带动躯干加大拧转幅度。

（4）呼吸方法。

①初学站桩时宜采用鼻吸鼻呼的自然呼吸。

②随着练功水平的提高，自然过渡到腹式呼吸。

（5）意念活动。

①初学站桩，意念放在动作规格和要领上。

②随着练功的深入，可意注指尖，气沉丹田。

（6）功理与作用。

①中医认为"两胁属肝""其华在爪""肝藏血，肾藏精"。通过身体拧转及前后撑掌牵拉，能使两胁交替松紧开合、运转带脉，起到疏肝理气、强腰壮肾、调畅情志的功效。

②通过转腰侧屈和牵拉，可增强四肢肌力，改善颈、肩、腰部及下肢诸关节的活动功能，提高人体的稳定性和平衡能力。

二、动作操作

健身气功·易筋经注重调身、调息和调心的和谐统一，体系完整，法简效宏，行功之关键处更是细腻微妙。故本节从动作说明、呼吸方法、技术要点、易犯错误与纠正方法、意念活动、功理与作用六个方面，依次进行详细的阐述和说明。

（一）预备势

1. 动作说明

两脚并步站立，两臂自然垂于体侧，下颌微收，头正颈直，齿唇轻闭，松肩空腋，松腕舒指，两手中指腹轻贴腿外侧中线；舌自然平贴上腭；胸部自然舒展，腹部放松；目视前方（图4-103）。

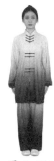

图 4-103

2. 技术要点

（1）百会虚领，松腰竖脊，虚胸实腹，立身中正。

（2）呼吸自然，周身放松，心平气和。

（3）目视前方时目光内含，神不外驰。

3. 易犯错误与纠正方法

（1）闭眼，站立不稳，身体摇晃。原因在于身体重心不平稳，或心生杂念，或气上浮。应注意重心平稳，不要偏向脚前掌或脚跟，保持立身中正，同时肩、肘、腕、髋、膝、踝等诸关节和肌肉松而不懈，气沉丹田。

（2）杂念较多。要认识到杂念也是意念，是练功不需要的意念。要有意识地将注意力转移到练功中来，可通过关注呼吸的出入或意守丹田等措施，消减练功杂念。

4.呼吸方法

（1）练习初期采用自然呼吸。

（2）随着练功水平的提高，自然过渡到腹式呼吸。

5.意念活动

（1）初学时，意念端正身形、体会心静体松。

（2）练功达一定水平后，意守丹田。

6.功理与作用

端正身形，调匀呼吸，排除杂念，宁静心神，调和气血，培育元气，启动气机，使习练者逐渐进入练功状态。

（二）第一式 韦驮献杵第一式

1.动作说明

动作一：接上式。身体重心移至右腿，左脚向左侧开步，约与肩同宽，脚尖朝前，继而身体重心平移至两腿中间；两手自然垂于体侧；目视前方（图4-104）。

动作二：两肩微上提、后转、下沉，随后两臂顺势自体侧向前抬至与肩同高，掌心相对，指尖向前；目视前方（图4-105—图4-107）。

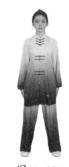

图 4-104

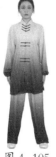 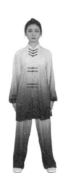 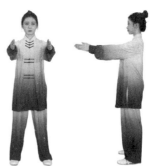

图 4-105　　　　　图 4-106　　　　　　　图 4-107

动作三：松肩屈肘，两臂自然回收，两掌在胸前逐渐合掌，掌根与膻中穴同高，掌心中空，掌指向前上方约30°，掌根与胸相距约一拳距离，松肩虚腋；目视前下方。动作稍停（图4-108）。

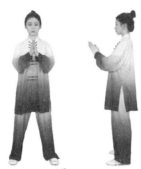

图 4-108

2. 技术要点

（1）松肩虚腋，宽胸实腹，气沉丹田，脊背舒展，沉肩垂肘，上虚下实。

（2）两掌中空合于胸前，心静体松，呼吸自然，消除心中一切杂念。

（3）目视前下方，目光内含，气定神敛，心平气和，成谦恭状。

3. 易犯错误与纠正方法

（1）两脚开步站立时身体僵硬，挺胸昂头，腰背僵直，膝部挺直，呼吸不畅。应有意识地放松身心，百会虚领，下颌微收，头正颈直，宽胸实腹，膝关节似曲非曲，采用自然呼吸，保持周身中正、心平气和的身心状态。

（2）两臂自体侧向前抬至前平举和两掌内收于胸前合掌时，耸肩抬肘。应注意肩始终是松而不耸，沉肩与坠肘、虚腋相配合，以促进气血运行顺畅。

（3）胸前合掌时，两掌掌根离胸前太近。双手合掌于胸前时，掌根与胸的间距大约为一立拳的距离。

4. 呼吸方法

（1）动作一开步时自然呼吸。

（2）动作二两臂向前抬起时吸气，动作三两臂屈肘回收、胸前合掌时呼气。

（3）两掌合掌动作稍停时自然呼吸。

5. 意念活动

（1）两臂向前抬起时，意在由两手拇指领起两臂上抬。

（2）意随两掌胸前合掌而心澄貌恭、返观内视。

6. 功理与作用

（1）心神内敛，气机能定，则心境澄澈。合十当胸与两乳之间的膻中穴相对，能使肺气上下左右位置适中，强化肺主气、司呼吸的功能。肺气安，则升降开合，呼吸有度，从而达到气定神敛的目的。

（2）古人云："神住气自回。"通过神意内敛和两掌相合的动作，既可起到平心静气、均衡身体阴阳气血的作用，也可排除杂念，消除内心焦虑，稳定情绪，使心气平和、外静而内有无限生机。

（三）第二式 韦驮献杵第二式

1.动作说明

动作一：接上式。两肘缓慢抬起，成胸前平屈，两掌伸平，掌心向下，指尖相对；目视前方（图4-109）。

动作二：两掌向前伸展至前平举，掌心向下，指尖向前；目视前方（图4-110）。

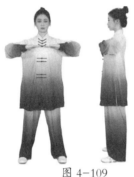 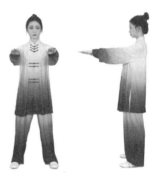

图 4-109　　　　　　　　　　图 4-110

动作三：两臂向左右分开至侧平举，掌心向下，指尖向外；目视前方（图4-111）。

动作四：五指自然并拢，坐腕立掌，以中指引领其余四指立掌，掌心向外，指尖向上；两脚前掌内侧支撑，脚掌微外翻；目视前下方。静立片刻（图4-112）。

图 4-111　　　　　　图 4-112

2.技术要点

（1）两掌外撑时，力在掌根。

（2）动作四时两脚前掌脚内侧支撑，脚掌微向外蹬。

（3）动作四坐腕立掌后静立片刻的时间因人而定，且应循序渐进地增加时间。

3.易犯错误与纠正方法

（1）两臂侧平举时不呈水平状。可对镜练习并反复自我体悟，调节两臂保持水平状态。

（2）动作四坐腕立掌、以中指引领其余四指时，中指明显上翘。注意是在意不在形，应保持所有手指协调一致运动。

（3）两掌外撑时用僵劲，身体僵硬。应注意刚柔相济的推掌，让不该用力的肌肉放松。

4.呼吸方法

（1）动作一两肘缓慢抬起时吸气，动作二两掌前伸时呼气。

（2）动作四坐腕立掌时吸气，外撑时呼气。

5.意念活动

（1）意注四肢，周身放松。

（2）心平气静，封阴开阳。

6.功理与作用

（1）《黄帝内经》有"五脏六腑之气，皆贯注于肺"和"肺朝百脉"的记述。本式通过伸展上肢、立掌外撑等技术操作，能起到梳理上肢经络气血、调练心肺之气、改善呼吸功能和促进气血畅通等功效。

（2）两掌外撑时，脚掌内侧着力，具有封阴开阳、开闭行气的作用，利于畅通三阳经的气脉。

（3）立掌外撑停留片刻，能提高肩、臂的肌肉力量，改善肩关节的活动功能，矫正腰背畸形等功效。

（四）第三式 韦驮献杵第三式

1.动作说明

动作一：接上式。身体放松，同时，两肩胛骨内收，双肘微上挑，松腕，然后两臂自然伸展至侧平举，掌心向下，指尖向外（图4-113）。

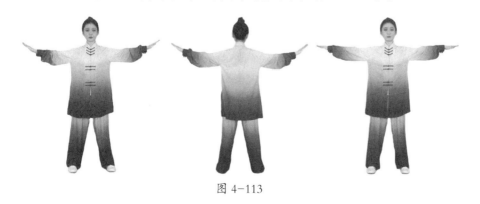

图 4-113

动作二：两臂向前水平收至前平举，掌心向下，指尖朝前，随后，两臂屈肘内收于胸前平屈，掌心向下，指尖相对，大拇指与胸相距约一拳；目视前方（图4-114、图4-115）。

动作三：两前臂内旋，翻掌至耳垂下，虎口相对，掌心向上，两肘外展，约与肩平；目视前方（图4-116、图4-117）。

动作四：身体重心前移至两脚前掌外侧，又双脚缓慢提踵；同时，两掌缓缓上托至头顶上方，掌心向上，指尖相对；松肩伸肘，微收下颔，舌抵上腭，轻咬牙关；目视前下方。静立片刻（图4-118）。

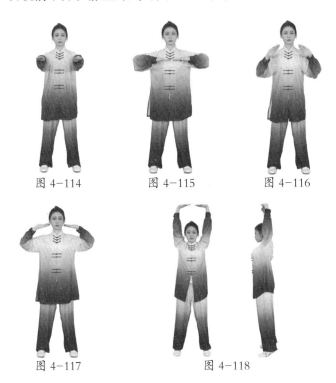

图4-114　　　　　图4-115　　　　　图4-116

图4-117　　　　　图4-118

2. 技术要点

（1）两肩胛骨内收时，要注意同时松肩挑肘，松腕舒指。

（2）两掌上托时，两脚掌外侧支撑，力达四肢，下沉上托，竖直脊柱，同时身体重心稍前移。

（3）两掌上托轻咬牙关，听宫穴可察觉出细微颤动，以控制气息不上行于头。

（4）两掌上托至最高点时，两上臂向两耳处贴靠，同时松肩伸肘、掌根上撑。

（5）年老体弱者可根据自身实际调节两脚提踵的高度。

3. 易犯错误与纠正方法

（1）动作一松腕挑肘时，两肩胛骨未内收。应注意两肩胛和手臂的放松与协调运动。

（2）上托时阳刚有余或松懈而动作不能到位。应注意力点在"两头"，上在两掌，下在脚趾，两头用力，身体"中间"放松；然后，体会上托抻拉时运用的内劲，在松缓状态中渐渐增加，但要掌握好松、紧的适宜度。

（3）抬头、目视前方或上方，身体失去平衡。应注意是百会虚领、下颌微收、目视前下方，并调节身体重心至平稳状态。

4. 呼吸方法

（1）动作四两掌上托时吸气，上托至最高点时可停闭呼吸片刻。

（2）其他动作自然呼吸。

5. 意念活动

（1）动作四双手上托时，意念通过天门穴观注两掌。

（2）其他动作意想动作规格和要领。

6. 功理与作用

（1）通过上肢撑托和下肢提踵的技术操作，纵向拉长肢体并牵拉脊柱，可调理上、中、下"三焦"之气畅通，且能将"三焦"及手足三阴经和五脏之气发动。《难经》说"三焦者，原气之别使也"，通过调理"三焦"，可激发五脏六腑之气，对心肺疾病、脾胃虚弱等具有积极干预作用。

（2）提踵时，着力点在脚掌的外侧，能封阳开阴、促进开闭行气，使三阴经的气脉畅达。

（3）此式能使肩、颈部肌肉的锻炼从浅肌层深入到深肌层，进而提高肩、颈关节的活动功能及相应的肌肉力量，促进全身气血循环，对腰、肩等疾患具有良好的康复保健作用。

（五）第四式 摘星换斗势

1. 动作说明

左摘星换斗势：

动作一：接上式。两脚跟缓缓落地；同时，两手握拳，拳心向外，两臂下落至侧上举约45°，随后，两拳缓缓伸开变掌，掌心斜向下；目视前下方（图

4-119、图 4-120）。

动作二：身体左转，同时坐胯敛臀，膝微屈，两脚保持平行，重心位于两腿之间；同时，右掌经体前下摆至左髋关节外侧"摘星"；左掌经体侧下摆至体后腰部，使左掌背外劳宫穴轻贴命门；目视右掌（图 4-121、图 4-122）。

动作三：两膝自然伸直，身体转正；同时，以腰带臂，右掌经体前上摆至头顶右上方"换斗"，松腕，肘微屈，掌心斜向下，掌指朝左，中指尖垂直于肩髃穴；左手背外劳宫穴轻贴腰间命门；右掌上摆时眼随手走，定势后目视掌心（图 4-123）；静立片刻。

动作四：两臂向体侧自然伸展成侧平举，掌心向下，指尖朝外；目视前方（图 4-124）。

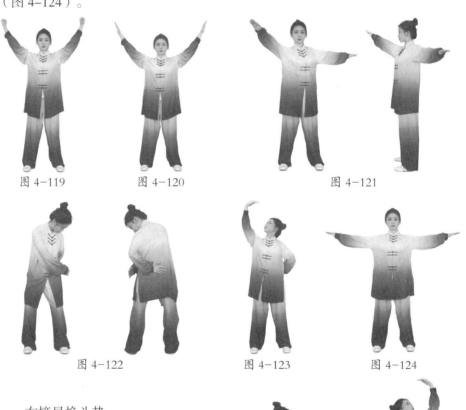

图 4-119　　　　　　图 4-120　　　　　　　　图 4-121

图 4-122　　　　　　图 4-123　　　　　　图 4-124

右摘星换斗势：

右摘星换斗势与左摘星换斗势动作相同，唯方向相反（图 4-125、图 4-126）。

2. 技术要点

（1）动作三静立片刻时目视掌心，意注命门。

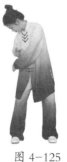
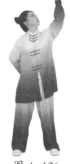

图 4-125　　　　图 4-126

（2）两踝、膝关节支撑稳定，不松散扭曲，身体重心不左右偏移。

（3）动作以腰为枢纽，带动诸关节协调运动。特别是转身动作要以腰带肩，以肩带臂，手掌成弧线运动。

（4）颈、肩病患者应根据自身实际灵活掌握动作幅度大小。

3. 易犯错误与纠正方法

（1）"摘星"时折髋，并改变步型。应保持微坐胯、敛臀和屈膝，且身体重心始终不左右偏移。

（2）"换斗"时，腰、臂动作脱节。注意要以腰为枢纽进行肢体运动，通过以腰带肩、以肩带臂，做好"换斗"动作。

（3）中指尖未垂直同侧肩髃穴上方。可对镜练习自我观察，调节手臂位置。

（4）贴命门手掌的指尖上翘或下垂。注意手掌应横贴在腰间命门处。

4. 呼吸方法

（1）动作二屈膝落臂"摘星"时呼气。

（2）动作三起身摆臂"换斗"时吸气。

（3）动作三静立片刻时自然呼吸。

5. 意念活动

（1）动作三手臂上摆"换斗"时，意存腰间。

（2）动作三静立片刻时意在命门。

6. 功理与作用

（1）通过阳掌转阴掌（掌心向下）的动作导引，以及目视掌心的同时意注腰间命门穴，火下降，使肾水上济，将发动的人体真气收敛下沉于腰间两肾及命门，起到壮腰健肾、延缓衰老的健身功效。

（2）左右"摘星""换斗"时，腰部转动和头部俯仰的规律性运动对人体颈、胸、腰椎等有积极的调节作用。

（六）第五式 倒拽九牛尾势

1. 动作说明

右倒拽九牛尾势：

动作一：接上式。身体重心左移，以右脚掌为轴，右脚跟内转约45°；同时，身体右转约45°（图4-127）。随即重心移至右脚，右腿屈膝，左脚向左侧后方约45°撤步，成右弓步；同时，左手由上向前、向下、向后摆至身后，约与命门同高，掌心斜向上，右手向下、向前、向上摆至前上方，稍高于肩，掌心斜向上（图4-128—图4-130）。随后，两手从小指到大拇指依次屈拢握拳，双拳拳心向上；目视右拳（图4-131）。

动作二：身体重心后移，右腿后蹬、左腿屈膝成四六步（重心四分在前、六分在后），躯干右转，以腰带肩，以肩带臂，两臂屈肘前拽后拉；右拳拽至右肩前，同时外旋，右拳与肩同高，拳心朝向体内，上臂与前臂之间约成60°角；左拳后拉至腰间与命门同高，与命门相距约10厘米，拳心朝向体外；目视右拳（图4-132）。

动作三：身体重心前移，成右弓步；同时，以腰带肩，以肩带臂，两臂放松回旋，前后自然伸直，右拳稍高于肩，拳眼向上，左拳与命门同高，拳眼向下；目视右拳（图4-133）。

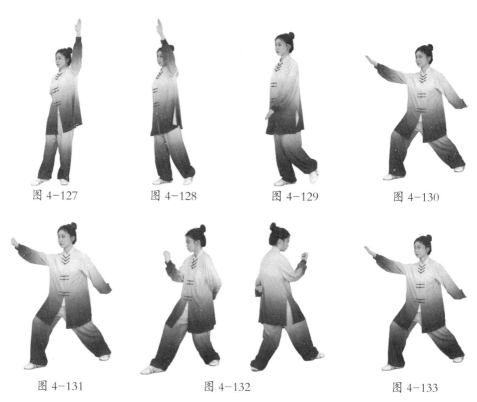

图 4-127　　　　　图 4-128　　　　　图 4-129　　　　　图 4-130

图 4-131　　　　　　　图 4-132　　　　　　　图 4-133

重复动作二至动作三两遍，共做3遍。

动作四：身体重心微后移，右脚尖内扣至正前方，随后身体重心移至右脚，左脚收回至右脚内侧，脚尖向左约45°；同时，双手由拳变掌，两臂自然垂于体侧；目视前下方（图4-134、图4-135）。

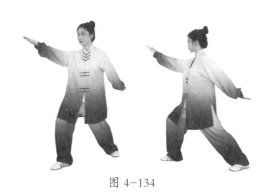
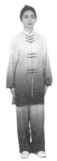

图 4-134　　　　　　　　　　　图 4-135

左倒拽九牛尾势：

动作五：身体重心移至左脚，右脚向右后方约 45° 撤步成左弓步；同时，右臂后摆至身后，右掌与命门同高，掌心斜向上；左臂由体侧向前、向上摆至前上方，左掌稍高于肩，掌心斜向上；目视左手方向（图 4-136）。两掌从小指到大拇指依次屈拢握拳，双拳拳心向上；目视左拳（图 4-137）。

动作六：身体重心后移，左腿后蹬、右腿屈膝成四六步（重心四分在前、六分在后），躯干左转，以腰带肩，以肩带臂；两臂屈肘前拽后拉；左拳拽至左肩前，同时外旋，左拳与肩同高，拳心朝向体内，上臂与前臂之间约成 60° 角；右拳后拉至与命门同高，与命门相距约 10 厘米，拳心朝向体外；目视左拳（图 4-138）。

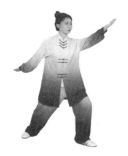
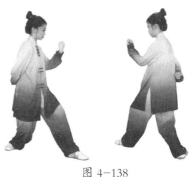

图 4-136　　　　　　　图 4-137　　　　　　　　　图 4-138

动作七：身体重心前移，成左弓步；同时，以腰带肩，以肩带臂，两臂放松前后自然伸直，左拳稍高于肩，拳眼向上，右拳与命门同高，拳眼向下；目视左拳（图 4-139）。

重复动作六至动作七两遍，共做 3 遍。

2. 技术要点

（1）以腰带肩，以肩带臂，力贯双膀。如拽牛

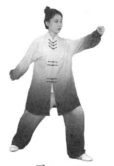

图 4-139

尾，松紧适宜，两膀与腰乃至整个脊柱的旋转要有机配合、连贯协调。

（2）两臂握拳拽拉与放松伸展时，动作的内合、外展与呼吸的出入配合要协调自然，并与丹田气机的开合相应。

（3）向后撤步成弓步时，注意掌握重心，保持身体平稳，特别是年老体弱者撤步不宜过大，可选择站高架练习。

3. 易犯错误与纠正方法

（1）两臂前拽后拉用力过度、动作僵硬。动作应注意协调自然、和柔舒缓、适度用力，且留有余力。

（2）身体前倾或后仰，重心过于放在后脚上。身体应有前顶后撑之力，重心四六前后分开，注意保持重心平稳。

（3）两臂未旋转或旋拧不到位。可反复练习手臂旋拧的分解动作，然后再练习以腰部旋转带动手臂旋转。

（4）屈肘时内收过度或腰未转动。应注意体会用力顺序，要通过以腰带肩、以肩带臂内收，上臂与前臂收至夹角约成60°为止。

4. 呼吸方法

（1）动作二、动作六重心后移两臂前拽后拉时呼气。

（2）动作三、动作七重心前移两臂前后伸直时吸气。

5. 意念活动

（1）动作二、动作六两臂前拽后拉时，意注两膀。

（2）动作三、动作七两臂前后松展时，意在丹田。

6. 功理与作用

（1）通过腰的拧转，带动两肩胛活动，可运转带脉，旋转脊柱，刺激背部夹脊、肺俞、心俞等诸穴位，达到疏通夹脊、调练心肺、增强脊柱韧性等作用。

（2）通过四肢上下协调活动和身体重心的前后移动，可促进周身气血循环畅通，提高四肢肌肉力量及诸关节的活动功能。

（七）第六式 出爪亮翅势

1. 动作说明

动作一：接上式。身体重心微后移，左脚尖内扣至正前方，紧接着，身体重心移至左脚，右脚上步，两脚平行开立，两脚内侧间距约与肩同宽；同时双拳变掌，右臂外旋，左臂内旋，两臂自然摆至侧平举，两掌与肩同高，掌心向前，指尖向外（图 4-140、图 4-141）。随后，两臂向前水平内收至前平举，两掌掌心相对，指尖向前（图 4-142）。接着，两臂屈肘内收，虚腋，成柳叶掌立于云门穴前，掌心相对，指尖向上；目视前下方（图 4-143）。

动作二：展肩扩胸，保持头正颈直，掌心相对（图 4-144）。然后，松肩，两臂同肩宽缓缓前推，双掌由掌心相对逐渐转掌心向前，五指慢慢分开，先大拇指、小指分开，随后食指、无名指分开，成荷叶掌，指尖向上内扣，掌根前推，掌心微内凹，脚趾抓地；瞪目，双目透过虎口前视。静立片刻（图 4-145）。

动作三：松腕，舒指并拢，先食指、无名指向中指并拢，随即大拇指、小指并拢，转掌心向下，指尖向前，随后屈肘、收臂，成柳叶掌立于云门穴前，目视前下方（图 4-146—图 4-148）。

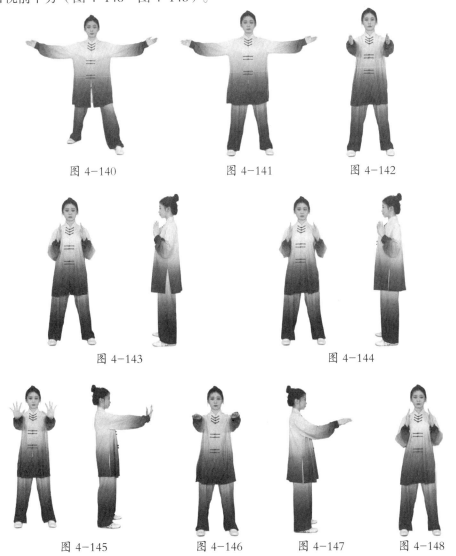

图 4-140　　　　　图 4-141　　　　　图 4-142

图 4-143　　　　　　　　图 4-144

图 4-145　　　　图 4-146　　　　图 4-147　　　　图 4-148

125

重复动作二至动作三，共做 3 遍或 7 遍。

2. 技术要点

（1）立掌于云门穴时，展肩扩胸要充分，同时保持头正颈直、沉肩坠肘。

（2）两手成荷叶掌前推时，脚趾抓地，腰部放松，力达指端，同时鼻息调匀，分指瞪目；两掌收回时并指松腕，目光随手臂柔和缓慢地收回。

（3）两掌的推收与呼吸的出入应协调配合、气尽势成。

3. 易犯错误与纠正方法

（1）展肩扩胸不充分、头部后仰。两个肩胛内收要充分，并保持头正颈直、两掌指间向上立于云门穴处。

（2）展肩扩胸时，抬肘耸肩。应保持两掌掌心相对立于云门穴前，肩胛内合，且沉肩坠肘。

（3）呼吸不自然，强呼强吸、憋气等。应以自然呼吸为主进行练习。

4. 呼吸方法

（1）动作二向前推掌时呼气。

（2）动作三两掌收回时吸气。

（3）推、收掌的转换过程中，可运用自然呼吸加以调整。

5. 意念活动

（1）动作二两掌缓缓推出时，意念先是轻如推窗，随着逐渐分指、力达指尖，意念转换成重如排山。

（2）动作三两掌收回时，意如海水还潮，将自然清气收回体内。

6. 功理与作用

（1）中医认为"肺主气，司呼吸"。通过伸臂推掌、屈臂收掌、展肩扩胸的动作导引，可反复启闭云门、中府等穴，促进自然清气与人体真气在胸中交汇融合，达到改善呼吸功能及促进全身气血运行畅通的作用。

（2）中医学认为"肝主筋，开窍于目""爪为筋之余"。分指、瞪目可疏泄肝气，舒畅气机；脚趾抓地，刺激涌泉穴；腰部放松，培补肾气。

（3）两臂回收时，两肩胛骨内收动作，有益于调理心肺功能、改善肩颈不适等症状。

（八）第七式 九鬼拔马刀势

1. 动作说明

右九鬼拔马刀势：

动作一：接上式。躯干右转 45°；同时，右手外旋至与大包穴同高，掌心向上，指尖向前，左手内旋至胸前与云门穴同高，掌心向下，指尖向后，两掌掌心斜相对；目视右下方（图 4-149）。随后，右手内收经右腋下向斜下 45°后伸，掌心斜向上；同时左手由右胸前向斜上 45° 前伸，掌心斜向下。随后，以腰带臂，左臂下摆至侧平举，右臂上摆至侧平举，掌心朝下，指尖朝外；目视前方（图 4-150、图 4-151）。

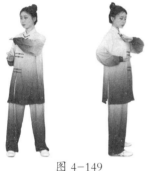 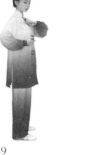 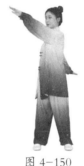 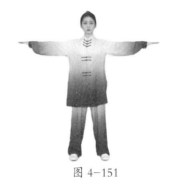

图 4-149　　　　　　　　图 4-150　　　　　　　　图 4-151

动作二：躯干继续左转约 45°；同时，右手斜上举由前向左绕头半周，右掌贴于左耳，劳宫穴对应耳门，右前臂内侧贴于后脑玉枕穴；左手经体侧下摆至腰间命门，屈肘，手背贴于命门，掌心向后，指尖向上；摆臂时目随右手，定势后目视左下方（图 4-152、图 4-153）。随后，两脚保持不动；头右转，

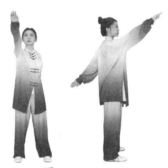

图 4-152

右掌摩耳，至中指按压耳廓，手掌扶按玉枕，同时，展臂扩胸，两肘展至左右两侧；目视右肘尖方向。静立片刻（图 4-154）。

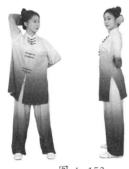 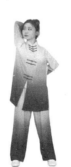 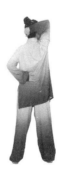 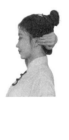

图 4-153　　　　　　　　　　　图 4-154

动作三：两脚不动，屈膝，两膝正对前方，收腹，下坐敛臀，同时，上体左转，向左转头，两臂内收，含胸、转腰；左手指尖向上，沿脊柱尽量上推；目光经左脚转看右脚跟方向。动作稍停（图4-155）。

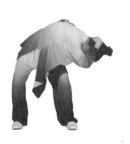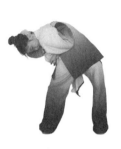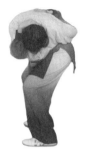

图 4-155

动作四：两腿自然伸直，身体转正；随后，头右转，展臂扩胸，左手下落至命门；目视右肘尖方向。静立片刻（图4-156）。

重复动作三至动作四两遍，共做3遍。唯第三遍结束时，两腿自然伸直，身体转正；目视前方（图4-157）。

动作五：右手经头顶上方摆至右侧平举，并逐渐转掌心向下，指尖向外；同时，左手由命门经体侧上摆至侧平举，掌心向下，指尖向外；目视前下方（图4-158）。

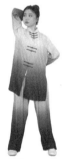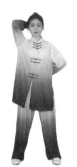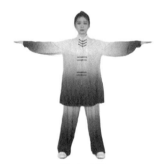

图 4-156　　　　　　图 4-157　　　　　　图 4-158

左九鬼拔马刀势：

左九鬼拔马刀势与右九鬼拔马刀势动作二、三、四、五相同，唯方向相反（图4-159—图4-165）。

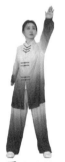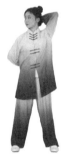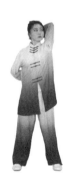

图 4-159　　　　　图 4-160　　　　　图 4-161

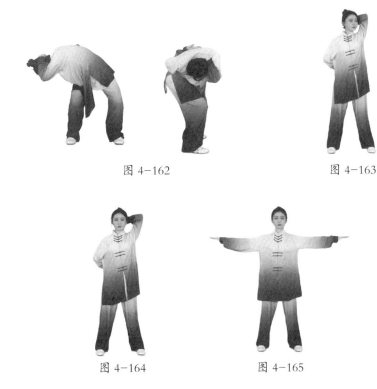

图 4-162　　　　　　　　图 4-163

图 4-164　　　　　图 4-165

2. 技术要点

（1）脊柱旋转屈伸，充分拧转；对拉拔长脊柱各节椎体，舒展脊背，用力适度。

（2）屈膝合臂时，后臂充分上推，用力宜柔和缓慢，腋下须贴紧关闭，闭而凝气。

（3）屈膝下蹲，保持身体重心在两脚之间不动和高马步步型姿态不变。

（4）高血压、颈椎病或年老体弱者，头部转动的幅度应小且柔缓。

3. 易犯错误与纠正方法

（1）屈膝合臂时，身后之臂松懈。要注意身后之臂，应主动尽量上推。

（2）下肢出现"跪膝"。应两膝微屈，膝盖正向前方，且膝垂线不超过脚尖，身体重心在两脚之间，不左右偏移。

（3）屈膝下蹲时，双肩倾斜。应将双肩保持在一个平面上。

4. 呼吸方法

（1）动作三下蹲转身时呼气。

（2）动作四起身直立时吸气。

（3）动作二和动作四静立片刻、动作三动作稍停时自然呼吸。

5. 意念活动

（1）动作二屈膝下蹲时，意在体会脊柱的旋屈。

（2）动作三起身直立时，意在体会肩胛部的抻拉反应。

6. 功理与作用

（1）通过身体的旋转、伸展等运动，可使全身真气开、合、启、闭，强化脾、胃、肾等脏器功能，具有疏通尾闾、夹脊和玉枕等穴位气机的作用。

（2）通过对脊柱的拧转、松开，可提高脊柱肌肉的伸缩能力，增强颈、肩、腰背部肌肉力量，改善人体脊柱的活动功能。

（九）第八式 三盘落地势

1. 动作说明

动作一：接上式。重心右移，左脚向左侧开步，两脚间距约为肩宽的1.5倍，脚尖向前；目视前下方（图4-166、图4-167）。

动作二：屈膝下蹲，沉肩、坠肘，两掌下按，约与环跳穴同高，两肘微屈，掌心向下，指尖向外；同时，口吐"嗨"音，音吐尽时，舌尖轻舔上下牙之间，终止吐音；目视前下方（图4-168）。

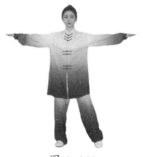 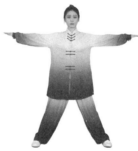 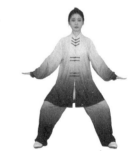

图 4-166　　　　　　　图 4-167　　　　　　　图 4-168

动作三：翻掌心向上，指尖向外，肘微屈，缓缓起身直立；同时，两掌上托至侧平举，掌心向上，指尖向外；目视前方（图4-169、图4-170）。

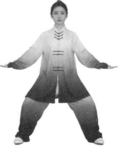 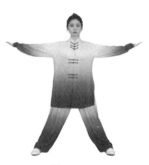

图 4-169　　　　　　　图 4-170

两臂转掌心向下，重复动作二至动作三，共做 3 遍。第一遍微蹲，大腿与小腿夹角约 135°；第二遍半蹲，大腿与小腿夹角约 90°（图4-171、图 4-172）；第三遍全蹲（图 4-173、图 4-174）。

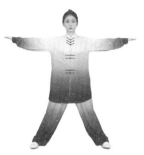
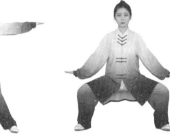

图 4-171　　　　图 4-172

2. 技术要点

（1）下蹲时，百会虚领、松腰敛臀、尾闾下垂与屈膝下按动作应协调一致。

（2）吐"嗨"音时，口微张，上唇着力压龈交穴，

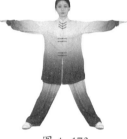
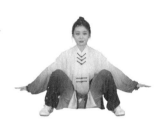

图 4-173　　　　图 4-174

下唇放松，不着力于承浆穴；气沉丹田，音从喉出。闭口时，舌抵上腭，身体中正安舒。

（3）下蹲与起身时，上体始终保持中正安舒，不可前俯或后仰，两掌阴阳转换要缓慢圆活、劲力连贯、顺畅自然。

（4）年老体弱者，下蹲深度可灵活掌握，甚至做 3 次"高蹲"也可。

3. 易犯错误与纠正方法

（1）重心不稳，俯身翘臀。应注意保持上体中正安舒，下蹲幅度需因人而异、循序渐进、逐渐加大，切忌不符合自身实际而破坏身型中正强行下蹲。

（2）口吐"嗨"音不标准。应对着镜子反复练习"嗨"音，矫正口型，声发喉音，气沉丹田。

4. 呼吸方法

（1）动作二下蹲按掌时用口吐气发"嗨"音。

（2）动作三两掌上托时吸气。

5. 意念活动

（1）动作二下蹲时，意想两掌如按水中之球。

（2）动作三起身时，意想两掌如托千斤重物。

6.功理与作用

（1）通过下肢的屈蹲、起身运动，配合口吐"嗨"音，可使体内真气在胸腹间相应地降、升，达到心肾相交、水火既济的健身作用。

（2）可增强腰腹及下肢力量，起到壮丹田之气、强腰固肾的功效。

（十）第九式 青龙探爪势

1.动作说明

左青龙探爪势：

动作一：接上式。重心右移，左脚收回，两脚平行，与肩同宽（图4-175）。然后，两手握固，两臂屈肘内收于腰间，拳轮贴于章门穴，拳心向上，拳眼向外；目视前方（图4-176—图4-178）。

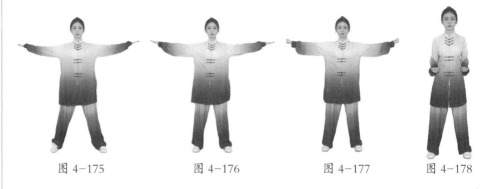

图 4-175   图 4-176   图 4-177   图 4-178

动作二：右臂向斜下伸直，同时，右拳变成掌，掌心向前，随后，右臂外旋上托至侧平举，掌心逐渐转为向上，指尖向右；目随手动（图4-179、图4-180）。

动作三：右臂屈肘、屈腕，右掌变龙爪，指尖向左，经下颌向身体左侧水平探出，目随手动；躯干随之向左转约90°；目视右龙爪方向（图4-181、图4-182）。

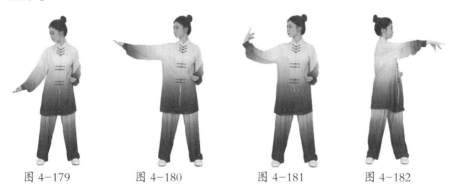

图 4-179   图 4-180   图 4-181   图 4-182

动作四：右爪变掌，右掌收至左肩前，掌心向下，指尖向左，同时身体转回约45°，随后，手掌经躯干左侧下按，沿下肢外侧按至左脚外踝处，掌心向下，指尖向后；目视右掌（图4-183—图4-185）。躯干由左前屈转至右前屈，并带动右掌经两脚前划弧至右脚外踝处，掌心向下，指尖向前。随即右臂外旋，右掌旋转至指尖向后、掌心向下，此时头部与尾椎在前后正中线上，接着提腕，掌心向前、指尖向下，握固，拇指抵掐无名指根节内侧，小指至食指依次屈拢收握；目视右掌（图4-186—图4-189）。

动作五：躯干缓缓抬起，直立；同时，右手握固经腿外侧上引至章门穴，拳心向上，拳眼向外；目视前下方（图4-190）。

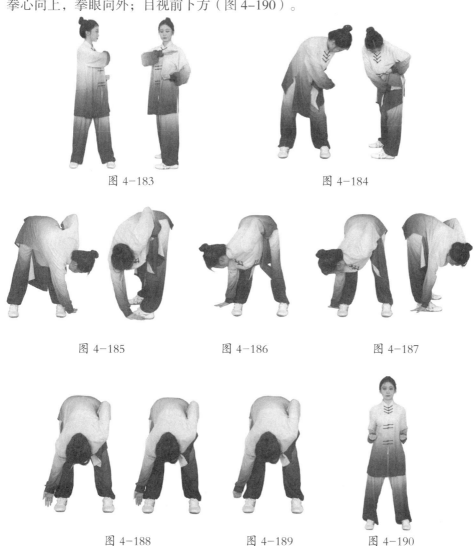

图 4-183　　　　　　　　　　　　图 4-184

图 4-185　　　　　　图 4-186　　　　　　图 4-187

图 4-188　　　　　　图 4-189　　　　　　图 4-190

右青龙探爪势：

右青龙探爪势与左青龙探爪势动作二、三、四、五相同，唯方向相反（图

4-191—图 4-197）。

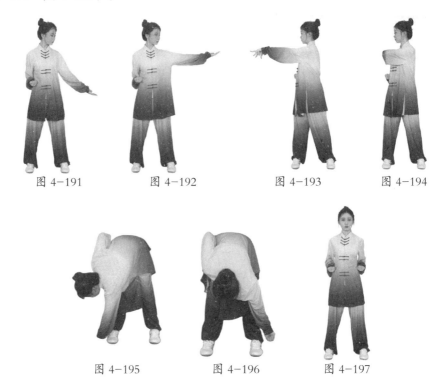

图 4-191　　　　图 4-192　　　　图 4-193　　　　图 4-194

图 4-195　　　　　图 4-196　　　　　图 4-197

2. 技术要点

（1）转身探爪时，目随爪走，力达爪尖，掌心呈空心。俯身下按时，力注肩背，动作协调，一气呵成。龙爪水平伸出和旋腕握固时，要以腰为枢，周身协调运动。

（2）俯身、转身时，身体重心不左右偏移，居于两脚之间位置，特别是在躯干成侧弓时，不可向一侧旋摆。

（3）年老体弱者前俯下按或划弧时，应根据自身状况调整幅度大小。

3. 易犯错误与纠正方法

（1）探爪时，龙爪行经路线不直。龙爪应经下颌探出，行走的是一条直线。

（2）身体前俯下探时，向左或右摆臀，躯干未形成侧弓。应注意两膝伸直，身体重心相对控制不动，臀部不后伸摆动。

（3）探爪不充分或龙爪手型不正确。应五指伸直、分开，中指竖起，大拇指和小指相应内收，食指与无名指相应内收。

4. 呼吸方法

（1）俯身下按时呼气。

（2）握固起身时吸气。

5. 意念活动

（1）左右探爪时意在爪心。

（2）旋腕握固时意在劳宫。

（3）握固起身时意在命门。

6. 功理与作用

（1）中医认为，"两胁属肝""肝藏血"。通过转身及左右"探爪"，身体前屈，可使两胁交替松紧开闭，配以握固激发肝经之气，可起到疏肝理气、调畅情志的功效。

（2）反复转腰侧屈，脊柱侧弯牵引，可强腰壮肾、锻炼脊柱，改善颈、肩、腰部及下肢肌肉弹性和关节活动功能。

（十一）第十式 卧虎扑食势

1. 动作说明

左卧虎扑食势：

动作一：接上式。身体重心左移，右脚尖内扣约45°，随之身体重心右移，左脚收至右脚内侧成丁步，同时，身体左转约90°；两手握固于腰间章门穴；目随体转（图4-198、图4-199）。

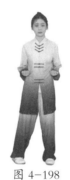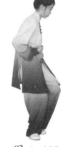

图 4-198　　　图 4-199

动作二：两拳由两侧章门经胸前上提至与肩同高，随后，继续举拳过头，双臂内旋，由拳变虎爪（图4-200—图4-202）。左脚向前迈一大步，成左弓步；同时，两手向前、向下扑按至前平举，虎爪与肩同高，爪心向前，如虎扑食；目视前方瞪目（图4-203、图4-204）。

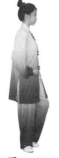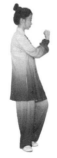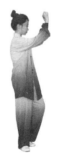

图 4-200　　　　图 4-201　　　　图 4-202

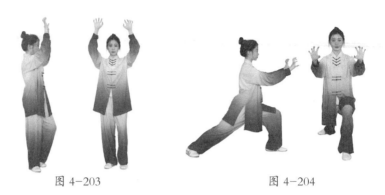

图 4-203　　　　　　　　　　图 4-204

动作三：躯干由骶、腰、胸逐节屈伸蠕动，身体重心随之前后适度移动；同时，两手随躯干屈伸向下、向后、向上、向前绕环一周（图 4-205—图 4-208）。

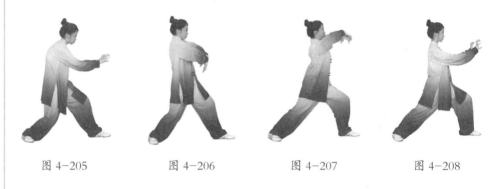

图 4-205　　　　　　图 4-206　　　　　　图 4-207　　　　　　图 4-208

随后，上体下俯，两"爪"下按，十指着地；后腿屈膝轻触地面，脚趾着地，前脚跟稍抬起（图 4-209），随后塌腰、挺胸、抬头、瞪目；目视前上方（图 4-210）。动作稍停。年老体弱者可俯身，两爪向前下按至左膝前两侧，顺势逐步塌腰、挺胸、抬头、瞪目；动作稍停。

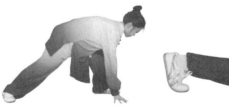

图 4-209

动作四：下颌微收，头中正，左脚跟着地，起身，双手外旋握固，收于腰间章门穴，拳心向上；同时，身体重心后移，左脚尖内扣约135°，随即身体重心左移，

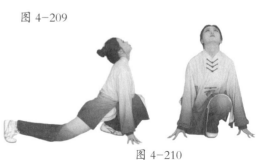

图 4-210

右脚收至左脚内侧成丁步；目视前方（图4-211—图4-213）。

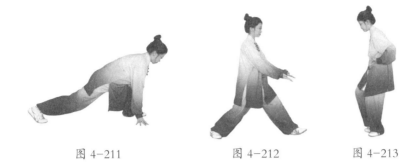

图 4-211　　　　　　　图 4-212　　　　　　　图 4-213

右卧虎扑食势：

动作五、六：右卧虎扑食势与左卧虎扑食势动作二、三相同，唯方向相反（图4-214—图4-222）。

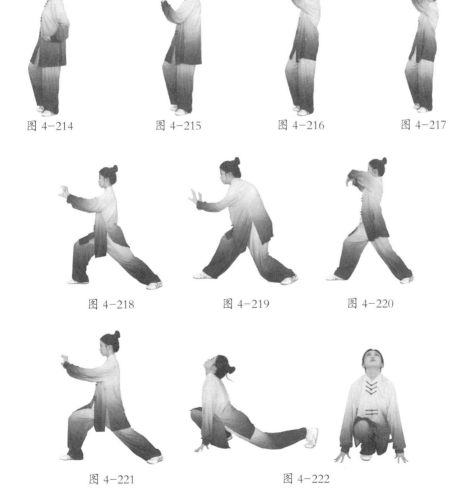

图 4-214　　　　　图 4-215　　　　　图 4-216　　　　　图 4-217

图 4-218　　　　　　　图 4-219　　　　　　　图 4-220

图 4-221　　　　　　　　图 4-222

动作七：下颌微收，头中正，右脚跟着地，起身，身体重心后移，右脚尖内扣，脚尖向前，随之身体转正，左脚收回，两脚平行，与肩同宽；同时，两手臂外旋随身体左转摆至体侧，逐渐转掌心

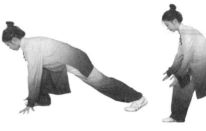

图 4-223　　　　　　　　图 4-224

向前，指尖斜向下约45°（图4-223—图4-226）。随后，两腿慢慢伸直；同时，两臂外展至侧平举，掌心向前，指尖朝外；目视前方（图4-227）。

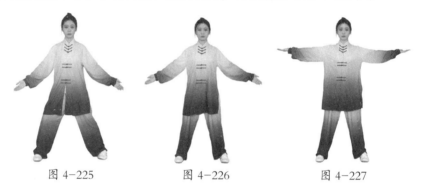

图 4-225　　　　　　图 4-226　　　　　　图 4-227

2. 技术要点

（1）脊柱由折叠、伸展形成匀速波浪式蠕动，由下肢至骶骨、腰椎、胸椎到达颈椎，节节贯穿，并带动两臂前扑绕环运动。

（2）动作三、动作六十指抓地时，塌腰、挺胸、抬头、瞪目，脊柱呈反弓状。

（3）动作二、动作五虎爪向前扑出时，要沉肩坠肘，如猛虎捕食力达"爪"尖，同时展现出虎视眈眈、兽中之王的威猛气势。

（4）年老体弱者可根据自身状况调整动作幅度。

3. 易犯错误与纠正方法

（1）脊柱蠕动僵硬、不协调。应注意脊柱是由下至上节节贯穿，形成从骶尾骨、腰椎、胸椎到颈椎的波浪式蠕动动作。

（2）动作三、动作六十指抓地时耸肩、含胸、腰部后凸、头晃动。应注意脊柱形成反弓状，须把塌腰、挺胸、抬头、瞪目做到充分。

（3）虎爪手型不正确。应五指分开，虎口撑圆，五指第一、二指关节弯曲内扣。

4. 呼吸方法

（1）动作二、动作五前扑时呼气；脊柱由下至上逐节屈伸蠕动时自然呼吸。

（2）动作三、动作六抬头挺胸时吸气；脊柱成反弓状时停闭呼吸。

5. 意念活动

（1）动作二、动作五两爪前扑时，意想自己是深山猛虎，伸展肢体，捕食猎物。

（2）动作三、动作六抬头挺胸时，意在体会脊柱反弓时的感觉。

6. 功理与作用

（1）中医认为"任脉为阴脉之海"，统领全身阴经之气。通过身体的后仰，胸腹的伸展，可使任脉得以疏导及调养，同时可以调和手足三阴经之气。

（2）脊柱的规律性蠕动，可牵拉腰脊，提高脊柱的柔韧性和伸展度，利于脊柱保持正常的生理弧度，增强腰部肌肉力量，改善腰关节活动功能，有强腰壮肾、生阴固气的作用。

（十二）第十一式 打躬势

1. 动作说明

动作一：接上式。两臂屈肘，两掌掩耳，十指扶按枕部，指尖相对；以两手食指弹拨中指击打后脑（玉枕部位）7次（即鸣天鼓）；目视前下方（图 4-228、图 4-229）。

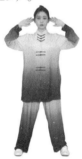 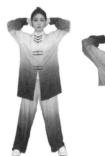

图 4-228　　　　　　　　　图 4-229

动作二：两腿伸直不变，身体前俯由头经颈椎、胸椎、腰椎、骶椎，由上而下逐节缓缓牵引前屈，目视脚尖停留片刻（图 4-230）。

动作三：两腿伸直不变，上体缓慢抬

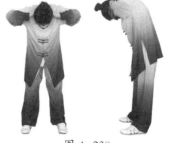

图 4-230

起，由骶椎至腰椎、胸椎、颈椎、头，由下而上依次缓缓逐节伸直；同时，两掌掩耳，十指扶按枕部，指尖相对；目视前下方（图4-231）。

重复动作二至动作三，共做3遍。逐渐加大身体前屈幅度，并停留片刻。第一遍前屈小于90°，第二遍前屈约90°，第三遍前屈大于90°，俯身前屈到位后目视后下方（图4-232）。

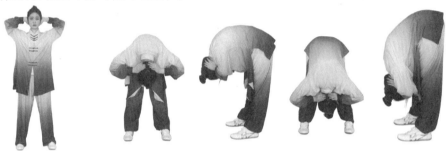

图4-231   图4-232

2. 技术要点

（1）上体前屈、抬起时，始终保持直膝状态，两肘不过度外展和内收，背脊放松。

（2）上体前屈时，下颌先内收，力点在玉枕穴轻轻上领，从颈椎向下至尾椎逐节拔伸卷曲如勾；抬起时，从尾椎向上至颈椎逐节伸展竖直。

（3）"鸣天鼓"时全身放松直立，两掌心塞闭两耳孔，食指经中指下压轻轻弹拨击打枕部。

（4）年老体弱者可根据身体状况调整前屈幅度的大小。

3. 易犯错误与纠正方法

（1）俯身前屈和抬起时，两腿弯曲，动作过快。纠正方法是保持心静体松，上体前屈和抬起时均要脊椎逐节匀速完成动作，且始终保持两腿伸直状态。

（2）俯身前屈和起身直立时，腰挺直、躯干直起直落。纠正方法应由头到颈椎、胸椎、腰椎、骶椎节节贯穿下落，再由骶椎、腰椎、胸椎、颈椎节节贯穿起身。

（3）上体抬起时，先抬头。纠正方法是放松头颈，由下而上逐节伸直。

4. 呼吸方法

（1）动作一"鸣天鼓"时自然呼吸。

（2）动作二俯身前屈时呼气。

（3）动作二停留片刻时自然呼吸。

（4）动作三上体抬起时吸气。

5. 意念活动

（1）动作一"鸣天鼓"时意在体会弹击枕部的感觉。

（2）动作二躬身前屈时，意在感知从颈椎、胸椎、腰椎至骶椎逐节而下的卷曲。

（3）动作三上体抬起时，意在感知从骶椎、腰椎、胸椎至颈椎逐节而上的伸展。

6. 功理与作用

（1）中医认为"督脉为阳脉之海"，总督一身阳经之气。通过颈、胸、腰、骶椎的逐节牵引屈伸，使背部督脉得到疏导，可激发全身经气发动，阳气升发，强身健体。

（2）"鸣天鼓"有醒脑、聪耳、消除大脑疲劳的功效；躬身前屈两掌轻压后脑部，可改善脑部血液循环。

（3）反复逐节弯曲和伸直脊柱，可激发人体真气沿任督二脉运行，能强腰固肾、培补元气，消除脊背紧张，改善腰背及下肢活动功能。

（十三）第十二式 掉尾势

1. 动作说明

动作一：接上式。两掌猛然拔离双耳（即拔耳）（图4-233）。两臂放松前伸，掌心向前，指尖向上，两臂自然伸直，与肩同高，随即两掌外旋，转掌心相对，指尖向前，然后十指交叉相握，掌心向内；目视前方（图4-234—图4-236）。屈肘，两掌内收至距胸前约10厘米，接着两臂内旋，转掌心向前平伸；目视前方（图4-237、图4-238）。随后，屈肘内收，逐渐转掌心向下，两掌内收于胸前约10厘米，与膻中穴同高，两手保持十指交叉不变，经体前缓慢向下按掌；同时，两腿保持直立，身体前屈塌腰、抬头；目视前方（图4-239—图4-242）。

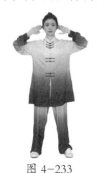
图 4-233

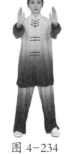
图 4-234

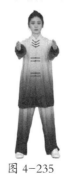
图 4-235

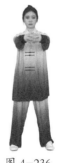
图 4-236

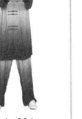

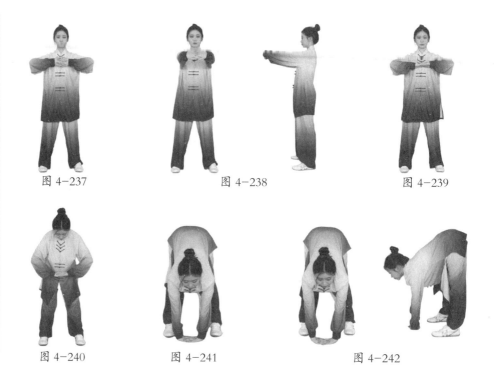

图 4-237   图 4-238   图 4-239

图 4-240   图 4-241   图 4-242

动作二：身体重心保持不变，头向左后转；同时，臀部向左前摆动；目视尾闾方向（图 4-243）。

动作三：两手交叉不动，放松还原至体前屈；目视前上方（图 4-244）。

动作四：头向右后转；同时，臀部向右前摆动；目视尾闾方向（图 4-245）。

动作五：两手交叉不动，放松还原至体前屈；目视前上方（图 4-246）。

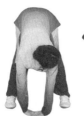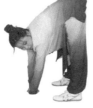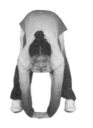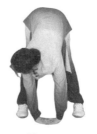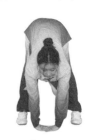

图 4-243   图 4-244   图 4-245   图 4-246

重复动作二至动作五两遍，共做 3 遍。第三遍最后一动作时，两手松开，掌心向下，指尖相对；同时，两膝微屈。随后，上体缓慢抬起；同时，两臂外旋，逐渐转掌心向上，抬起至侧平举（图 4-247—图 4-250）。

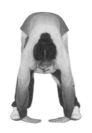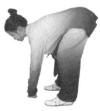

图 4-247

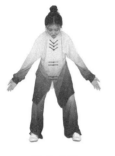 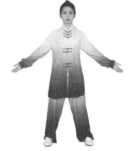 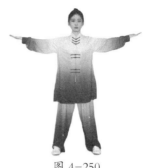

图 4-248　　　　　　　　图 4-249　　　　　　　　图 4-250

2. 技术要点

（1）拔耳时两掌先轻轻挤压耳门，然后再稍快拔开。

（2）转头摆臀时，头与臀部做同向运动，始终保持两膝直立。

（3）高血压、颈椎病患者和年老体弱者，可根据自身情况调整身体前屈和臀部摆动的幅度和次数。

（4）意念专一，呼吸自然，肢体动作缓慢柔和、刚柔相济、转换灵活。

3. 易犯错误与纠正方法

（1）转头摆臀时，交叉手及重心左右移动。应注意两手交叉下按的位置始终固定不动，同时注意体会同侧肩与髋的相合。

（2）掉尾时两膝弯曲。应注意始终保持两腿处于伸直状态，且塌腰与抬头相配合。

4. 呼吸方法

（1）动作一两掌前推时呼气，内收时吸气。

（2）动作一两掌下按时呼气。

（3）动作二、动作四左右摆动时呼气。动作三、动作五身体回正时吸气。

5. 意念活动

（1）动作一两手交叉前推和俯身下按时，意在两掌。

（2）动作二、动作四左右侧屈时，意在尾闾、头尾相合。

6. 功理与作用

（1）通过体前屈及抬头、掉尾的左右屈伸运动，可使任督二脉及全身气脉在之前各式动作锻炼基础上得到强化刺激、深度调和。

（2）塌腰、抬头与转头摆臀的协调运动，可强化腰背肌肉力量，改善脊柱活动功能，增强下肢韧带的柔韧性及其稳定性、灵活性。

（十四）收势

1. 动作说明

动作一：接上式。双臂经体侧上抱至头顶上方，掌心朝下，斜对百会穴；目视前方（图4-251）。

动作二：两掌指尖相对，沿体前缓慢下按，手掌与身体间隔约10厘米，落至小腹前分开，两臂垂于体侧；目视前下方（图4-252—图4-254）。

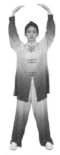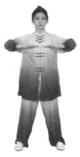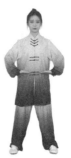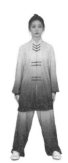

图 4-251　　　　　图 4-252　　　　　图 4-253　　　　　图 4-254

重复动作一、动作二两遍，共做3遍。唯第三遍两掌下按时当下按至与膻中穴同高时，转掌心向内，缓慢向下，引气至腹部丹田部位稍停（图4-255）。

动作三：两臂放松还原，自然垂于体侧，随后左脚收回，并步站立；目视前方（图4-256、图4-257）。

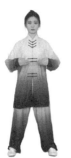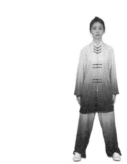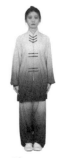

图 4-255　　　　　　　　　图 4-256　　　　　　　　　图 4-257

2. 技术要点

（1）两掌上抱下按时，身体各部位要随之放松。

（2）两臂运行匀速缓慢、舒缓柔和。

（3）意守丹田静养时间可因人、因地、因时而定。

3. 易犯错误与纠正方法

（1）两臂上抱时，肩胛上抬、仰头上视。应注意保持头正颈直，沉肩坠肘，下颌内收，目视前下方。

（2）两掌下按时，两膝弯曲。应注意整个动作过程中始终保持两膝自然伸直。

（3）呼吸急促，与动作配合脱节。应保持呼吸自然畅通，按照起吸、落呼的配合原则协调运动。

（4）收功草率。要从思想上高度重视收功的重要性，按照收功要求引气归元。

4.呼吸方法

（1）动作一两手上抱时吸气。

（2）动作二两手下按时呼气。

5.意念活动

（1）两掌上抱时意在劳宫；第一、二次两掌下按时，意经涌泉穴入地。

（2）第三遍两掌下按至腹部丹田部位时意守丹田。

6.功理和作用

（1）从练功状态逐渐恢复到日常状态，并将练功所得之气，导引归入丹田，起到和气血、通经脉、强脏腑的功效。

（2）通过静养丹田，由炼气转为养气，使元气归根，培补人体元气。

第三节　五禽戏

五禽戏是模仿五种禽兽——虎、鹿、熊、猿、鸟的动作创编而成的，以肢体运动为主，辅以呼吸吐纳与意念配合的导引类功法。五禽戏之名首见于《后汉书·方术列传》："佗语普曰：'人体欲得劳动，但不当使极耳。动摇则谷气得消，血脉流通，病不得生，譬犹户枢，终不朽也。是以古之仙者为导引之事，熊经鸱顾，引挽腰体，动诸关节，以求难老。吾有一术，名五禽之戏，一曰虎，二曰鹿，三曰熊，四曰猿，五曰鸟。亦以除疾，兼利蹄足，以当导引。体有不快，起作一禽之戏，怡而汗出，因以著粉，身体轻便而欲食。'普施行之，年九十余，耳目聪明，齿牙完坚。"由此可见，五禽戏历史悠久，几近两千年，是现在所知套路功法的先驱，且是行之有效的养生祛病导引功法。五禽戏功法的完整记载，始见于陶弘景的《养性延命录》。

关于五禽戏的流传众说纷纭。有认为在汉魏时已经失传，现所见各流派的五禽戏皆为后人所编创，非华佗原本所传之法；也有认为华佗所传五禽戏并未失传，一直在秘密流传。但大多数研究者持前一观点。后世五禽戏发展成不少流派，继承了华佗五禽戏的思想，但各有其不同的风格和特点。概括起来，有以模仿五禽动作为主的；有着重内练以静为主的，有着重外练以动为主的；有以动中求静为主的；有以刚劲为主的；有以练柔劲为主的；有以治病养生为主的；有以强身健体为主的。但总是以外动内静、动中求静、动静相兼、刚柔并济为要。坚持该功法的锻炼，确能起到导引气血、强身健体、祛病延年的功效。

在功法锻炼过程中，功理是指导技能操作实践的方向、依据和原则；缺少理论指导，五禽戏就变成了"五禽操"。五禽戏不是单纯的套式练习，除了技术动作，还有基本功、呼吸方法、意念运用等一系列练习内容，涵盖了调身、调息、调心以及三调合一等诸多方面。本节详细论述了以上几个方面的内容，可以帮助习练者理解和掌握相关知识，方便学练技术，提升练功水平。

一、功法基础

功法基础主要从手型、步型、平衡、呼吸、意念、桩功等方面展开，目的是帮助习练者尽快掌握五禽戏技术动作的基础。既可以单独练习，也可以在五禽戏套路练习前进行，长期坚持可以帮助习练者进一步领悟动作要领和功理要旨。

（一）手型

（1）虎爪：五指张开，虎口撑圆，第一、二指关节弯曲内扣（图4-258）。

（2）鹿角：拇指伸直外张，食指、小指伸直，中指、无名指弯曲内扣（图4-259）。

（3）熊掌：拇指压在食指指端上，其余四指并拢弯曲，虎口撑圆（图4-260）。

（4）猿钩：五指指腹捏拢，屈腕（图4-261）。

 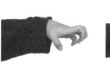 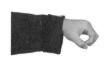 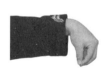

图4-258　　　　图4-259　　　　图4-260　　　　图4-261

（5）鸟翅：五指伸直，拇指、食指小指向上翘起，无名指、中指并拢向下（图4-262）。

（6）握固：拇指抵掐无名指根节内侧，其余四指屈拢收握（图4-263、图4-264）。

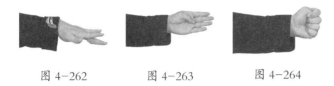

图 4-262　　　　　图 4-263　　　　　图 4-264

（二）步型

（1）弓步：两腿前后分开一大步，横向之间保持一定宽度。前腿屈膝前弓，大腿斜向地面，膝与脚尖上下相对，脚尖微内扣；后腿自然伸直，脚跟蹬地，脚尖稍内扣，全脚掌着地（图4-265）。

（2）虚步：两脚间距约10厘米，一腿向前迈出，脚跟着地，脚尖上翘，膝微屈；后腿屈膝下蹲，全脚掌着地，脚尖斜向前方约30°，臀部与脚跟上下相对，身体重心落于后腿（图4-266）。

（3）丁步：两脚左右分开，间距约1/2肩宽；两腿屈膝下蹲，一腿脚跟提起，前脚掌着地，虚点地面置于另一腿脚弓处；另一腿全脚掌着地踏实（图4-267）。

（4）后点步：一腿向前迈出，膝关节自然伸直，全脚掌着地；身体重心置于前腿，后腿自然伸直，脚面绷紧，脚尖点地（图4-268）。

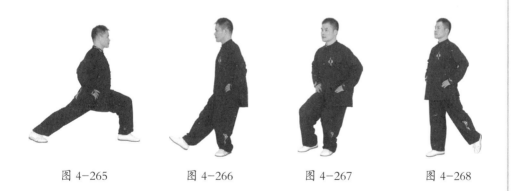

图 4-265　　　　　图 4-266　　　　　图 4-267　　　　　图 4-268

（三）平衡

（1）提膝平衡：一腿直立站稳，上体正直；另一腿在体前屈膝上提，小腿自然下垂，脚尖向下（图4-269）。

（2）后举腿平衡：一腿直立站稳，另一腿伸直向体后举起，脚面绷平，脚尖向下；挺胸，塌腰（图4-270）。

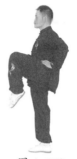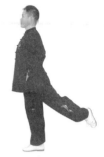

图 4-269　　　　　图 4-270

（四）呼吸

（1）自然呼吸。刚开始习练五禽戏，宜采用日常的自然呼吸法，不加意念支配，但实质上是不调息而息自调，呼吸会逐渐随着肢体的升降开合协调配合。对初学者来说，过分注意对呼吸的各种要求，执意调整，反而容易顾此失彼，成为精神上的负担，出现不应有的紧张，以致呼吸不顺畅。

（2）腹式呼吸。顺腹式呼吸和逆腹式呼吸这两种呼吸方式在五禽戏习练中均会用到，但是相对来说，顺腹式呼吸在习练的初期用得较多，以后随着功力的加深，逆腹式呼吸的使用会增多。就两者的锻炼效果来说，逆腹式呼吸要比顺腹式呼吸更好，但是在练习五禽戏时应遵循循序渐进的原则，不可勉强为之。

（3）提肛呼吸。唐代著名医家孙思邈极为推崇提肛呼吸，他在《枕中方》中说："谷道宜常撮。"肛门位于人体督脉处，"撮谷道"能提升人体中气，强壮脏腑，调节气血，平衡阴阳。"猿提"和"鹿奔"的动作就是运用了提肛呼吸。

（4）停闭呼吸。五禽戏功法中，几乎每个动作都会用到停闭呼吸法。如虎举，上提时吸气，然后是短暂的停闭，下按时呼气；虎扑在发力后，呼吸都会有短暂的停闭。能够很好地运用呼吸之间的停顿，是功力水平提高的一个标志。

（五）意念

1.意念的作用

调心的主要方法可概括为"意守"二字，即意念归一，是非强制性的注意力集中。这种意念活动的特征在于轻松的专一，排除杂念，以防散乱。人的意念活动也能间接支配植物神经系统管理的内脏活动，通过意守、入静这种"反身注意"和心理暗示，可调节许多生理功能。从心理学角度分析，意守可以锻炼注意力和想象力两种重要的心理品质。

2. 意念的方法

（1）意守身体放松。五禽戏练习中在保证身形和动作姿态正确的前提下，有意识地放松身体是练功最基本的方法。从练功一开始，就要精神放松，思想集中，呼吸调匀，同时诱导身体四肢百骸、五脏六腑等部位从上到下、从里到外放松，使其舒适自然，毫无紧张之感。在动作练习过程中，不断保持并尽可能使这种放松的程度加深，既要解除各种紧张状态，也要做到松而不懈。这种有意识地放松精神和肢体，就是意念集中的一种表现。

（2）意守身体部位。通过意守身体的某一部位或穴位，不仅有助于排除杂念，而且由于意守穴位作用的不同，也有助于疏通气血和调节脏腑的功能。通常意守的穴位有丹田、百会、命门、会阴、涌泉、劳宫等，如"起势"两掌上托时意守劳宫穴，内合时意守膻中穴，下按时意守下丹田。

（3）意想动作过程。在练功过程中意想动作规格是否正确，方法是否准确清晰，练功要领是否得法，既可集中意念，也可达到正确地掌握功法技术之目的。如"猿摘"中通过意想猿猴摘果的过程构筑了一个游戏的境界。

3. 意念要求

调心的基本要求是"入静"，即思想上进入一种安静的状态。由于每个练功者的情况不同，每一种功法的情况也不全部相似，入静的程度和境界也就有所差异。初学五禽戏，不可对入静要求过高。如果对入静要求过高，就会产生急躁情绪，反而难以入静。只要姿势自然舒适，呼吸柔和，思想上的各种杂念相对减少，就可慢慢进入入静状态。

练习过程中要"虚静"，要"敛神"，这是五禽戏锻炼要达到的两个目标：虚和静。《黄帝内经·素问·上古天真论》中说："余闻上古有真人者，提挈天地，把握阴阳，呼吸精气，独立守神，肌肉若一，故能寿蔽天地，无有终时，此其道生。"古人把身体放松、内心空无不叫放松，而叫"虚"。"虚"是身体一面放松，一面张开，像面包一样发开；"外挺拔，内虚灵"，不是松懈，不是僵硬，内心一面什么都没有想，又什么都清清楚楚，不是在空想，也不是枯睡、昏沉。所以古人不用"放松"，而用"虚"字。"平衡曰静"，身体各个部位必须平衡，心态也必须平衡。静是全面的平衡，不是完全不动，是意静而气血内动。静的对立面是"气动"，动的对立面是"心静"。人无时无刻不在动，即使表面不动，其实里面气血还在动。所以要想真静，必须是动中之静，动是绝对的，动中求静，才能真静。动的时候，应该心静，用的方法就是"返"字，可以从返听、返嗅、返观、返思开始。

（六）站桩

1. 抱元桩

抱元桩亦名抱球桩。其内涵丰富，为五禽戏学练者首选桩法。双臂体前环抱的高度因人而异，以高不过眉、低不过裆为宜，五禽戏锻炼主要取与膻中穴同高。站桩的时间、强度需量力而行，循序渐进，并持之以恒。

（1）动作说明。

两脚开步站立，脚内侧与肩同宽，脚尖朝前，全脚掌踏地，脚心涵空，五趾抓地；沉肩坠肘，双臂胸前环抱，如怀中抱月，掌心向内，劳宫穴斜对膻中穴，十指自然分开，指尖相对，距离10~20厘米；含胸拔背，收腹敛臀，圆裆坐胯，尾闾中正；两膝微屈，似坐非坐，身体重心落在脚掌前2/3处，膝盖垂线不超过脚尖；头正项直，轻合嘴唇，舌抵上腭，目视前方（图4-271）。

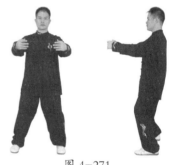

图 4-271

（2）技术要点。

①两臂胸前围合时，意念手臂往外撑三分力，向内抱七分力，十指似直非直，指间如夹物。

②保持身体中正安舒，百会穴上领，尾闾下垂，鼻尖对肚脐，肩井穴对涌泉穴。

③姿势调整好后，放松身心，心中默念"头部松，颈项松，肩臂松，十指松，胸背松，腰胯松，两腿松，两膝松，两足松，脚趾松"数遍，直至达到心静体松为宜。

（3）呼吸方法。

①初学站桩时宜采用自然呼吸。

②随着练功水平的提高，自然过渡到腹式呼吸。

（4）意念活动。

①站桩初期以意念端正身型。

②随着练功的深入，呼吸自然，神不外驰，意守丹田。

（5）功理与作用。

抱元桩可以调节呼吸，通畅气血，舒和筋骨，温养丹田之气，疏通经络，增强腿部的肌肉力量。还能使五禽戏动作沉稳有力，站之如泰山巍峨，气度雄浑。

2. 降龙桩

（1）动作说明。

两脚开步站立，与肩同宽。左脚向前迈出一大步，步距约为自身两个肩的宽度，脚尖外展，脚掌踏实，屈膝前弓，大腿斜向地面，膝与脚尖上下相对；右腿自然伸直，脚跟蹬地，脚尖稍内扣，全脚掌着地；身体前俯向左拧转，头部随身体拧转方向转动，目视右脚脚跟；右手内旋至掌心向斜前上方，略高于头，左手内旋下按至与环跳穴同高，约距身体10厘米（图4-272）。

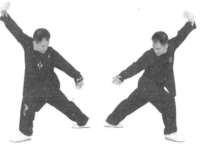

此桩分左右两式，须换向操作；右式同左式，唯左右方向相反（图4-273）。

（2）技术要点。

图4-272　　　　图4-273

①躯干拧转时，上体应微前俯，同时后腿沉髋，以增加腰部拧转幅度，提高整条脊柱旋转伸展的效果。

②撑掌时应力注掌根，沉肩坠肘，两手对称牵拉不松懈。

③头部随躯干拧转方向转动，目视后脚跟方向。

（3）呼吸方法。

①初学站桩时宜采用鼻吸鼻呼的自然呼吸。

②随着练功水平的提高，自然过渡到腹式呼吸。

（4）意念活动。

①初学站桩，意念放在动作规格和要领上。

②随着练功的深入，可意注指尖，气沉丹田。

（5）功理与作用。

①中医认为"两胁属肝""其华在爪""肝藏血，肾藏精"。通过身体拧转及前后撑掌牵拉，能使两胁交替松紧开合、运转带脉，起到疏肝理气、强腰壮肾、调畅情志的功效。

②通过转腰侧屈和牵拉，可增强四肢肌力，改善颈、肩、腰部及下肢诸关

节的活动功能，提高人体的稳定性和平衡能力。

3.独立桩

（1）动作说明。

左腿直立站稳，上体正直；右腿在体前屈膝上提，小腿自然下垂，脚尖向下；两臂在体前分开成半弧形，屈肘下按，两掌高与腰平，掌心向下，指尖向前；松肩沉肘，含胸松腹；目平视前方（图4-274）。

此桩分左右两式，须换向操作；右式同左式，唯左右相反（图4-275）。

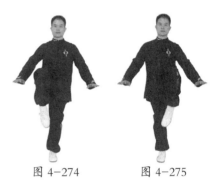

图 4-274　　　图 4-275

（2）技术要点。

①头项正直，百会上领，虚灵顶劲，支撑腿伸直，脚心涵空，五趾抓地，保持身型中正，周身放松，有助于此桩的平衡稳定和持久。

②两臂分开，有外撑之劲，坐腕舒指，掌心微含，如按水中浮球。

（3）呼吸方法。

①初学此桩时宜采用自然呼吸。

②随着练功水平的提高，自然过渡到腹式呼吸。

（4）意念活动。

①站桩初期以意念调适姿势，维系平衡。

②随着练功的深入，意守丹田。

（5）功理与作用。

人体下肢分布着多条经脉，包括足太阴脾经、足厥阴肝经和足少阴肾经，独立桩可以加强下肢的经脉气血周流，对于肝、脾、肾均有着双向的调节作用。

独立桩可以锻炼腰背部和腿部力量，提高人体的平衡能力。五禽戏的大部分动作都有单腿独立或重心变化的过程，经常练习独立桩有助于加强动作变化的灵活性和步法的稳定性。

二、动作操作

五禽戏注重调身、调息和调心的和谐统一。调身主要指技术动作要符合练功要求，并在此基础上结合呼吸和意念进行综合锻炼，故本节对动作过程、技术要点、易犯错误与纠正方法、呼吸方法、意念活动等进行较为详细的阐述，并对每一个动作的功理与作用进行说明。

（一）预备势

起势调息

（1）动作说明。

动作一：两脚并步站立，两臂自然垂于体侧；头项正直，下颌微收，舌抵上腭，沉肩坠肘，胸腹放松；目视前方（图4-276）。

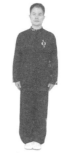

图 4-276

动作二：两膝微屈，身体重心移至右腿，左脚提起，向左平开一步，脚尖点地，两脚距离与肩同宽，随即左脚跟着地，两脚平行站立，重心移至两腿之间，两膝微屈，含胸拔背，收腹敛臀，两手垂于体侧（图4-277—图4-279）；全身放松，神情自然。

动作三：两肘微屈，转掌心向前，两掌向前、向上托起，高与胸平，掌心向上，与肩同宽（图4-280）。

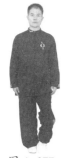 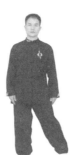 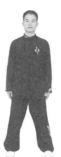 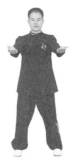

图 4-277　　　　　图 4-278　　　　　图 4-279　　　　　图 4-280

动作四：两肘下垂外展，转掌心向内对膻中穴，随即两掌内旋，缓慢下按至腹前，再左右分开，两手垂于体侧；目视前方（图4-281—图4-283）。

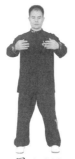 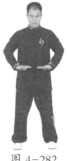 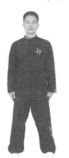

图 4-281　　　　　图 4-282　　　　　图 4-283

重复动作三、四 2 遍。

（2）技术要点。

①做动作二时要先屈膝，再缓提左脚开步，慢移重心、轻落左脚，做到虚实分明，重心平衡。

②手臂运行以肩为轴，先沉肩再带动两掌上托，两掌上托、内合、下按，运行路线成弧线，要圆活连贯、自然顺畅。

③呼吸与动作协调一致，要求呼吸逐步做到深、细、匀、长。

（3）易犯错误与纠正方法。

①易犯错误：向左开步时，两膝过分挺直，身体左右摇晃。纠正方法：开步前，两膝先微屈；开步时，身体重心先落于右腿，左脚提起脚掌点地后，再缓缓向左移动，点起点落，使重心保持平稳。

②易犯错误：手臂运行和胸腹开合脱节。纠正方法：注意腹式呼吸和手臂的配合，收腹、沉肩牵动手臂上提，胸廓的开合带动两臂内合下落。

③易犯错误：手臂运行路线僵直，直来直去，转角分明。纠正方法：注意手臂即将提到胸部高度时，两掌要边抬起边内旋翻转，呈圆弧运动，手掌运行路线的最高点与胸部同高。

（4）呼吸方法。

①左脚提起开步时吸气，落脚踏实时呼气，也可以采用自然呼吸。

②动作二开步站立后可调息数次。

③两掌上托、内合时配合吸气，下按时配合呼气。

（5）意念活动。

①并步站立及向左开步时意守丹田。

②动作三、四两掌上托时意在劳宫，内合时意在膻中，下按时意在丹田。

（6）功理与作用。

①两掌上托，意在劳宫，下按意在丹田，可启动气机，培育元气，促进心肾相交，使习练者进入练功状态。

②排除杂念，宁神静气，调和气血。

③外引内导，吐故纳新，升清降浊，调理气机。

（二）第一戏 虎戏

"虎戏"要体现虎的威猛。虎的威猛生于爪，虎爪伸缩有力、刚柔相济，所以虎的动作要有动如雷霆无阻挡、静如泰山不可摇的气势。虎戏主肝，肝开窍于目，神发于目；肝主筋，其华在爪，威生于爪，伸缩有力。

1. 虎举

（1）动作说明。

动作一：接上式。两手置于髋前，掌心向下，十指撑开，掌指向前，再弯曲成虎爪状（图 4-284、图 4-285）。随后两手外旋，由小指先弯曲，其余四指依次弯曲握拳，拳心相对；目视两拳（图 4-286）。

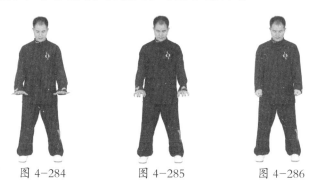

图 4-284　　　　　图 4-285　　　　　图 4-286

动作二：两拳沿体前缓慢上提至胸前，随即两臂内旋，十指缓缓松开伸直撑掌，举至头上方，手臂伸直，虎口相对；胸腹充分展开，头向上抬起；目随手走，注视两掌（图 4-287、图 4-288）。

动作三：两掌弯曲成虎爪状，随即外旋握拳，拳心相对；目视两拳（图 4-289、图 4-290）。

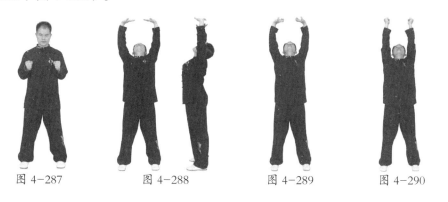

图 4-287　　　　　图 4-288　　　　　图 4-289　　　　　图 4-290

动作四：两拳下拉至胸前，变掌体前下按，落至两髋前，十指撑开，手指向前，掌心向下；目随手走，注视两掌（图 4-291、图 4-292）。

重复动作一至动作四 3 遍。然后两手自然垂于体侧；目视前方（图 4-293）。

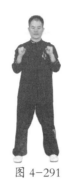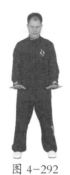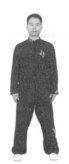

图 4-291　　　　　　图 4-292　　　　　　图 4-293

（2）技术要点。

①两手上下沿垂直线运行，同时按照上（头顶）、中（胸前）、下（髋前）三个位置进行手型转换。

②撑开十指、屈指成"虎爪"、外旋握拳，三个环节均要贯注劲力。

③眼随手动，上下注视。两手举至头顶时，胸腹充分向上展开，抬头目视双掌；下按至髋前时，含胸松腹，低头目视双掌。

（3）易犯错误与纠正方法。

①易犯错误：撑掌、屈指、握拳不充分。纠正方法：撑，十指充分展开似钢针；屈，手指第一、二关节弯曲，掌心外凸；握，小指先弯曲，再其余四指依次弯曲成拳，握拳要紧。三个手型变化节奏分明。

②易犯错误：两手上下运行未成直线。纠正方法：先确定两手与身体的距离，上下运行时要保持该距离不变，并在与地面垂直的线上运行。

③易犯错误：两掌上举时，身体后仰成反弓状。纠正方法：两掌向头正上方托举，收腹、直腰、拔背、抬头，手臂、身体向上伸展并与地面保持垂直。

（4）呼吸方法。

根据个人气息长短和习惯，一般可以运用两种呼吸方法：两手上举时吸气，下落时呼气；两拳快要上提到胸前时吸气，拳掌变换时呼气，再上托时吸气，下落时呼气。在掌、爪、拳变换时，采用自然呼吸法或停闭呼吸法比较适宜。

（5）意念活动。

①"虎举"要意想体现虎的威猛气势。神发于目，虎视眈眈；威生于爪，伸缩有力；神威并重，气势凌人。

②意念两臂提、举、拉、按四个环节的变化，关注动作过程；或配合意念转换，两拳向上，如提水桶；两掌上举，如举重物；握拳下拉，如拉双环；两掌下按，

如按水中浮球。

（6）功理与作用。

①两手上举下落，配合呼吸，吸清排浊，牵动手少阳三焦经，疏通三焦气机，调理三焦功能。同时，可扩展胸廓，使腹腔、盆腔脏器受到内按摩，促进全身气血调畅，提高脏腑功能。

②手臂的升降、眼神的随视、虎掌的转换等，可牵拉两肋，疏通肝气，濡养筋脉，使肝血充足。

③虎爪变拳，可增强握力，改善上肢远端关节的血液循环。

2. 虎扑

（1）动作说明。

动作一：接上式。两手握空拳，沿身体两侧上提至胸侧；下肢保持不动，身体稍后仰（图4-294）。

动作二：两手向上、向前划弧，随即十指弯曲成虎爪，掌心向下；同时上体前俯，挺胸塌腰；怒视前方（图4-295、图4-296）。

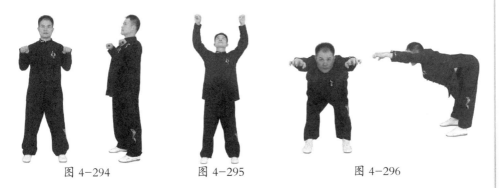

图 4-294　　　　　　　图 4-295　　　　　　　图 4-296

动作三：两腿屈膝下蹲，收腹含胸；同时两手向下划弧至两膝侧，掌心向下；目视前下方（图4-297）。随后，伸膝、送髋、挺腹、后仰，身体成反弓状；同时，两手握空拳沿体侧向上提至胸侧；目视前上方（图4-298）。

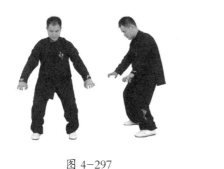
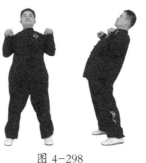

图 4-297　　　　　　　图 4-298

动作四：右脚尖顺势外展约 30°，重心移至右腿，左脚提起，两手继续向上、向前划弧，随后左脚向前迈出一步，脚跟着地，右腿屈膝下蹲，成左虚步；同时上体前倾约 45°，两拳变虎爪向前、向下扑按至膝前两侧，高与膝平，两手距离约两个肩宽，掌心向下；怒视前下方（图 4-299—图 4-301）。

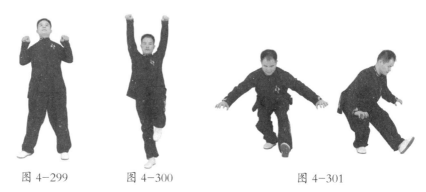

图 4-299   图 4-300   图 4-301

随后左脚收回，与肩同宽，两膝弯曲；两手向下划弧至两膝旁；目视前下方（图 4-302）。

动作五至八同动作一至四，唯左右相反（图 4-303—图 4-311）。

重复动作一至动作八 1 遍。然后开步站立，两臂自然垂于体侧；目视前方（图 4-312）。

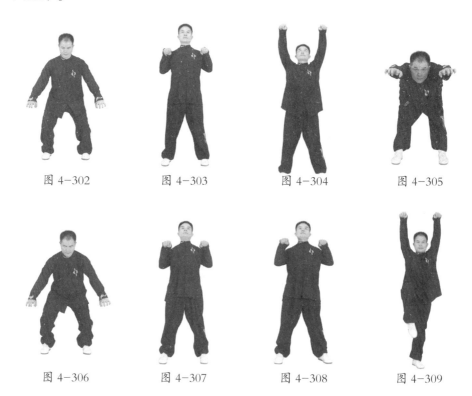

图 4-302   图 4-303   图 4-304   图 4-305

图 4-306   图 4-307   图 4-308   图 4-309

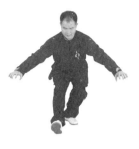
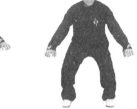
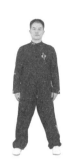

图 4-310　　　　　　　图 4-311　　　　　　　图 4-312

最后，两掌向身体侧前方举起，掌心朝上，与胸同高，再两臂屈肘，两掌内合，转掌心向内对膻中穴，随即两掌内旋，缓慢下按至腹前，左右分开，两臂垂于体侧；目视前方（图 4-313—图 4-316）。

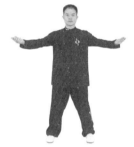

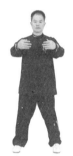
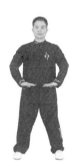
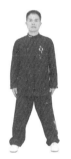

图 4-313　　　　　　图 4-314　　　　　　图 4-315　　　　　　图 4-316

（2）技术要点。

①身体前俯至水平时，两臂前伸、臀部后引、头部上抬、腰部下塌，使脊柱得到充分伸展，又称"长引腰"。

②屈膝下蹲、收腹含胸与伸膝、送髋、挺腹、后仰的动作过程要连贯，使脊柱由折叠到展开形成匀速波浪式蠕动，从腰椎经过胸椎到达颈椎，节节贯串，两手下按、上提要与之配合协调。

③虚步下扑时，速度可以加快，先柔后刚，配合快速深呼气，气由丹田发出，以气催力，力达指尖，模仿猛虎下扑，按住猎物。

（3）易犯错误与纠正方法。

①易犯错误：身体前俯时，低头、弓背、松腰、屈膝，手臂向上或向下伸展。纠正方法：两膝伸直，手臂与地面平行，向前伸展，抬头、挺胸、塌腰，通过手臂前伸与尾闾后引，使脊柱在没有压力的状态下，对拉拔长。可以两人一组牵手相拉，体验腰脊伸展、被拉伸后"长引腰"的感觉。

②易犯错误：脊柱蠕动不明显，收腹、送髋、挺胸不充分，两手配合不协调。纠正方法：两手由水平向上划弧时，低头、弓背、收腹、敛臀；两手体侧上摆划弧时，送髋、挺胸、抬头。动作幅度由小到大，逐步适应。

③易犯错误：虚步时，身体未能面向正前方，重心不稳，左右摇晃。纠正方法：以支撑腿脚跟为支点，当重心移至脚后跟时，及时外展脚掌，成虚步时身体就能朝向前方；迈步时，两脚横向距离要保持一定宽度，适当增大稳定角度。

（4）呼吸方法。

两手上提时配合吸气，前伸、下扑时配合呼气。

（5）意念活动。

①初学时，意想动作规格。

②动作熟练后，意想自己是深山中之猛虎，伸展肢体、抓捕猎物，虎视眈眈，具有兽中之王的气势。

③最后两掌侧前方举起时，意在劳宫，内合时意在膻中，下按时意在丹田。

（6）功理与作用。

①引腰前伸，牵拉腰脊，提高脊柱的柔韧性和伸展度，利于脊柱保持正常的生理弧度。脊柱的伸展、折叠，波浪式蠕动，可增强腰部肌肉的力量，预防腰肌劳损、腰椎间盘突出、腰椎滑脱、习惯性腰扭伤等腰部疾患。

②两拳在胁肋的摩运、提拉，以及脚趾的上翘，意在刺激足厥阴肝经。肝开窍于目，虎视眈眈可疏泄肝气。

③督脉行于背部正中，任脉行于腹部正中，脊柱的反复伸展、折叠蠕动，可牵动任督二脉，起到调和阴阳、疏通经络、活跃气血的作用。

（三）第二戏 鹿戏

"鹿戏"要体现出鹿的温顺优雅。鹿和谐为伴，娴雅而好动，互抵以戏为乐，矫健轻捷，灵巧舒展，愉悦恬静，挺身眺望，伺机而动，蓄势竞奔，砥砺前行。鹿戏主肾，腰为肾之府，运转尾闾，心肾相交，前弓后撑，含胸收腹，疏通任督，强腰补肾。

1. 鹿抵

（1）动作说明。

动作一：接上式。两膝微屈，身体重心移至右腿，左脚经右脚内侧向左前方迈出，脚跟着地；同时，身体稍右转，两掌握空拳，向右侧摆起，与肩同高，

160

拳心向下；目随手动，转视右拳（图 4-317）。

动作二：身体重心前移，左腿屈膝，脚尖外展约 70° 后踏实，右腿伸直蹬实，全脚掌着地；同时，身体左转，两拳成"鹿角"，随之向左摆动，左臂屈肘，肘尖抵靠在左腰侧，前臂水平，稍背屈，指尖向左，右臂向上、向左、向后划弧，侧举至头前，掌指向左后方伸抵，掌心向外，指尖朝后；目视右脚跟（图 4-318、图 4-319）。

动作三：身体右转，重心后移，左脚尖翘起；两手由鹿角向上、向右、向下划弧，摆至身体右侧，高与肩平，掌心向下；目视右手（图 4-320、图 4-321）。

动作四：两手由鹿角变为握空拳落于体前；同时，左脚收回，与肩同宽，两膝微屈；目视前方（图 4-322）。

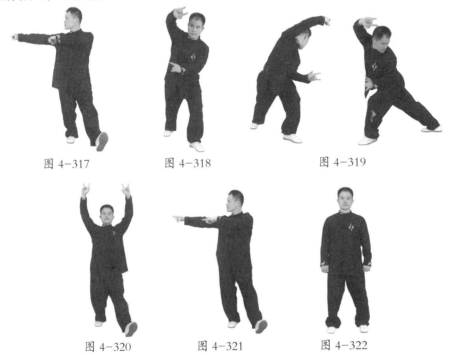

图 4-317　　　　　图 4-318　　　　　　　图 4-319

图 4-320　　　　　图 4-321　　　　　　图 4-322

动作五至八：同动作一至四，唯左右相反（图 4-323—图 4-328）。

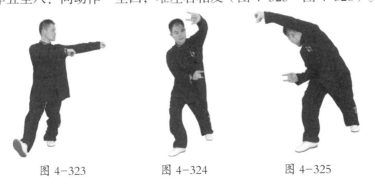

图 4-323　　　　　图 4-324　　　　　　图 4-325

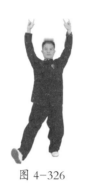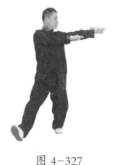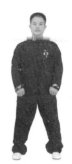

图 4-326　　　　　图 4-327　　　　　图 4-328

重复动作一至动作八 1 遍。然后，两臂垂于体侧；目视前方（图 4-329）。

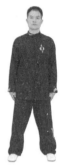

图 4-329

（2）技术要点。

①鹿抵的手型交替变换，先握空拳，再变鹿角，握空拳时要松，变鹿角时要紧，变换过程不能突然加速，要逐渐屈指和展开。空拳与鹿角的手型变换点，以两臂摆至与肩同高时为界。

②腰部侧屈拧转，侧屈的一侧腰部要压紧，另一侧借助上举手臂后伸，充分抻拉脊柱和后背部肌群。

③后脚脚跟要蹬实，固定下肢位置，加大腰腹部拧转幅度，运转尾闾。

（3）易犯错误与纠正方法。

①易犯错误：两臂划圆，动作僵硬。纠正方法：主要原因是腰部和手臂运行脱节，不协调。鹿抵手臂运行有立圆和平圆的变化，在学习完整动作之前，两手可以在体前反复进行立圆和平圆的绕环，体会以腰带臂的动作要领，熟练后再习练完整动作。

②易犯错误：拧腰侧屈不充分，拧转不到位。纠正方法：两脚位置要固定，脚尖外展角度要到位，后腿要蹬直；两臂随着转体划平圆，下面手臂肘尖用力抵压在腰侧，帮助侧屈；上面手臂横于头前，手腕背伸，手指向后伸出，超过下面手臂位置，助力旋转。

③易犯错误：低头，视线看不到后蹬腿脚跟。纠正方法：髋部下沉，身体微向前倾，头和身体斜中寓直，转头下视，通过肩侧注视后蹬腿脚跟。

（4）呼吸方法。

两臂摆至与肩同高时，配合吸气，两臂随着转体向后抵角时，配合呼气；

两手向上划立圆时，配合吸气，两手下落还原时，配合呼气。

（5）意念活动。

①初学时，可意想动作规格。

②动作熟练后，可意想自己是原野上的梅花鹿，伸足迈步，回顾戏抵，自得其乐。

（6）功理与作用。

①转头角抵，拧转侧屈，后蹬着力，目视脚跟，牵动和疏通足少阴肾经，提高肾的功能。

②腰为肾之府，腰脊拧转侧屈，交替挤压，促使腰部气血运行旺盛，可运转肾气，起到强腰补肾的作用。

③腰部的侧屈拧转，使整条脊椎充分旋转，可改善脊柱柔韧，增强腰部肌肉力量，防止腰部脂肪沉积；利滑腰椎关节，有助于防治腰椎小关节紊乱等症。

2. 鹿奔

（1）动作说明。

动作一：接上式。重心移至右腿，左脚提起，向前迈步，先脚跟着地，再屈膝，右腿伸直，成左弓步；同时，两手握空拳沿身体两侧向上、向前划弧，屈腕下落至体前，高与肩平，与肩同宽，拳心向下；目视前方（图4-330—图4-332）。

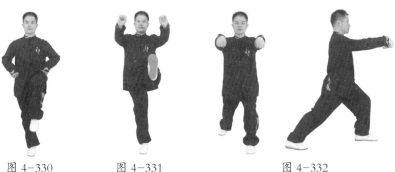

图4-330　　　　图4-331　　　　　图4-332

动作二：身体重心后移，右腿屈膝，左膝伸直，全脚掌着地，头前伸、弓背、收腹、敛臀；同时，两臂前伸内旋，拳变"鹿角"，掌背相对，间距约5厘米，指尖向前；目视前下方（图4-333）。

动作三：身体重心前移，上体抬起，保持正直，右腿伸直，左腿屈膝，成左弓步；同时，松肩沉肘，两臂外旋，"鹿角"变空拳，拳面要平，拳心向下，高与肩平；目视前方（图4-334）。

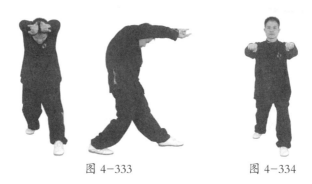

图4-333　　　　　　　　图4-334

动作四：身体重心移向右腿，左腿自然伸直，脚尖翘起（图4-335）。左脚收回，脚尖点地，与肩同宽，再左脚从脚尖至脚后跟依次落地，同时右脚从脚后跟至脚尖依次抬起，两脚换跳步；两拳随之向下划弧，落于体侧，换跳完成时，两拳沿体侧收提至腰侧；目视前方（图4-336、图4-437）。

动作五至八：同动作一至四，唯左右相反（图4-338—图4-343）。

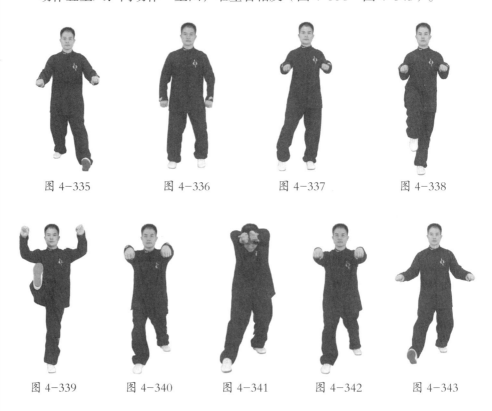

图4-335　　　　图4-336　　　　图4-337　　　　图4-338

图4-339　　　图4-340　　　图4-341　　　图4-342　　　图4-343

重复动作一至动作八1遍。然后，左脚收回，两臂垂于体侧，目视前方（图4-344）。

最后两掌向身体侧前方举起，掌心朝上，与胸同高，再两臂屈肘，两掌内合，转掌心向内对膻中穴，随即两掌内旋，缓慢下按至腹前，左右分开，两臂垂于体侧；目视前方（图4-345—图4-348）。

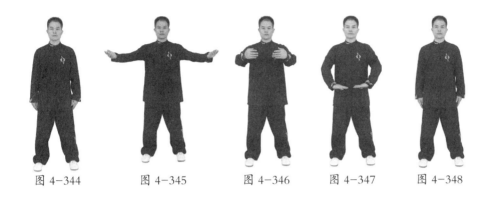

图 4-344　　　　图 4-345　　　　图 4-346　　　　图 4-347　　　　图 4-348

（2）技术要点。

①提脚前迈要有弧度，抬高腿、迈大步、落小步，落步轻灵，体现鹿的安舒神态。

②身体后坐时，两臂前伸，胸部内含，靠背，形成"横弓"状；头前伸，背后拱，腹内收，臀内敛，形成"竖弓"状，使腰背部得到充分伸展和拔长。

（3）易犯错误与纠正方法。

①易犯错误：落步后，两腿成一直线，重心不稳。纠正方法：提脚上步时，向同侧肩部正前方落步，保持两脚的横向距离与肩同宽。

②易犯错误：背部"横弓"和躯干"竖弓"不够明显。纠正方法：两臂内旋前伸，含胸靠背，肩胛外展内扣，两力相拉，可增大"横弓"幅度；头、髋前伸，收腹敛臀，命门后凸，可增大躯干"竖弓"幅度。胸内含、背后靠，腹收缩、臀内敛前送，形成躯干两张"弓"，使背部肌肉向上、下、左、右四个方向充分伸展。

③易犯错误：换跳步动作僵硬。纠正方法：换跳步动作模拟鹿奔跑时步伐之间的变换，身体重心的左右移动，虚实转换要分明，两脚下落、提起速度要均匀，轻柔并富有弹性。

（4）呼吸方法。

两手上提时吸气，向前下落时呼气；弓背时吸气，重心前移、两臂下落时呼气；收脚时吸气，换步时呼气。

（5）意念活动。

①初学时，意想动作规格。

②动作熟练后，向前迈步时，意想鹿在草原上投足前奔，轻盈敏捷；身体重心后移成两张弓时，蓄势待发，意守命门。

③最后两掌侧前方举起时，意在劳宫，内合时意在膻中，下按时意在丹田。

（6）功理与作用。

①两臂内旋前伸，肩背部肌肉得到牵拉，对颈肩综合征、肩关节周围炎等症有防治作用；躯干弓背收腹，能柔韧脊柱，矫正脊柱畸形，增强腰背部的肌肉力量。

②"迈大步、落小步"动作，要求在单腿独立状态下，有控制地摆动另一条腿，可以提高人体的平衡能力；两脚的换跳步可以增强踝关节的力量和柔韧性，牵拉足少阴肾经经穴，具有强筋健骨的作用。

③脊柱后弯，内夹尾闾，后凸命门，打开大椎，疏通督脉经气，振奋全身阳气；重心后坐，气运命门，加强了先天和后天之气的交流。

（四）第三戏 熊戏

"熊戏"要体现熊的稳健。熊四肢粗壮有力，蹒跚摇晃，行步沉实，憨态可掬，稳重之中显灵敏，憨厚之中生灵巧。熊戏主脾，脾为气血生化之源，脾胃健则后天之本固，运转腰腹，提髋迈步，拧压挤按，气沉丹田，晃动中焦，补中益气，健脾和胃。

1. 熊运

（1）动作说明。

动作一：接上式。两掌握空拳成"熊掌"，提起置于肚脐两侧，拳眼相对，间距约5厘米；同时，两腿微屈，身体稍前俯；目视两拳（图4-349、图4-350）。

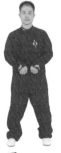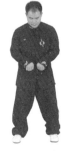

图 4-349　　　　　　　　图 4-350

动作二：以腰腹为轴，上体做顺时针摇晃；同时，两拳随之沿右肋部、上腹部、左肋部、下腹部划圆；目随上体摇晃环视（图 4-351—图 4-354）。

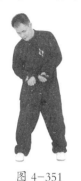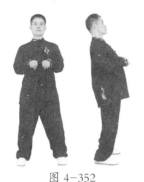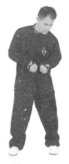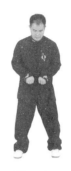

图 4-351　　　　　图 4-352　　　　　图 4-353　　　　　图 4-354

动作三、四：同动作一、二。

动作五至八：同动作一至四，身体做逆时针摇晃，两拳随之划圆。动作相同，唯方向相反（图 4-355—图 4-358）。

两腿伸直；两拳变掌下落，自然垂于体侧；目视前方（图 4-359）。

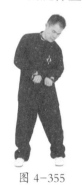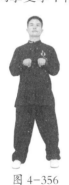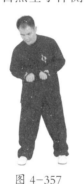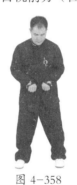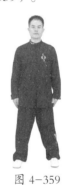

图 4-355　　　图 4-356　　　图 4-357　　　图 4-358　　　图 4-359

（2）技术要点。

①下肢固定不动，以腰腹中焦部位为圆心，身体在立面上进行摇转。

②肩肘放松，两手轻轻贴于腹前，随身体摇晃，同步协调，立圆摆动，圆活自然，不粘不滞。

③身体和两拳向上划圆时，提胸收腹，充分伸展腰腹；向下划圆时，含胸松腹，挤压脾、胃、肝等中焦区域。

（3）易犯错误与纠正方法。

①易犯错误：腰腹运行时，下肢同时摇晃，躯干未能立圆运行。纠正方法：保持下肢不动。先做躯干前俯、后仰运动，再做躯干左右侧屈运动，体验躯干四个方向的位置；在腰部的带动下，将四个点连贯起来，做顺时针或逆时针的

立圆摇转；视整个身体为一座台钟，胯部及其以下部位为台钟底座，固定不动，假想躯干为台钟的分针（长针），在钟面做垂直摇转。

②易犯错误：两拳划圆黏滞，与腰腹运行不同步。纠正方法：体会腹前立圆，以肚脐为中心，以10厘米左右为半径，两手握空拳贴于腹前划立圆，动作要圆活连贯，使拳和腹部摩擦力减到最小，同时体验两拳在腹前运行轨迹和方向位置；体会四个方位的同步运动，躯干做上下、左右摆动时，两拳也随之做同向运动，体验两拳和腰腹的协调同步；以腰带动两臂运行，腰腹做立圆摇转，带动两拳运转，假想两拳为钟的短针（时针），由长针带动在钟面上进行同步立圆顺、逆运转。

（4）呼吸方法。

身体向上提拉时吸气，身体向下挤压时呼气，运转一圈，配合一次呼吸。

（5）意念活动。

①初学时，意想动作规格。

②动作熟练后，意念在丹田，以意领气，意念内气带动身体和两拳的运动。

（6）功理与作用。

①熊戏主脾，脾主运化和输布精微；转腰摩腹，以身带手，摩运中焦，提升脾胃"血气生化之源"的能力，使中焦气血通畅。

②腰腹摇转，牵动脾经、胃经等经络，引导内气运行，提升脾胃运化功能，可防治消化不良、腹胀纳呆、便秘腹泻等症。

③活动腰部关节和肌肉，可防治腰肌劳损及软组织损伤。

2. 熊晃

（1）动作说明。

动作一：接上式。身体重心右移，左髋上提，牵动左脚离地，两掌握空拳成"熊掌"，置于体侧，随即松髋，左腿屈膝提起，右腿微屈；目视左前方（图4-360、图4-361）。

动作二：身体重心前移，左脚向左前方落地，全脚掌踏实，脚尖朝前，左腿弯曲，右腿伸直；同时，左臂内旋前靠，左拳摆至左膝前上方，拳心朝左，高与腰平，右拳摆至体后，拳心朝后，高与腰平；目视左前方（图4-362）。

动作三：身体先右侧压，再左转，重心后坐，左腿伸直，右腿屈膝；同时拧腰晃肩，带动两臂前后弧形摆动，右拳摆至左膝前上方，拳心朝右，高与腰平，左拳摆至体后，拳心朝后，高与腰平；目视左后方（图 4-363、图 4-364）。

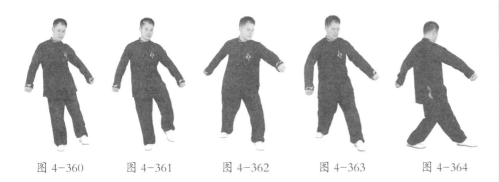

图 4-360　　　图 4-361　　　图 4-362　　　图 4-363　　　图 4-364

动作四：身体先左侧压，再右转，重心前移，左腿屈膝，右腿伸直；同时拧腰晃肩，带动两臂前后弧形摆动，左臂内旋前靠，左拳摆至左膝前上方，拳心朝左，高与腰平，右拳摆至体后，拳心朝后，高与腰平；目视左前方（图 4-365、图 4-366）。

动作五至八同动作一至四，唯左右相反（图 4-367—图 4-373）。

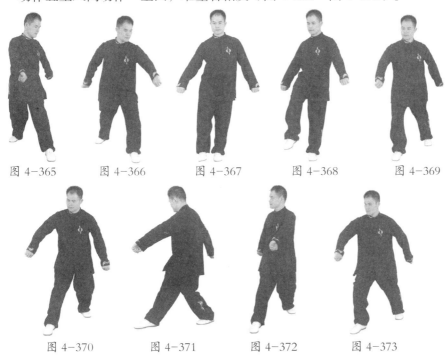

图 4-365　　　图 4-366　　　图 4-367　　　图 4-368　　　图 4-369

图 4-370　　　　图 4-371　　　　图 4-372　　　　图 4-373

重复动作　至动作八1遍。然后左脚上步，并步站立；两臂自然垂于体侧，目视前方（图 4-374）。

最后，两掌向身体侧前方举起，掌心向上，与胸同高，再两臂屈肘，两掌内合，转掌心向内对膻中穴，随即两掌内旋，缓慢下按至腹前，左右分开，两臂垂于体侧；目视前方（图 4-375—图 4-378 ）。

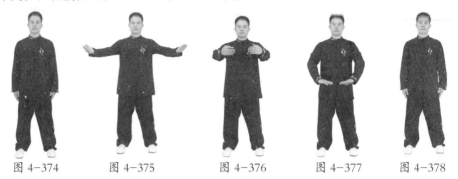

图 4-374　　　　图 4-375　　　　图 4-376　　　　图 4-377　　　　图 4-378

（2）技术要点。

①腰侧肌群收缩牵动大腿上提，按提髋、起腿、松腰、屈膝、落步的先后顺序行进。上提时，臀部收紧，不翘臀，两肩放平。

②上步时，两脚的横向间距稍宽于肩，随身体重心前移，踝关节放松，全脚掌踏实，使震动感从踝关节传到膝关节，再到髋关节，表现熊步的沉稳厚实。

③腰部两侧挤压时间很短，动作完成后，即由百会穴上领，转腰舒体，晃动两臂，如风摆杨柳，轻盈自然。

（3）易犯错误与纠正方法。

①易犯错误：提髋不充分，两肩呈一高一低。纠正方法：提髋时，保持两肩放平不动，重心移至身体一侧，另一侧腰肌尽力收缩，带动下肢上提，膝关节自然伸直，原地提、原地落，左右轮换，体会腰侧肌群收缩和放松状态。

②易犯错误：落步震脚不自然，用力踩踏，髋关节处没有震动感。纠正方法：提髋、屈膝、落地时，重心要顺势前移，切忌主动踩踏，脚尖要向前，全脚掌自然着地，同时踝、膝关节放松，才能使震动感传至髋关节。

③易犯错误：腰部两侧挤压不充分，以腰带臂不明显。纠正方法：先两脚开立，做两臂下引、身体侧屈动作，体会对腰部两侧的挤压感；挤压到位后，百会穴上领，身体左右转动，带动两臂前后摆动，体会以腰带臂；结合步型练习，摆好落步震脚后的步型，以腰带臂，两臂与步型同方向前后摆动；再增加腰部侧屈挤压，挤压时间很短，到位后即舒腰展体；熟练后，融入完整动作中去。

（4）呼吸方法。

熊晃动作配合两次呼吸。提髋、屈膝时吸气，落步前移时呼气；重心后坐时吸气，重心前移时呼气。

（5）意念活动。

①初学时，意想动作规格。

②动作熟练后，意想自己是山中之黑熊，迈步前行沉稳厚实，后坐蓄劲蕴含内劲，前靠发力笨中生灵。

③最后两掌侧前方举起时，意在劳宫，内合时意在膻中，下按时意在丹田。

（6）功理与作用。

①提髋屈膝，控制重心移动，落步震脚，可提高平衡能力，增强髋关节周围肌肉的力量，有助于防治下肢无力、髋关节损伤、膝痛等症。

②提髋震脚，腰腹挤压、摇晃，意在运动两胁，调理肝脾，挤压按摩消化器官，有助于腹部两侧脂肪运化，增强消化功能，塑身健美。

（五）第四戏 猿戏

"猿戏"要体现出猿猴的机警敏捷。猿猴天性活泼好动，左顾右盼，眼观六路，目光似电，善于纵跳，伸展肢体，攀树摘果。猿戏主心，耸肩团背，抓撮按提，十指连心，心主神明，心之所思必行之于指，指之灵动即神之所钟。外练肢体的轻灵敏捷，欲动则如疾风闪电，迅敏机警；内练精神的宁静贯注，欲静则静月凌空，万籁无声，从而达到外动内静、动静结合的境界。

1. 猿提

（1）动作说明。

动作一：接上式。两臂内旋微屈，两手置于腹前，十指斜相对，手指伸直分开，含胸收腹，随即两手快速外旋，屈腕，十指撮拢，捏紧成"猿钩"；低头看手（图4-379、图4-380）。

动作二：两手上提至胸前，间距约10厘米，钩尖向下；两肩上耸，含胸团背，收腹提肛；两脚跟提起（图4-381）。随即头向左转，目随头动，注视左后方（图4-382）。

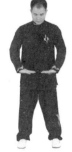 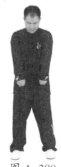 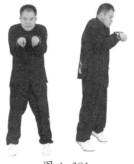 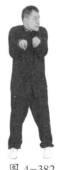

图 4-379　　　　　图 4-380　　　　　　图 4-381　　　　　图 4-382

动作三：躯干、腿部不动，头转正；目视前方（图4-383）。

动作四：两肩下沉，松腹落肛；"猿钩"变掌，体前下按，按至腹前，再左右分开，垂于体侧；脚跟着地；目视前方（图4-384、图4-385）。

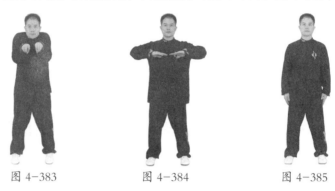

图4-383　　　　　　　　图4-384　　　　　　　　图4-385

动作五至八同动作一至四，唯头向右转（图4-386—图4-392）。

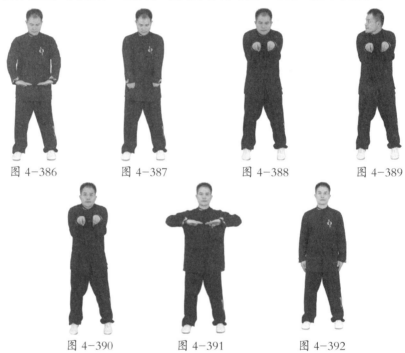

图4-386　　　　图4-387　　　　图4-388　　　　图4-389

图4-390　　　　　　　　图4-391　　　　　　　　图4-392

重复动作一至动作八1遍。

（2）技术要点。

①掌指撮拢变钩，速度要快；眼睛瞪大，眼神敏锐。

②耸肩、团胸、收腹、屈肘、提踵要充分。

③身体的收紧和放松都是按照从上到下的顺序进行。收紧顺序：百会穴上领，带动耸肩、收腹、提肛、脚跟离地，使身体重心上提；放松顺序：头颈部放松，

再沉肩、松腹、落肛、脚跟着地，使身体重心下落。

（3）易犯错误与纠正方法。

①易犯错误：提踵时，重心不稳，身体前后晃动。纠正方法：头顶百会穴始终有上领之意，两膝伸直内夹，可起到稳定重心的作用。

②易犯错误：耸肩不充分，胸背部和上肢不能团紧。纠正方法：以胸部膻中穴为中心，缩脖、夹肘、团胸、收腹，加强胸背部和上肢的团紧程度，形成一个上下、左右向内挤压心脏部位的力量。

③易犯错误：转头时低头或抬头。纠正方法：百会穴上领，虚灵顶劲，下颌微收，头部平转，眼神保持平移。

（4）呼吸方法。

猿提配合两次呼吸，其中一次为提肛呼吸。两臂内旋时吸气，撮拢握钩时呼气；两钩上提时吸气，收腹提肛，两掌体前下按时呼气，松腹落肛。在头部转向和回转之间，可运用停闭呼吸。

（5）意念活动。

①初学时意想动作规格。

②两手上提时，意在会阴部位收紧；下落时，意在会阴部位放松。

③动作熟练后，意想自己是花果山中的灵猴，机智灵敏，提脚跷立，眼观六路，耳听八方。

（6）功理与作用。

①快速旋腕撮拢成"猿钩"，意在增强神经与肌肉反应的灵敏性；提踵直立，可增强腿部力量，提高平衡能力。

②两手上提，缩脖、耸肩、团胸，可挤压胸腔；两掌下按，伸颈、沉肩、宽胸、松腹，可扩大胸腔体积，反复练习上述动作，可以按摩心肺，提高呼吸功能，改善脑部供血。

③两手上提，收腹提肛，引肾水上升，以制心火；两手下落，松腹落肛，气沉丹田，心火下降，以温肾水；交替练习，可促进心肾相交、水火相济，调节人体之阴阳平衡。

2. 猿摘

（1）动作说明。

动作一：接上式。左脚向左后方退步，脚尖点地，右腿屈膝，重心落于右腿；同时，左臂屈肘，左掌成"猿钩"收至左腰侧，右掌向右前方自然摆起，掌心朝下，高与腰平；目视右掌（图4-393）。

动作二：身体重心后移，左脚踏实，屈膝下蹲，右腿自然伸直，脚尖翘起；右掌向下、向后摆起；目随手动（图4-394）。右脚收至左脚内侧，脚尖点地，成右丁步；同时，右掌向下经腹前向左上方划弧摆至头左侧，掌心对太阳穴；目先随右掌，再转头注视右前上方（图4-395、图4-396）。

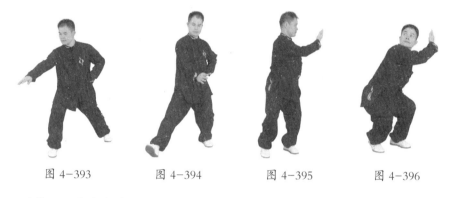

图4-393   图4-394   图4-395   图4-396

动作三：右掌内旋，掌心朝下，沿体侧下按至左髋外侧，两腿顺势稍下蹲；目视右掌（图4-397）。右脚向右前方迈出一大步，左腿蹬伸，身体右转，带动两臂前后展开（图4-398）；身体重心前移，右腿伸直，左脚脚尖点地，成左后点步；同时，右掌经体前向右上方划弧，举至体侧变"猿钩"，稍高于肩，左掌向前、向上伸举，屈腕撮钩，成"采摘势"；目视左钩（图4-399）。

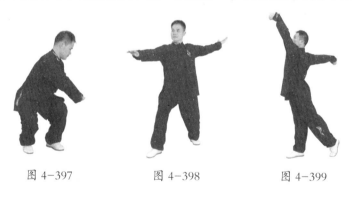

图4-397   图4-398   图4-399

动作四：身体重心后移，左腿屈膝，右腿自然伸直；左掌由"猿钩"变为"握固"，屈肘回收，右手变掌回落于体前（图4-400）。随即，左腿屈膝下蹲，右脚收至左脚内侧，脚尖点地，成右丁步；同时，左臂屈肘约90°，收至左前方，掌指分开，掌心朝上，虎口朝左后方，成"托桃状"，右掌经体前向左划弧至左肘下捧托，掌心对左肘尖；目视左掌（图4-401）。

动作五至八同动作一至四，唯左右相反（图 4-402—图 4-410）。

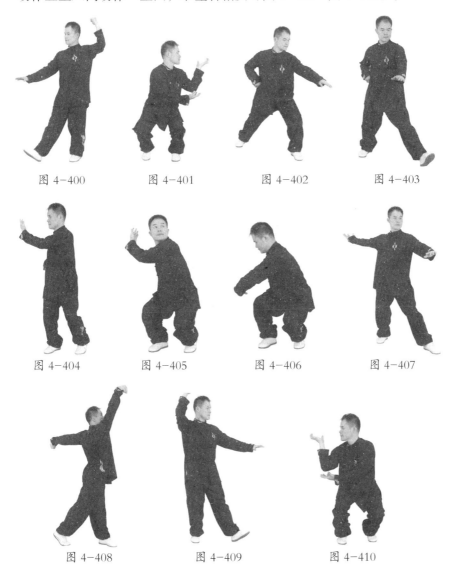

图 4-400　　　　　图 4-401　　　　　图 4-402　　　　　图 4-403

图 4-404　　　　　图 4-405　　　　　图 4-406　　　　　图 4-407

图 4-408　　　　　图 4-409　　　　　图 4-410

重复动作一至动作八 1 遍。然后左脚向左横开一步，开步站立；两臂自然垂落于体侧；目视前方（图 4-411）。

最后，两掌向身体侧前方举起，掌心朝上，与胸同高，再两臂屈肘，两掌内合，转掌心向内对膻中穴，随即两掌内旋，缓慢下按至腹前，两掌左右分开，两臂垂于体侧；目视前方（图 4-412—图4-415）。

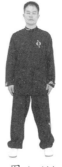

图 4-411

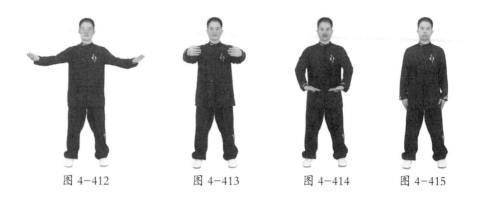

| 图 4-412 | 图 4-413 | 图 4-414 | 图 4-415 |

（2）技术要点。

①眼睛要随上肢动作变化左顾右盼，体现出猿猴眼神的机警灵敏。

②屈膝下蹲时，全身呈收紧状；蹬腿迈步、向上采摘时，肢体要充分展开；采摘时，手指撮拢变"猿钩"，要快速敏捷；握固后，成"托桃状"时，掌指要及时分开。

③动作快慢相间，以神似为主，重在体会其意境，不可太夸张。

（3）易犯错误与纠正方法。

①易犯错误：手型变化不清晰。纠正方法：猿摘的手型在掌、钩和握固三者之间变换，每一变换都说明动作情节的发展，掌变猿钩是摘果动作，钩手变握固是持果动作，握固变掌是托果动作，其中掌变猿钩要快速，其余变换则要渐缓进行。

②易犯错误：上、下肢动作配合不协调。纠正方法：下蹲时，手臂屈肘，靠近身体；蹬伸时，身体伸直，手臂充分展开。以腰的运行带动上下肢体同步完成动作。

③易犯错误：摘果时，手臂向上直线推出，"猿钩"变化时机掌握不准。纠正方法：向上采摘，手的运行是由后向上的弧形运动，到动作的最高点时，才瞬间快速屈腕变钩。

④易犯错误：下肢路线方向不清。纠正方法：下肢动作有进有退，以退为主，有屈有伸，以屈为主；动作方向变化都是在正面和斜角45°进行。下肢可先单独练习，先向斜后方45°退步，丁步收回时，两脚尖连线在一条45°的斜线上；上步沿该斜线的延长线跨出，变为后点步；收回成丁步时，两脚平行。左右势反复练习，动作熟练后，融入完整的动作中。

（4）呼吸方法。

屈膝退步、手臂前摆时吸气，重心后坐、手臂后摆时呼气；收脚丁步、摆掌顾盼时吸气，屈膝下蹲、转掌下按时呼气；迈步搂膝、展身舒臂时吸气，直身向上、屈腕勾手时呼气；握固收回、重心后移时吸气，收脚丁步、托掌捧桃时呼气。

（5）意念活动。

①初学时，意想动作规格。

②动作熟练后，意想自己是花果山的灵猴，轻灵敏捷，善于纵跳，左顾右盼寻觅食物，攀树摘桃，托果欣赏，心情愉悦。

③最后两掌侧前方举起时，意在劳宫，内合时意在膻中，下按时意在丹田。

（6）功理与作用。

①动作的多样性体现了神经系统和肢体运动的协调性，模拟猿猴在采摘桃果时愉悦的心情，可放松大脑神经系统，对神经紧张、精神忧郁等症有防治作用。

②眼神的左顾右盼，有利于颈部运动，改善脑部的血液循环。

③猿摘包含寻果、摘果、托果等动作，松紧结合，快慢相间，四肢、躯干、眼神的变化均以大脑意识为主导，意在体现"心为五脏六腑之大主"，可利于气血畅通、意念专一，从而保持健康的心理状态。

（六）第五戏 鸟戏

"鸟戏"取形于鹤，要体现仙鹤之展翅翱翔，轻盈飘洒，翘首远望，昂然挺拔，悠然自得，兴趣雅致，翩翩起舞，姿态优美。鸟戏主肺，肺有开合，开则真气上引，合则浊气下降，宣发肃降，吐故纳新，含胸松腹，气沉丹田。

1. 鸟伸

（1）动作说明。

动作一：接上式。两腿微屈膝下蹲；两掌在腹前相叠，掌心朝下；目视前下方（图 4-416）。

动作二：两膝伸直；两掌向上举至头前上方，掌心朝下，指尖向前；身体微前倾，提肩、缩项、挺胸、塌腰；目视前方（图 4-417）。

动作三：两腿微屈膝下蹲；同时，两掌相叠，下按至腹前，掌心朝下，指尖朝前；目视两掌（图 4-418）。

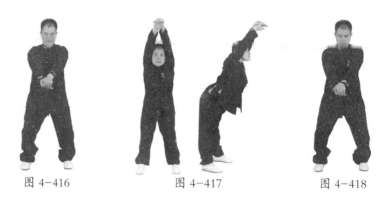

图 4-416　　　　　　　图 4-417　　　　　　　图 4-418

动作四：身体重心移至右腿，右腿屈膝，左脚提起，收于右腿内侧；两掌分开，向后摆至体侧，掌心朝后；目视前下方（图 4-419）。随即右腿蹬直，左腿伸直向正后方摆起；同时，两掌左右分开，掌成"鸟翅"，向身体侧后方45°摆起，掌心朝后上方；抬头、伸颈、挺胸、直腰；目视前方（图 4-420）。

动作五至八同动作一至四，唯左右相反（图 4-421—图 4-425）。

重复动作一至动作八 1 遍。然后右脚下落，两脚开步站立；两臂自然垂于体侧；目视前方（图 4-426）。

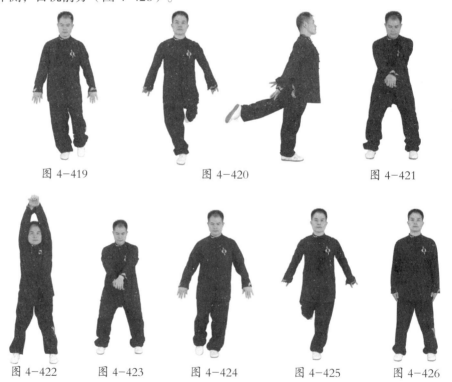

图 4-419　　　　　　　图 4-420　　　　　　　图 4-421

图 4-422　　图 4-423　　图 4-424　　图 4-425　　图 4-426

（2）技术要点。

①两掌在腹前相叠，左右手上下位置可任选，以舒适自然为宜。

178

②两臂上提时，要"寒肩缩项"。"寒肩缩项"是指当人处于寒冷环境时的一种应激反应，表现为两肩胛和背后颈项部用力收缩，起到刺激大椎穴、提升阳气的作用。

③注意动作的松紧变化。掌上举时，颈、肩、腰部紧缩；下落时，两腿微屈，颈、肩、腰部松沉。

（3）易犯错误与纠正方法。

①易犯错误：手型变化不清晰。纠正方法：手型变化在手掌和鸟翅之间进行。两掌腹前上下相叠，上升至头顶，再下落至腹前时，手型没有变化；手臂向身体侧后方伸展时，手掌渐变鸟翅；两臂下落至腹前叠掌时，渐变为手掌。

②易犯错误：两臂后摆时，身体未成反弓状。纠正方法：首先两臂向后，展肩扩胸；随之，提腿后摆，着力点是腰腹前顶，就能形成头向上、胸挺展、髋前送、腿后摆的反弓状。

③易犯错误：身体重心不稳定，左右摇晃。纠正方法：先将身体重心移至支撑腿，摆动腿上提至支撑腿内侧，再向后伸展，脚背绷平，支撑腿伸直；百会上领，伸颈直腰，有助于身体平衡。

（4）呼吸方法。

两手上举时吸气，下落时呼气；向后伸展时吸气，下落内合时呼气。

（5）意念活动。

①初学时，意想动作规格。

②动作熟练后，意想自己是湖中仙鹤，伸展肢体，抑扬开合，昂然挺拔，悠然自得。

（6）功理与作用。

①鸟翅和掌的手型变换，有利于疏通手太阴肺经，提高心肺功能。

②两掌上举，挺胸塌腰，作用于大椎和尾闾，可牵动督脉；两掌后摆，身体反弓，拉伸任脉；交替练习可起到疏通任、督二脉经气的作用。

③两臂的升降运动，可改变胸腔容积，提高肺活量，按摩内脏，增强血氧交换，提升肺的吐故纳新，对慢性支气管炎、肺气肿等有康复作用。

④提膝独立，可提高人体平衡能力；腿后摆，身体呈反弓，可以增强脊柱的柔韧性。

2.鸟飞

（1）动作说明。

动作一：接上式。两腿微屈；两掌合于腹前，展掌舒指，掌心斜向上，十指相对，间距约5厘米；目视前下方（图4-427）。右腿伸直独立，左腿屈膝提起，小腿自然下垂，脚尖朝下；同时，两臂向身体两侧平举，两掌成"鸟翅"，高与耳平，掌心朝下；目视前方（图4-428）。

动作二：右腿微屈，左脚下落于右脚旁，与右脚相距约半肩宽，脚尖着地，屈膝下蹲，成左丁步；同时，两掌体侧下落合于腹前，展掌舒指，掌心斜向上，十指相对，间距约5厘米；目视前下方（图4-429）。

动作三：右腿伸直独立，左腿屈膝提起，小腿自然下垂，脚尖朝下；同时，两掌经体侧举至头顶上方，掌背相对，间距约5厘米，指尖斜朝上；目视前方（图4-430）。

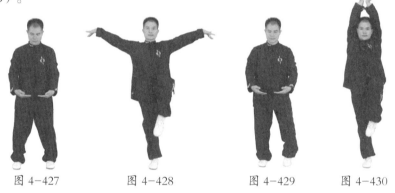

图 4-427　　　　图 4-428　　　　图 4-429　　　　图 4-430

动作四：左脚下落于右脚旁，与肩同宽，屈膝下蹲；同时，两掌体侧下落合于腹前，展掌舒指，掌心斜向上，十指相对，间距约5厘米；目视前下方（图4-431、图4-432）。

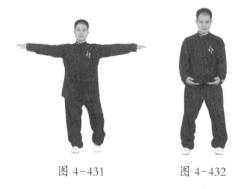

图 4-431　　　　图 4-432

动作五至八同动作一至四，唯左右相反（图4-433—图4-436）。

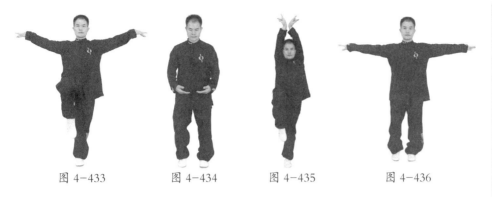

| 图 4-433 | 图 4-434 | 图 4-435 | 图 4-436 |

重复动作一至动作八 1 遍。然后右脚下落，左右开步站立，双脚间距与肩同宽；两臂自然垂于体侧，目视前方（图 4-437）。

最后，两掌向身体侧前方举起，掌心朝上，与胸同高，再两臂屈肘，两掌内合，转掌心向内对膻中穴，随即两掌内旋，缓慢下按至腹前，左右分开，两臂垂于体侧；目视前方（图 4-438—图 4-441）。

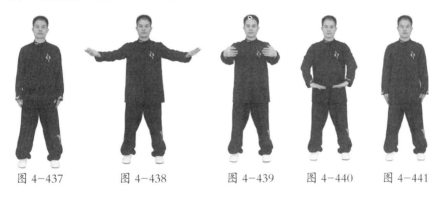

| 图 4-437 | 图 4-438 | 图 4-439 | 图 4-440 | 图 4-441 |

（2）技术要点。

①两臂侧举，动作舒展，幅度要大，展肩扩胸；两臂下落，沉肩落肘，含胸松腹，气沉丹田。

②两臂上举至头顶上方，手臂微屈，手背相对，但不能相触，鸟翅手型要形成向上的喇叭口状。

③上下肢动作配合协调，同起同落。

（3）易犯错误与纠正方法。

①易犯错误：手型变化不清楚。纠正方法：手型变化在掌和鸟翅之间进行。当两臂平举或上举到位时，手型变为鸟翅；手臂下落时，鸟翅变为掌；两者转换要渐变、松柔。

②易犯错误：两臂伸直摆动，动作僵硬。纠正方法：两臂上举时，力从肩发，

181

先沉肩，再松肘，最后提腕，自然放松，形成手臂举起的蠕动过程；两臂下落时，先松肩，再沉肘，最后松腕，合掌于腹前。

③易犯错误：下蹲时，摆动腿下落，支撑腿弯曲不够。纠正方法：下蹲时，支撑腿先弯曲，带动摆动腿下落，身体重心落于支撑腿上。

（4）呼吸方法。

鸟飞配合两次呼吸。两臂平举时吸气，下落时呼气；两臂上举时吸气，下落时呼气。

（5）意念活动。

①初学时，意想动作规格。

②动作熟练后，意想自己是湖中仙鹤，两臂上提，翩翩起舞，展翅翱翔于天空；两臂下落，悠然自得，轻盈飘洒，气沉丹田。

③最后两掌侧前方举起时意在劳宫，内合时意在膻中，下按时意在丹田。

（6）功理与作用。

①两臂的开合升降，旨在强化改善肺主宣发、肃降的功能，可改变胸腔容积，起到按摩心肺、增强血氧交换作用，调节全身气机，促进气血运行能力。

②拇指、食指的上翘紧绷，旨在刺激手太阴肺经，加强肺经经气的流通，提高心肺功能。

③提膝独立，可增强腿部力量，提高平衡能力。

（七）收势 引气归元

（1）动作说明。

动作一：接上式。两掌经体侧上举，掌心朝上，举至头顶上方，掌心朝下，斜对百会穴；目视前方（图4-442、图4-443）。

动作二：两掌指尖相对，沿体前缓慢下按，至腹前分开，两臂垂于体侧；目视前方（图4-444、图4-445）。

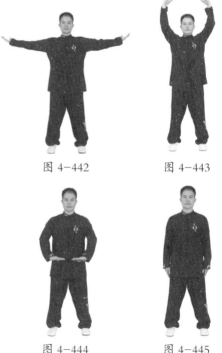

图4-442   图4-443

图4-444   图4-445

重复动作一、二 2 遍。

动作三：两掌向后划平弧，高与脐平，掌心朝后，随后两臂外旋，转掌心朝前；目视前方（图 4-446、图 4-447）。

动作四：两掌继续向前划平弧，在腹前合拢，虎口交叉，男性左手在里，女性右手在里，叠于脐前；闭目静养（图 4-448）。

动作五：两眼慢慢睁开，两手合掌在胸前搓擦至热（图 4-449）。

动作六：掌贴面部，上下环绕擦摩，浴面 3~5 遍（图 4-450）。

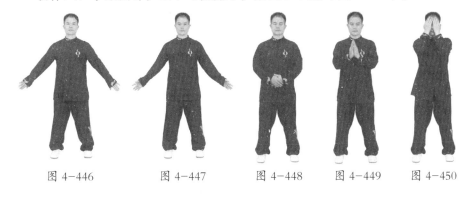

图 4-446　　　　图 4-447　　　　图 4-448　　　　图 4-449　　　　图 4-450

动作七：两掌向后沿头顶、耳后、胸前下落，两臂垂于体侧；目视前方（图 4-451—图 4-454）。

动作八：左脚提起向右脚并拢，前脚掌先着地，随之全脚踏实，恢复成预备势；目视前方（图 4-455）。

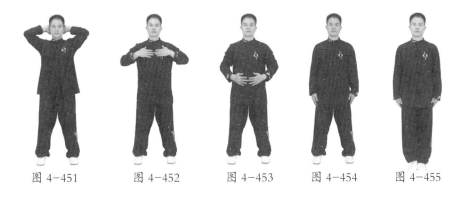

图 4-451　　　　图 4-452　　　　图 4-453　　　　图 4-454　　　　图 4-455

（2）技术要点。

①两掌由上向下按时，身体各部位要随之放松，直达脚底涌泉穴。

②两掌向后划平弧至体侧时，转掌心向前，衔接要自然、圆活，有向前收拢物体之势，意将气息合抱归入丹田。

（3）易犯错误与纠正方法。

①易犯错误：两臂上举时，肩胛上抬，胸廓上提。纠正方法：身体重心相对固定，两臂上举时，肘部稍弯曲，注意肩部下沉放松。

②易犯错误：两掌运行路线不清。纠正方法：两掌在体侧上举和腹前划平弧时，意念放在掌心劳宫穴。向上时，掌心朝上；向下时，掌心朝下；向后时，掌心朝后；向前时，掌心朝前；合拢时，掌心对肚脐。

③易犯错误：搓手速度太快或太慢。纠正方法：搓手时，全身要放松，速度和力量要适中，不要太快或太慢，一般控制在100次/分钟左右，要稍用力使掌心有微热感为宜。

（4）呼吸方法。

两臂经体侧上举时吸气，沿体前下落时呼气；两臂在体后划平弧时吸气，两臂腹前合拢叠掌时呼气。眼微闭静养和搓掌、浴面时采用自然呼吸。

（5）意念活动。

①两掌上举，意在劳宫；两掌下按，意达涌泉；最后一遍，意归丹田。

②两掌向后，意在劳宫；两掌合抱，意在丹田。

③闭目静养时意在丹田，具体意守的时间，可根据练功实际灵活掌握，平时练功以数分钟为宜。

（6）功理与作用。

①引气归元就是使气息逐渐平和，旨在将练功时所得之气，导引归入丹田，起到和气血、通经脉、强脏腑的功效。

②通过静养丹田，由练气转为养气，使元气归根，培补人体元气。

③通过搓手、浴面等，逐渐恢复到练功前的状态。

第四节　六字诀

六字诀是我国古代流传下来的一种养生方法，为吐纳法。因其功法操作的核心内容是呼气吐字，并有六种变化，故常称"六字诀养生法"。六字是嘘（属肝木）、呵（属心火）、呼（属脾土）、呬（属肺金）、吹（属肾水）、嘻（属三焦）。

该功法在南北朝陶弘景的《养性延命录·服气疗病篇》中，有这样的描述：

"纳气有一，吐气有六。纳气一者，谓吸也；吐气六者，谓吹、呼、嘻、呵、嘘、呬，皆出气也。"自隋以来，历代文献对六字诀有不少论述，例如孙思邈的《千金方》、龚廷贤的《寿世保元》、汪昂的《医方集解》。各代练功家总结的便于记忆的六字诀歌诀很多。元末明初著名养生家冷谦著《修龄要旨》，把六字按照五脏的关系与四季配属起来，要理清晰，朗朗上口。其歌诀为："春嘘明目木扶肝，夏至呵心火自闲，秋呬定收金肺润，肾吹惟要坎中安，三焦嘻却除烦热，四季长呼脾化餐，切忌出声闻口耳，其功尤胜保神丹。"

六字诀是根据中医学阴阳五行、天人合一、生克制化的理论，按春、夏、秋、冬四时节序，配合五脏（肝、心、脾、肺、肾）属性及角、徵、宫、商、羽五音的发音口型，以呼吸、意念和肢体导引，引地阴之气上升，吸天阳之气下降，吐出脏腑之浊气，吸入天地之清气，结合后天之营卫，推动真元，使气血畅行于五脏六腑之中，达通瘀导滞、散毒解结、调整虚实、健康身心、益寿延年之实效，可用于治疗脏腑功能失调的病证。

一、功法基础

功法基础是学练健身气功·六字诀必须掌握的基本功、基本动作和基本技术，其中基本技术又包括调身、调息和调心技术。反复演练和体悟功法基础，可帮助习练者更加精准地学练功法操作、领悟功法要领和文化内涵。

（一）手型

手型是指功法练习中特定的拳、掌、指等形态，具有引领动作、强化气血运行的作用。本功法主要包含以下两种手型。

（1）自然掌：五指自然伸直，稍分开，掌心微含（图4-456）。

（2）捧掌：两掌小指端相靠，十指并拢，掌心内凹，如捧物状（图4-457）。

 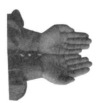

图4-456　　　　图4-457

（二）步型

步型是指两腿根据不同的姿势，通过髋、膝、踝等关节的屈伸，使下肢呈现出一种静止的姿态，调节身体肌肉骨骼之间力的平衡，可稳固重心，使气血顺达。

（1）并步：两脚并拢，身体直立；两臂垂于体侧，头正颈直；目视前方（图4-458）。

（2）开步：横向开步站立，两脚内侧与肩同宽，两脚尖朝前；头正颈直；目视前下方（图4-459）。

（3）高马步：开步站立，两脚内侧与肩同宽，两脚尖朝前，两腿略屈膝下蹲，膝盖不超过脚尖；头正颈直；目视前下方（图4-460）。

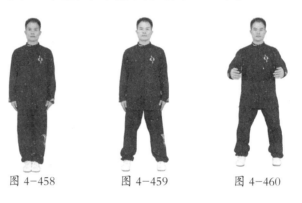

图4-458　　　　　图4-459　　　　　图4-460

二、功法操作

健身气功·六字诀是用6个字的不同口型和发音，按照五行相生相克等理论，以呼吸、动作、意念的导引，达到保健身心、祛病强身的目的。故本节从发音、口型、吐气发音操作要点、动作说明、技术要点、易犯错误与纠正方法、呼吸方法、意念活动、功理与作用等方面，依次进行详细阐述。

（一）预备势

1. 动作说明

动作一：两脚并步站立，头正颈直，齿唇轻闭，舌抵上腭，下颌微收；

两臂自然垂于体侧，沉肩坠肘，松腕舒指，中指腹轻贴裤线；竖脊含胸，腹部放松；目视前方（图4-461）。

动作二：随着松腰沉髋，身体重心移至右腿，左脚向左侧开步，两脚内侧约与肩宽，脚尖向前，继而身体重心移至两脚之间；目视前下方（图4-462）。

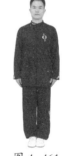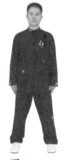

图4-461　　　　图4-462

2. 技术要点

（1）保持虚领顶劲，面带微笑，竖脊正身，周身中正。

（2）眼睛要精神内敛，神不外驰。

（3）调匀呼吸，呼吸逐步自然过渡到深、长、匀、细的腹式呼吸。

3. 易犯错误与纠正方法

（1）易犯错误：抬头挺胸、塌腰突臀、两膝过直或过曲。纠正方法：要注意保持中正安舒的基本身形，百会虚领，下颌微收，含胸拔背，竖脊松腰，尾闾中正，两膝似屈非屈。

（2）易犯错误：刻意追求深长的腹式呼吸。纠正方法：要注意呼吸始终保持自然舒适，不可强呼硬吸，也不可呼尽吸尽，要留有余地。

（3）易犯错误：杂念太多或散乱。纠正方法：要集中注意力练功，可将意念存于肢体动作或身心放松上。

（4）易犯错误：左脚开步时身体左右倾斜，重心不稳。纠正方法：重心移到右脚后，左脚提起时，从脚跟至脚尖要依次离地，落地时左脚脚尖至脚跟再依次着地，最后在保持两肩齐平的状态下，逐渐转移重心至两脚中间。

4. 呼吸方法

鼻吸鼻呼，自然呼吸。

5. 意念活动

（1）意念基本姿态与周身放松。

（2）动作二时意守丹田。

6. 功理与作用

（1）端正身形，调匀呼吸，凝神静气，由并步转为开步，使习练者进入练功状态。

（2）舌抵上腭具有沟通任督二脉，启动气机之作用。意守丹田可起到促进心肾相交、培育元气、养气安神等作用。

（二）起势

1. 动作说明

动作一：接上式。屈肘抬手，掌心向上，两手在小腹前十指相对，间距10~20厘米；紧接着，两手体前缓缓上托至胸前，约与两乳同高，掌心向上，掌指自然相对；目视前方（图 4-463、图 4-464）。

动作二：两手胸前转掌心向下，接着体前缓缓下按，至肚脐前；目视前下方（图 4-465、图 4-466）。

动作三：微屈膝下蹲，敛臀坐胯，身体后坐；同时，两掌内旋转掌心向外，缓缓向体前 45° 拨出，至两臂成圆，指尖斜相对，两掌约与肚脐平（图 4-467）。

动作四：两臂外旋，转掌至掌心向内，指尖斜相对（图 4-468）。身体缓慢直起，同时两手缓缓收拢至肚脐前，虎口交叉相握，轻覆于肚脐；静养片刻；目视前下方（图 4-469）。

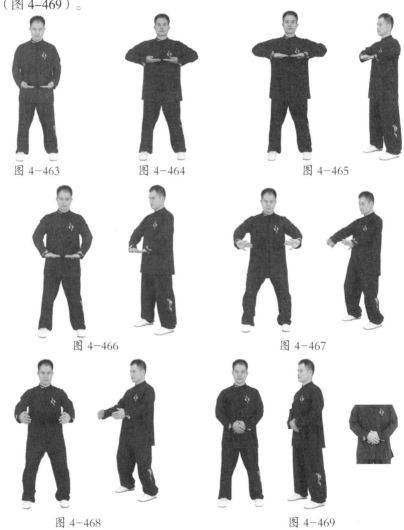

图 4-463　　　　　图 4-464　　　　　　　图 4-465

图 4-466　　　　　　　　图 4-467

图 4-468　　　　　　　图 4-469

2. 技术要点

（1）两掌的主要动作变化顺序可概括为上托→下按→外拨→内拢四个环节。两掌上托时目视前方，其他环节目光均注视前下方；两掌的转换要圆活连贯、柔和缓慢、自然顺畅。

（2）始终保持身体的中正安舒，重心平稳。

（3）呼吸与动作、意念要协调配合。但要以呼吸操作为主，肢体动作为辅。

3. 易犯错误与纠正方法

（1）易犯错误：两掌上托时，两肘向后、挺胸。纠正方法：要注意在两掌上托时，两臂先微外旋，带动两肘前摆，张肩含胸。

（2）易犯错误：屈膝后坐、体前拨掌时，上身后仰，挺胸凸腹。纠正方法：要注意始终保持正身竖脊，后坐时要注意敛臀坐胯、打开命门，在命门穴微有后靠之意的同时，要注意含胸拔背、两掌微有前撑之力，形成前后的二争力，以保持中正平衡。

（3）易犯错误：两掌轻覆肚脐静养时，两肘后夹，紧抱肚脐。纠正方法：注意两肘应略有外展、含胸虚腋、掌心轻贴肚脐。

4. 呼吸方法

（1）鼻吸鼻呼。

（2）两掌上托时吸气，下按、拨出时呼气，收拢时吸气。可采用逆腹式呼吸，吸气时小腹内收，呼气时小腹隆起。

（3）动作四静养片刻时自然呼吸。

5. 意念活动

（1）意念体会呼吸的过程。

（2）呼气体前45°拨掌时，意想体内浊气随呼气排出体外；吸气两掌收拢时，意想天地之清气吸入体内。

（3）动作四静养片刻时意守丹田。

6. 功理与作用

（1）通过两掌托、按、拨、拢和呼吸的规律性锻炼，可外导内行，吐故纳新，协调人体"内气"的升、降、出、入，促进全身气血畅旺；进一步调匀呼吸，启动气机，升清降浊，为后续各式的习练做好充分准备。

（2）腰膝关节柔和的节律运动，有利于改善和增强习练者的腰膝关节功能。

（三）第一式 嘘字诀

1. 发音

"嘘"字，音 x ū，平声，属牙音。吐气发音时，先做唇齿微张，发拼音"x

（西）"的声音，然后，嘴角略向后用力拉"扁"，接着发"ü（吁）"的声音。

2. 口型

"嘘"xū，口型是扁的。吐气发音时，嘴唇和牙齿略微张开，嘴角向后引，口唇压扁横绷；上下牙齿靠近，槽牙上下平对而中留缝隙；舌尖向前放平，舌体微后缩，舌两边与槽牙间亦留空隙（图4-470）。

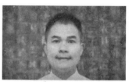

图 4-470

3. 吐气发音操作要点

（1）吐气发音时，口型要扁，嘴角要横绷，并用力后引，气息主要从槽牙间、舌两边的空隙经嘴角呼出体外。

（2）舌中部略下沉，两边稍用力，上下唇微有震动感。

（3）发音时尾音需拖长音，注意保持均匀缓慢的呼气速度和正确的口型动作，将发音与深长缓慢的腹式呼吸和气沉丹田进行协同锻炼，以产生相应的声符共振和脏腑共鸣，形成低沉、震颤和富有穿透力的发音。

4. 动作说明

动作一：接上式。两手松开，两掌向后收到腰间两侧，同时，转掌心向上，小指轻贴腰际；目视前下方（图4-471）。

动作二：口吐"嘘"字音；同时，两脚不动，身体左转90°，右掌由腰间缓缓向左前上方穿出，至约与肩同高，掌心斜向上，左掌保持不动；两目渐渐圆睁，目视右掌伸出方向（图4-472、图4-473）。

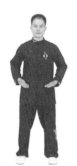
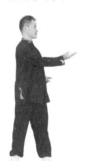

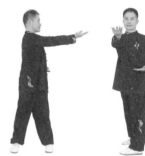

图 4-471　　　　　　　图 4-472　　　　　　　图 4-473

动作三：右掌沿原路收回腰间；同时身体转回正前方；目视前下方（图4-474）。

动作四：口吐"嘘"字音；同时，身体右转90°，左掌由腰间缓缓向右前上方穿出，至约与肩同高，掌心斜向上，右掌保持不动；两目渐渐圆睁，目视左掌伸出方向（图 4-475、图 4-476）。

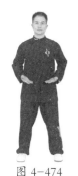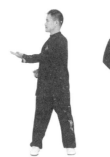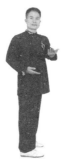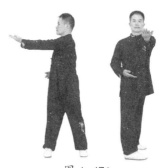

图 4-474　　　　　　　图 4-475　　　　　　　　　　图 4-476

动作五：左掌沿原路收回腰间，同时，身体转回正前方；目视前下方（图 4-477）。

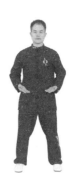

如此左右穿掌各 3 遍。本式共吐"嘘"字音 6 次。

5. 技术要点

（1）应按照"嘘"字的标准口型和发音反复练习，直至规范。

（2）穿掌时两目渐渐圆睁，目视左或右掌伸出方向，收回时目视前下方。

图 4-477

（3）穿掌与吐气发音要注意同始同终、气尽势成。身体左、右转动为垂直做水平旋转，应始终保持中正之姿，做到百会上领、立腰竖脊、尾闾中正。穿掌时，身体中轴线保持不变，在向左或向右旋转中身体微有上拔，收掌转正时身体在旋转中缓慢回落。

（4）呼吸吐气宜顺其自然，逐渐过渡到深、长、匀、细状态，遇有呼吸不顺畅、憋气处，应及时运用自然呼吸加以调整，切忌强呼硬吸；肢体动作宜柔和缓慢，动作转换需圆活轻灵；呼吸与动作的配合应协调一致。

6. 呼吸方法

（1）动作二、动作四时采取鼻吸口呼法，穿掌发"嘘"音时用口呼气，收掌时用鼻吸气。吐气发音熟练后可采用逆腹式呼吸法，即发"嘘"音吐气时小腹隆起，收掌吸气时小腹自然缩回。

（2）其余动作采用鼻吸鼻呼的自然呼吸。

7. 意念活动

（1）初学时，可意想口型发音，或意念体会呼吸的出入，或意念集中在动作规格上。

（2）技术熟练后，吐气发"嘘"音时可意想将肝之浊气、邪气吐出体外，收掌吸气时意想将天地之精华吸入体内。

8. 功理与作用

（1）中医认为，"嘘"字诀与肝相应。口吐"嘘"字，能泄出肝之浊气、调理肝脏功能。"肝开窍于目""肝气通于目，肝和则目能辨五色"，穿掌时配合两目圆睁，还可起到疏肝明目的效果。

（2）左右转体、交替穿掌、眼神变化等，可外导内引，牵拉两胁，疏通肝气，濡养筋脉，使肝气生发，气血调和。

（3）身体左右旋转，横膈肌上下升降，可使人体腰部、膝部和躯干内部的脏腑器官等得到有效锻炼，对优化人体脏腑功能状态、疏通经络特别是人体带脉具有积极作用，可促进全身气机得以顺利升降、脊柱健康得以维护和提升。

（四）第二式 呵字诀

1. 发音

"呵"字，音 hē，平声，为舌音。吐气发音时，先做唇齿微张，发拼音"h（喝）"的声音，然后，舌尖轻抵下腭，接着发"e（饿）"的声音。

2. 口型

"呵"hē，口型是微张的。吐气发音时，口半张，舌体微后缩上拱，舌体两边轻贴上槽牙，舌尖轻抵下腭（图4-478）。

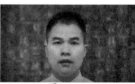
图 4-478

3. 吐气发音操作要点

（1）吐气发音时，注意保持均匀缓慢的呼气速度和正确的口型动作，气息从舌面与上腭之间缓缓呼出体外。

（2）口半张，舌尖轻抵下腭，下颌放松。

（3）发音时尾音需拖长音，将发音与深长缓慢的腹式呼吸和气沉丹田进行协同锻炼，以产生相应的声符共振和脏腑共鸣，形成低沉、震颤和富有穿透力的发音。

4. 动作说明

动作一：接上式。两掌小指轻贴腰际微上提，指尖向斜下方；目视前下方（图4-479）。屈膝下蹲，同时，两掌缓缓向前下约45° 方向插出，至两臂微屈，掌心斜向上；目视两掌（图4-479、图4-480）。

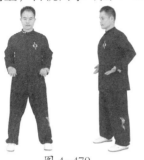
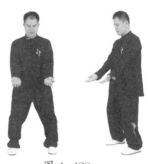

图4-479　　　　　　　　　　　　　图4-480

动作二：微屈肘收臂，两掌小指一侧相靠，掌心向上，成"捧掌"，约与肚脐相平；目视两掌心（图4-481）。两膝缓缓伸直；同时屈肘，两掌捧至胸前，掌心向内，两中指约与下颌同高；目视前下方（图4-482）。

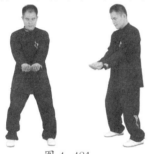
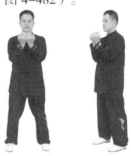

图4-481　　　　　　　　　　　　　图4-482

动作三：两肘外展抬起，至约与肩同高；同时，两掌内旋，转掌指向下，掌背相靠（图4-483）。然后，口吐"呵"字音；同时，两掌沿身体中线缓缓下插至肚脐前，两掌心与肚脐同高；目视前下方（图4-484）。

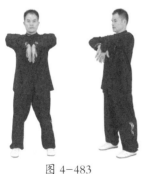
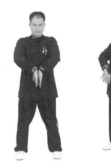

图4-483　　　　　　　　　　　　　图4-484

动作四：微屈膝下蹲；同时，两掌内旋转掌心向外，缓缓向体前45°拨出，至两臂成圆，指尖斜相对，两掌心与肚脐同高；目视前下方（图4-485）。

动作五：两臂坠肘外旋，两手随之旋腕转掌至掌心向上，合掌于腹前成"捧掌"；目视两掌心（图4-486—图4-489）。两膝缓缓伸直；同时屈肘，两掌捧至胸前，掌心向内，两中指约与下颌同高；目视前下方（图4-490）。

动作六：两肘外展抬起至约与肩同高；同时，两掌内旋，转掌指朝下，掌背相靠（图4-491）。然后，口吐"呵"字音；同时，两掌沿身体中线缓缓下插至肚脐前，两掌心与肚脐同高；目视前下方（图4-492）。

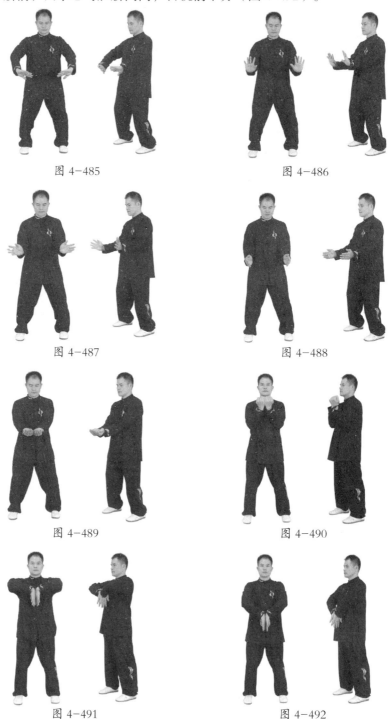

图 4-485

图 4-486

图 4-487

图 4-488

图 4-489

图 4-490

图 4-491

图 4-492

动作七：微屈膝下蹲；同时，两掌内旋转掌心向外，缓缓向体前45°拨出，至两臂成圆，指尖斜相对，两掌心与肚脐同高；目视前下方（图4-493）。

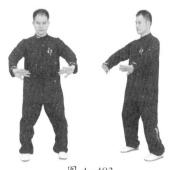

图4-493

重复动作五至动作七4遍。本式共吐"呵"字音6次。

5. 技术要点

（1）应按照"呵"字的标准口型和发音反复练习，直至规范。

（2）向下插掌时两膝须保持伸直状态，且此时百会虚领、带动整个身体有微微上拔之意，与两掌下插之力形成对拉拔伸。

（3）两掌体前45°向外拨时，膝关节慢慢弯曲。注意百会始终要有上领之意，同时屈膝、坐胯、敛臀，且躯体微有后靠之劲，与两掌体前外拨形成对拉之力；两掌旋腕时，膝关节保持弯曲状态，以小指带动旋腕转掌。

6. 呼吸方法

（1）动作三、动作六发"呵"音时用口呼气，动作二、动作五两掌捧至胸前时用鼻吸气，中间过渡动作以自然呼吸为宜。吐气发音熟练后，可采用逆腹式呼吸法，即发"呵"音呼气时小腹自然隆起，捧掌至胸前吸气时小腹回收。

（2）其余动作采用鼻吸鼻呼的自然呼吸。

7. 意念活动

（1）初学时，可意想口型发音，或意念体会呼吸的出入，或意念集中在动作规格上。

（2）技术熟练后，吐气发"呵"音时可意想将心之浊气、邪气吐出体外，捧掌吸气时意想将天地之精华吸入体内。

8. 功理与作用

（1）中医认为，"呵"字诀与心相应。口吐"呵"字，具有泄出心之浊气、调理心脏功能、促进全身气血循环的作用。

（2）通过捧掌上升、翻掌下插，外导内行，使肾水上升、以制心火，心火下降、以温肾水，促进心肾相交、水火既济，有调理心肾功能、平衡阴阳的功效。

（3）两掌的捧、翻、插、拨和肩、肘、腕、指、膝、胯等各关节柔和连续地旋转、屈伸等运动，既锻炼了上肢、下肢关节的柔韧性、灵活性和协调性，也改善了局部血液循环，调节全身气机，促进气血运行能力。

（4）规律性的呼吸发音练习，有助于横膈肌上下升降运动，使腹腔器官得到有效的挤压和按摩，改善和优化人体脏腑功能状态。

（五）第三式 呼字诀

1. 发音

"呼"字，音 h ū，平声，为喉音。吐气发音时，先做唇齿微张，发拼音"h（喝）"的声音，然后，口唇撮圆，接着发"u（呜）"的声音。

2. 口型

"呼" h ū，口型是圆的。吐气发音时，唇齿张开，口唇撮圆似管状，舌平放前伸，同时将舌体微下沉，舌两侧微上卷（图 4-494）。

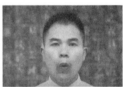

图 4-494

3. 吐气发音操作要点

（1）口唇应撮圆似管状，舌居中央、两侧向上微卷。

（2）吐气发音时，注意保持均匀缓慢的呼气速度和正确的口型动作，气息在口腔中形成一股中间气流，经撮圆的口唇缓缓呼出体外。

（3）发音时尾音需拖长音，将发音与深长缓慢的腹式呼吸和气沉丹田进行协同锻炼，以产生相应的声符共振和脏腑共鸣，形成低沉、震颤和富有穿透力的发音。

4. 动作说明

动作一：接上式。前臂外旋，转掌心向内对肚脐，指尖斜相对，五指自然张开，两掌心间距与掌心至肚脐距离相等；目视前下方（图 4-495）。

动作二：两膝缓缓伸直；同时，两掌缓缓向肚脐方向内收合拢，至肚脐前约 10 厘米（图 4-496）。

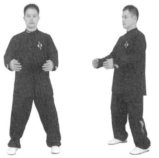
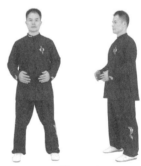

图 4-495

图 4-496

动作三：口吐"呼"字音；同时，微屈膝下蹲，两掌向外展开至两掌间距与掌心至肚脐距离相等，两臂成圆形：目视前下方（图4-497）。

重复动作二至动作三5遍。本式共吐"呼"字音6次。

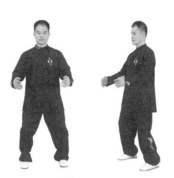

图 4-497

5.技术要点

（1）发"呼"音时，应按照"呼"字的标准口型和发音反复练习，直至规范。

（2）两掌外展时，始终要保持两掌心和肚脐的三点等距，注意百会上领与尾闾下垂相结合，两掌外展与松腰敛臀、身体后坐、命门后凸相结合，形成上下、前后对拉拔长；整个身体要以丹田为中心向外撑开。

（3）两掌内收合拢时，两掌心要与肚脐同高，整个身体都向丹田方向收拢。

6.呼吸方法

（1）动作二两掌向肚脐合拢时用鼻吸气，动作三发"呼"音时用口呼气。吐气发音熟练后，可采用逆腹式呼吸法，即发"呼"音呼气时小腹自然隆起，两掌向肚脐内收合拢时小腹回收。

（2）其余动作采用鼻吸鼻呼的自然呼吸。

7.意念活动

（1）初学时，可意想口型发音，或意念体会呼吸的出入，或意念集中在动作规格上。

（2）技术熟练后，吐气发"呼"音时可意想将脾之浊气、邪气吐出体外，两掌向肚脐合拢吸气时意想将天地之精华吸入体内。

8.功理与作用

（1）中医认为，"呼"字诀与脾相应。口吐"呼"字，具有泄出脾胃之浊气、调理脾胃功能的作用。

（2）两掌与肚脐的开合鼓荡、外导内行，牵动整个腹腔形成较大幅度的舒缩运动，利于提升脾胃运化功能，增强脾胃气血生化之源的能力，具有改善肠胃蠕动、健脾和胃、消食导滞、防治消化不良等作用。

（3）逆腹式呼吸促进横膈肌规律性地升降运动，能有效挤压和按摩腹腔脏器，改善和优化脏腑功能。

（六）第四式 呬字诀

1. 发音

"呬"字，音 sī，平声，为齿音。吐气发音时，上下门牙对齐，发拼音"sī（四）"的声音。

2. 口型

"呬"sī，口型为前齿轻轻咬合。吐气发音时，两唇微张，嘴角微后引，上下门牙对齐并留有缝隙，舌放平前伸，舌尖轻抵下牙内侧（图 4-498）。

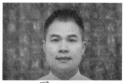

图 4-498

3. 吐气发音操作要点

（1）上下门牙对齐，中间留有狭小的缝隙。

（2）吐气发音时，注意保持均匀缓慢的呼气速度和正确的口型动作，气从上下前齿间的缝隙中缓缓呼出体外，舌尖会感到微有震动、凉丝丝等感觉。

（3）发音时尾音需拖长音，将发音与深长缓慢的腹式呼吸和气沉丹田进行协同锻炼，以产生相应的声符共振和脏腑共鸣，形成低沉、震颤和富有穿透力的发音。

4. 动作说明

动作一：接上式。两掌自然下落腹前，掌心向上，十指相对；目视前下方（图4-499）。

动作二：两膝缓缓伸直；同时，两掌缓缓向上托至胸前，约与两乳同高，掌心向上；目视前下方（图 4-500）。

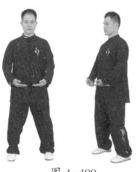
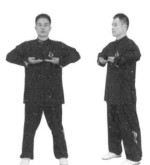

图 4-499　　　　　　　　　　　图 4-500

动作三：两肘下落，夹肋，两手顺势立掌于肩前，掌心相对，指尖向上（图4-501）。两肩胛骨向脊柱靠拢，展肩扩胸，藏头缩项；目视斜前上方（图4-502、图4-503）。

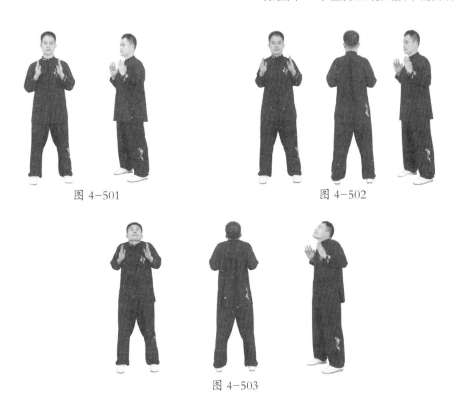

图 4-501　　　　　　　　　　图 4-502

图 4-503

动作四：口吐"呬"字音；同时，微屈膝下蹲；松肩伸项，两掌缓缓向前平推，逐渐转至掌心向前，屈腕立掌，掌指向上；目视前方（图 4-504、图 4-505）。

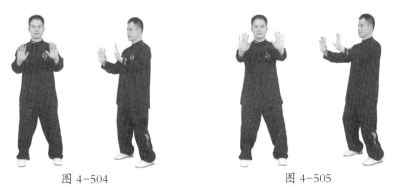

图 4-504　　　　　　　　　　图 4-505

动作五：两掌外旋 90°，掌心向外，掌指分朝左右；接着，向内屈腕转掌至掌心向内，指尖相对；两腕间距约与肩宽（图 4-506、图 4-507）。

动作六：两膝缓缓伸直；同时屈肘，两掌缓缓收拢至胸前约 10 厘米，指尖相对，掌心向内，约与两乳同高；目视前下方（图 4-508）。

动作七：两肘下落，夹肋，两手顺势立掌于肩前，掌心相对，指尖向上（图 4-509）。两肩胛骨向脊柱靠拢，展肩扩胸，藏头缩项；目视斜前上方（图 4-510、图 4-511）。

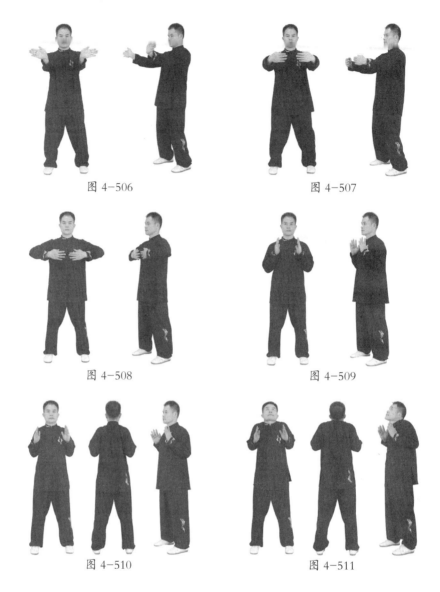

图 4-506

图 4-507

图 4-508

图 4-509

图 4-510

图 4-511

动作八：口吐"呬"字音；同时，微屈膝下蹲；松肩伸项，两掌缓缓向前平推，逐渐转掌心向前，屈腕立掌，掌指向上；目视前方（图 4-512、图 4-513）。

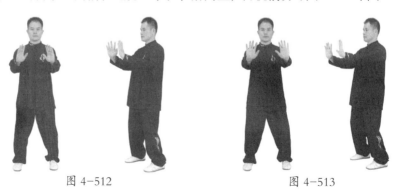

图 4-512

图 4-513

重复动作五至动作八 4 遍。本式共吐"呬"字音 6 次。

5. 技术要点

（1）应按照"呬"字的标准口型和发音反复练习，直至规范。

（2）展肩扩胸时，需保持两掌位置不动或掌心相对；藏头缩项时，立掌、展肩扩胸、藏头缩项，三个动作逐渐依次收紧，须注意下颌微内收，眼视斜前上方；吐气发声推掌时，颈、肩、臂、掌依次节节放松。

6. 呼吸方法

（1）动作四、动作八发"呬"音时用口呼气，动作六两掌向胸前收拢时用鼻吸气。吐气发音熟练后，可采用逆腹式呼吸法，即发"呬"音呼气时小腹自然隆起，两掌向胸前收拢时小腹回收。

（2）其余动作采用鼻吸鼻呼的自然呼吸。

7. 意念活动

（1）初学时，可意想口型发音，或意念体会呼吸的出入，或意念集中在动作规格上。

（2）技术熟练后，吐气发"呬"音时可意想将肺之浊气、邪气吐出体外，两掌向胸前收拢吸气时意想将天地之精华吸入体内。

8. 功理与作用

（1）中医认为，"呬"字诀与肺相应。口吐"呬"字，具有泄出肺之浊气、调理肺脏功能的作用。

（2）展肩扩胸、藏头缩项与松肩推掌的反复交替锻炼，可刺激颈项、肩背部气血活跃，有效缓解颈、肩、背部的肌肉和关节疲劳，防治颈椎病、肩周炎和背部肌肉劳损等病症。

（3）展肩扩胸、藏头缩项结合小腹内收的吸气锻炼，可使丹田之气上升于胸中，与吸入肺部的大自然之清气交融汇合，能有效按摩心肺，强化气血在肺内的充分融合与气体的交换，改善和增强呼吸功能。

（七）第五式 吹字诀

1. 发音

"吹"字，音 chuī，平声，为唇音。吐气发音时，首先，两唇和牙齿微张，发拼音"ch（吃）"的声音；紧接着，两唇微闭，发拼音"u（乌）"的声音；然后，两唇再微张，发拼音"ī（衣）"的声音。

201

2. 口型

"吹"chuī，口型为变化的。首先，唇齿微张，舌尖轻抵上齿内侧；然后，两唇微闭，舌尖放平；最后，两唇微张、抿而不合，舌体、嘴角微后引，槽牙相对，两唇向两侧拉开收紧，舌尖轻抵下齿内侧（图4-514）。

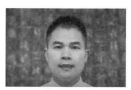

图 4-514

3. 吐气发音操作要点

（1）发音口型有变化，是一个动态变化过程，需细心体会口型3个阶段的转换变化。

（2）吐气发音时，注意保持均匀缓慢的呼气速度和正确的口型动作，气从舌的两边绕舌下经唇间缓缓呼出体外。

（3）发音时尾音需拖长音，将发音与深长缓慢的腹式呼吸和气沉丹田进行协同锻炼，以产生相应的声符共振和脏腑共鸣，形成低沉、震颤和富有穿透力的发音。

4. 动作说明

动作一：接上式。两膝缓缓伸直；同时两掌前推，随后松腕伸掌，指尖向前，掌心向下，与肩同高（图4-515）。

动作二：两臂向左右水平外展成侧平举，掌心斜向后，指尖向外（图4-516）。

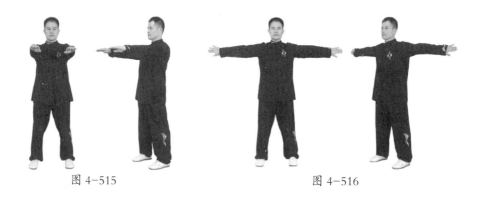

图 4-515　　　　　　　　　　　　　　图 4-516

动作三：两掌向后划弧至腰部，屈肘，掌心轻贴腰眼，指尖斜向下；目视前下方（图4-517、图4-518）。

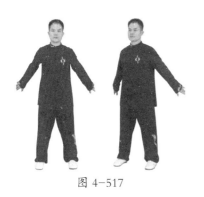

图 4-517

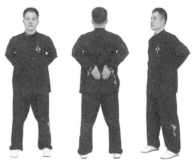

图 4-518

动作四：口吐"吹"字音；同时，微屈膝下蹲；两掌向下沿腰骶两大腿外侧下滑，后屈肘提臂于腹前，掌心相对，指尖向前，约与脐平；目视前下方（图 4-519—图 4-521）。

动作五：两膝缓缓伸直；同时，两掌缓缓收回，轻抚腹部，指尖斜向下，虎口相对；目视前下方（图 4-522）。

动作六：两掌沿带脉向后摩运（图 4-523）。

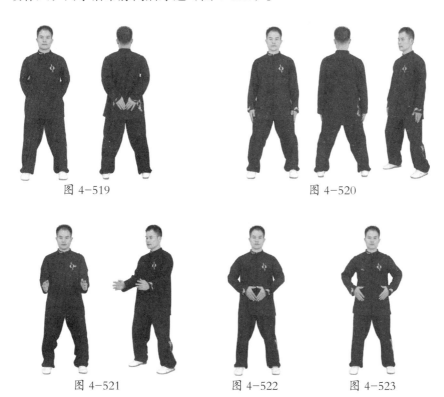

图 4-519

图 4-520

图 4-521　　　　　图 4-522　　　　　图 4-523

动作七：两掌至后腰部，掌心轻贴腰眼，指尖斜向下；目视前下方（图 4-524）。

动作八：口吐"吹"字音；同时，微屈膝下蹲；两掌向下沿腰骶两大腿外侧下滑，后屈肘提臂于腹前，掌心相对，指尖向前，约与脐平；目视前下方（图4-525—图4-527）。

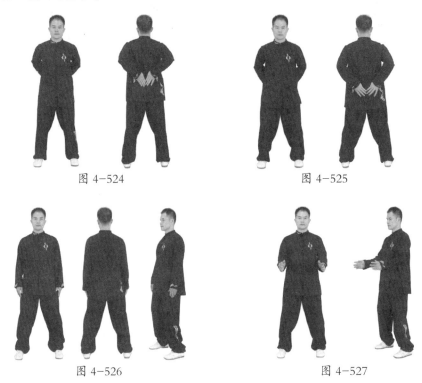

图 4-524　　　　　　　　　　　　　　图 4-525

图 4-526　　　　　　　　　　　　　　图 4-527

重复动作五至动作八4遍。本式共吐"吹"字音6次。

5. 技术要点

（1）应按照"吹"字的标准口型和发音反复练习，直至规范。

（2）两掌左右分开成侧平举时，掌心斜向后。要注意两掌向左右分开时，两臂微内旋向后弧形拢气，逐渐转手心向斜后。

（3）两掌下滑时，屈膝下蹲，两掌沿腰骶、两腿外侧下滑；两掌屈肘提臂时，前臂抬起需放松，同时腋下虚空；提臂于腹前时，两掌掌心相对，指尖朝前，手指放松，与肩同宽，与脐同高。

6. 呼吸方法

（1）动作四、动作八两掌沿腰骶下滑发"吹"音时，用口呼气；动作五两掌收回时，用鼻吸气。吐气发音熟练后，可采用逆腹式呼吸法，即发"吹"音呼气时小腹自然隆起，两掌收回时小腹回收。

（2）其余动作采用鼻吸鼻呼的自然呼吸。

7. 意念活动

（1）初学时，可意想口型发音，或意念体会呼吸的出入，或意念集中在动作规格上。

（2）技术熟练后，吐气发"吹"音时可意想将肾之浊气、邪气吐出体外，两掌收回吸气时意想将天地之精华吸入体内。

8. 功理与作用

（1）中医认为，"吹"字诀与肾相应。口吐"吹"字，具有泄出肾之浊气、调理肾脏功能的作用。

（2）腰为肾之府，肾藏精，主水液代谢之平衡。肾位于腰部脊柱两侧，腰部功能的强弱与肾气的盛衰息息相关。本式动作通过两手对腰腹部的摩按，可促使腰部气血旺盛，具有运转肾气、强腰壮肾、调节人体水液平衡和预防衰老等作用。

（3）两掌掌心轻贴腰眼，能够激发命门之火，利于推动肾的功能作用，促使命门元气与胸中之宗气相辅相成、相互为用，充分发挥"肾为气之母""肾主纳气"等作用。

（4）双手摩运带脉，可增强带脉总束诸脉之功能，能够健运腰腹、通利下肢，强化对人体纵行诸多经脉的协调和柔顺作用。

（八）第六式 嘻字诀

1. 发音

"嘻"字，音 x ī，平声，为牙音。吐气发音时，面部呈似笑非笑之态，发拼音"x ī（希）"的声音。

2. 口型

"嘻"x ī，口型是微笑的。吐气发音时，两唇与牙齿微张，嘴角略向后引，槽牙上下轻轻咬合，舌尖轻抵下齿，心情喜悦，面带微笑（图4-528）。

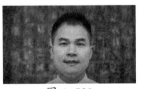

图 4-528

3. 吐气发音操作要点

（1）吐气发音时，要注意嘴角应向后拉，可先固定好笑嘻嘻的口型后再做吐气发音，气息主要是从两侧槽牙边的缝隙中慢慢呼出体外。

（2）面部有嬉笑欢乐、喜逐颜开之貌，内心有怡然自得、其乐融融之感。

（3）发音时尾音需拖长音，将发音与深长缓慢的腹式呼吸和气沉丹田进行协同锻炼，以产生相应的声符共振和脏腑共鸣，形成低沉、震颤和富有穿透力的发音。

4.动作说明

动作一：接上式。两掌环抱，自然下落于腹前，掌心向上，指尖相对；目视前下方（图4-529）。两掌内旋至掌背相对，掌心分向左右，指尖向下；目视两掌（图4-530)。

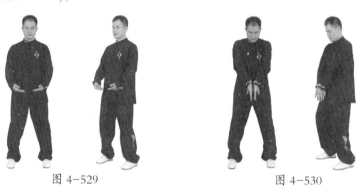

图 4-529　　　　　　　　　　图 4-530

动作二：两膝缓缓伸直；同时，提肘带手，经体前上提至胸，肘约与肩同高，掌背相靠（图4-531）。随后，两手继续上提至面前，分掌、外开、上举，两上臂成水平，两前臂分别斜向上、向外约45°掌心斜向上；目视前上方（图4-532）。

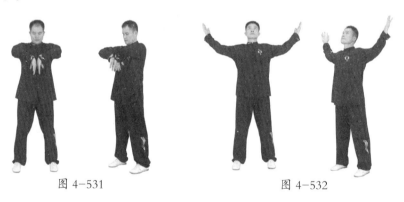

图 4-531　　　　　　　　　　图 4-532

动作三：屈肘，两手经面部前回收至胸前，肘、手水平，约与肩同高，指尖相对，掌心向下；目视前下方（图4-533）。

动作四：口吐"嘻"字音；同时，微屈膝下蹲；两掌缓缓下按至肚脐前（图4-534），两掌继续向下、向左右外分至左右髋旁约15厘米处，掌心向外，指尖向下；目视前下方（图4-535）。

动作五：两掌下落，至两掌掌背相对合于小腹前，掌心分别朝向左右，指尖向下；目视两掌（图4-536）。

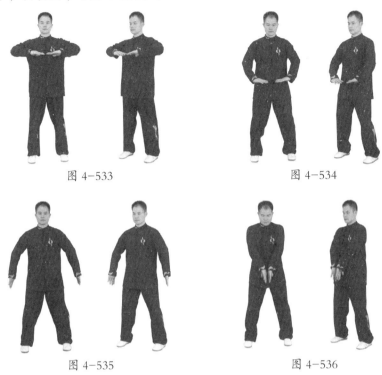

图 4-533

图 4-534

图 4-535

图 4-536

动作六：两膝缓缓伸直；同时，提肘带手，经体前上提至胸，肘约与肩同高，掌背相靠（图4-537）。随后，两手继续上提至面前，分掌、外开、上举，两上臂成水平，两前臂分别斜向上、向外摆至与上臂成135°，掌心斜向上；目视前上方（图4-538）。

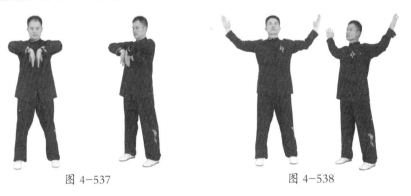

图 4-537

图 4-538

动作七：屈肘，两手经面部前回收至胸前，肘、手水平，约与肩同高，指尖相对，掌心向下；目视前下方（图4-539）。

动作八：口吐"嘻"字音；同时，微屈膝下蹲；两掌缓缓下按至肚脐前（图4-540），两掌继续向下、向左右外分至左右髋旁约15厘米处，掌心向外，指尖向下；目视前下方（图 4-541）。

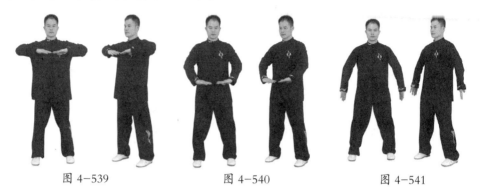

图 4-539　　　　　图 4-540　　　　　图 4-541

重复动作五至动作八 4 遍。本式共吐"嘻"字音 6 次。

5. 技术要点

（1）应按照"嘻"字的标准口型和发音反复练习，直至规范。

（2）两掌腹前内旋至掌背相对时，肩膀需同时配合内旋；两掌上提时，应以肘带手；打开两臂上举时，颈部须放松，目视前上方；屈膝两掌下按至与肚脐相平后外开，两前臂应是松垂外分。整个动作需舒缓连贯、协调自然。

（3）眼神跟着两掌的升降而高低变化，发音与屈膝下蹲同步开始、两掌胸前下按、外开需协调配合，做到同始同终、气尽势成。

6. 呼吸方法

（1）动作四、动作八两掌从胸前下按、外开至髋旁，发"嘻"音时用口呼气，提肘时用鼻吸气。吐气发音熟练后，可采用逆腹式呼吸法，即发"嘻"音呼气时小腹自然隆起，两掌下落至两掌掌背相对合于小腹前时小腹回收。

（2）其余动作采用鼻吸鼻呼的自然呼吸。

7. 意念活动

（1）初学时，可意想口型发音，或意念体会呼吸的出入，或意念集中在动作规格上。

（2）技术熟练后，吐气发"嘻"音时可意想将三焦之浊气、邪气吐出体外，两掌上提吸气时意想将天地精华之气吸入体内。

8. 功理与作用

（1）中医认为，"嘻"字诀与少阳三焦之气相应。口吐"嘻"字，具有疏通少阳经脉、通调全身气机的作用。整套功法最后练习"嘻"字诀，能起到梳理全身气机、协调脏腑经络的功效。

（2）通过提手、分掌、外开、上举和内合、下按、松垂、外开，可以起到升开与肃降全身气机的作用。二者相辅相成反复练习，有利于调和全身气血畅通、促使人体阴阳平衡。

（3）少阳三焦总司人体之气化，是水谷精微生化和水液代谢的通路，念"嘻"字时面带笑容，发出中和之气，有利于畅通三焦之气，濡润人体五脏六腑和毛发皮毛等。

（九）收势

1.动作说明

动作一：接上式。两手外旋内翻，转掌心向内，掌心与脐同高（图4-542）。两掌缓慢向前、向内合抱于腹前，虎口交叉相握，轻覆肚脐；同时，两膝慢慢伸直；目视前下方（图4-543、图4-544）。

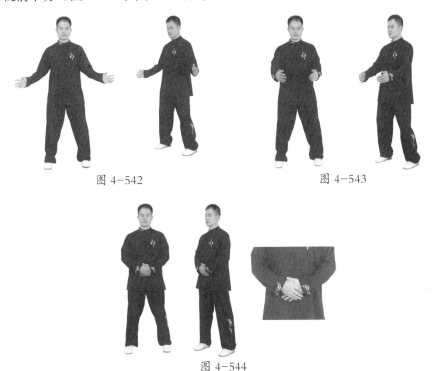

图 4-542　　　　　　　　　　　图 4-543

图 4-544

动作二：静养片刻。

动作三：两掌以肚脐为中心揉腹，顺时针6圈，逆时针6圈。

动作四：两掌松开，两臂自然垂于体侧（图4-545）。身体重心右移，左脚提起向右脚并拢，前脚掌先着地，随之全脚踏实，恢复成并步站立。目视前下方（图4-546）。

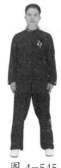 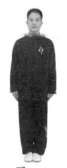

图 4-545   图 4-546

2. 技术要点

（1）整个过程需保持形松意静之态，有收气静养之意。

（2）两手外旋内翻时，是以肩带臂、以臂带手完成动作。

（3）两掌揉腹应以肚脐为中心，先按后揉，掌握适中的按揉力量使其能达腹部深处。

（4）两掌缓慢向前、向内合抱于腹前过程中，两掌掌心始终与肚脐同高，两掌向前拢成两掌心与肚脐成等边三角形时，再缓缓起身合掌于肚脐，静养。

3. 易犯错误与纠正方法

（1）易犯错误：两掌合抱于腹前时直接收回，未形成"水平等边三角形"。纠正方法：要注意两掌掌心始终与肚脐同高，待两掌先向前拢至与肚脐成等边三角形后再缓慢内合于肚脐。

（2）易犯错误：揉腹无规律，乱揉一气。纠正方法：揉腹时要注意两手接触皮肤的位置不变，以肚脐为中心，先顺时针再逆时针揉按，揉按的力度以能到达腹部深处为宜。

（3）易犯错误：静养片刻时，手肘后夹，两手相握或贴肚脐太紧。纠正方法：要注意两肘略外展，虚腋，虎口交叉相握，轻覆肚脐。

4. 呼吸方法

（1）鼻吸鼻呼的自然呼吸。

（2）静养片刻时可配合深、长、匀、细的腹式呼吸。

5. 意念活动

（1）动作二静养片刻时，意守丹田。具体静养的时间，可根据练功实际灵活掌握，平时练功以数分钟为宜。

（2）动作三顺时针、逆时针揉腹时，意在体会腹内气机的变化。

（3）其他动作可将意念集中在动作规格上。

6.功理与作用

（1）收气静养、揉按脐腹，由练气转为养气，可使气血归根，培补人体元气，起到引气归元的作用。

（2）腹部是人体"五脏六腑之宫城，阴阳气血之发源"，是六条阴经的汇聚部位。规律性地揉按腹部，具有促进气血运化、充实五脏、上下通和、升清降浊、祛除外邪和健脾胃、促消化等作用。

（3）使练功者从练功状态恢复到正常状态。

思考题

1.学练健身气功·八段锦如何分清动作节分点？

2.学练健身气功·八段锦如何做到准确、灵活？

3.简述健身气功·八段锦"两手托天"何以能"理三焦"？

4.简述健身气功·八段锦"左右开弓"何以能疏肝、调心肺？

5.简述健身气功·八段锦"单举"何以能"调理脾胃"？

6.简述健身气功·八段锦"往后瞧"何以能防治"五劳七伤"？

7.简述健身气功·八段锦"摇头摆尾"何以能"去心火"？

8.简述健身气功·八段锦"两手攀足"何以能"固肾腰"？

9.简述健身气功·八段锦"攒拳怒目"何以能"增气力"？

10.简述健身气功·八段锦"背后七颠"何以能"百病消"？

11.健身气功·易筋经名称的内涵是什么？为什么要"易筋"？

12.健身气功·易筋经的主要风格特点有哪些？

13.健身气功·易筋经健身价值有哪些？

14.习练健身气功·易筋经为何要求刚柔相济、用力适度？

15.健身气功·易筋经如何做到三调合一？

16.如何理解和表现出健身气功·五禽戏的"五禽神韵"？

17.怎样才能增进五禽戏的锻炼效果？

18."五禽意境"指的是什么？

19.强调"五禽意境"有哪些作用？

20. 五禽戏特定的意念调节，会对人体免疫产生什么影响？

21. 如何理解健身气功·六字诀中的"六字"？

22. 人身有五脏，可为何健身气功·六字诀是"六字"而不是"五字"？

23. 为什么健身气功·六字诀发音的音调要平？

第五章 中医养生功法技术的学与练

功法源于生活，成效取决于学练。学练功法需要选择，古今气功功法众多，内涵丰富、易学难精，不可能也没必要完全掌握，学习者可以从中选择一两种作为重点，学深学透，笃学明理、掌握要点、反复体悟、提升境界，长期锻炼，才能登堂入室，取得更好的练功效果。

第一节 学练方法

一、学会学习，贵在得法

学会学习，就是学会学习的方法，科学、有效的方法不仅能让我们少走弯路，也有利于激发学习兴趣、增强自信、提升学习能力，为适应新时代学习型人生打好坚实的基础。

学习方法就是学习时采取的方式、手段、途径和技巧等。古人云："学习有法，学无定法，贵在得法"，最好的方法是在学习中悟到适合自己的方法，也可借鉴学习能手的好方法，通过实践证明是否是适合自己的好方法，作一个勤学、善学、乐学，能够融会贯通、举一反三、学思结合、学以致用、知行合一的学习者，不断提升自己的学习能力。

功法学练中常用的方法有以下五种。

（一）明方向

学练功法时首先要选择学习内容、制定学习目标，然后对学练内容进行及时的评价和反馈，以便自我调整和控制，取得较好的学习效果；否则，再努力，方法再好，也会事倍功半，甚至前功尽弃。

（二）求方圆

所谓求方，是指学练功法时动作的起止点、方位角度要到位，路线方法要清晰，动作造型要工整。旨在抻筋拔骨、动贯梢节，强化筋膜骨血肉和五脏六

213

腑的相对运动并牵动全身经脉之气流通，利于之后放松形体、和畅经脉，达到易形神、强身塑形之妙。

所谓求圆，是指每个动作运作要圆，动作中肢体转动的角度要圆，即使动作是直线或棱角比较明显，也要注意直中求曲、外方内圆。圆则动作柔和绵连，气机活泼自然，意动隐于形内，可减少形体紧张对血管的压迫，敛气入内而不浮于外，意念贯穿全身而浑然一家，以此来调和气血、养护心神，渐臻形神俱妙之境地。此阶段还要注意分清虚实、上下相随、节节贯穿、劲力顺达、动中求静、完整一气。之后，再逐渐体会三调间的内在联系，达到动作运转自如，意念进入恬淡，呼吸形成自调，逐步进入三调合一的身心境界。

（三）勤学思

俗话说"纸上得来终觉浅，绝知此事要躬行"，要想取得强身健体、养生康复的成效，就需要把功法习练和思考紧密结合起来，不仅要知晓健身原理与作用、明晰练功道理，还要依靠习练者自身持久的践行和体悟，才能收到良好的健身效果。"功练千遍，其效自现"，功夫就是时间加汗水，在笃学明理的正确理论指导下，随着持续的练功积累，习练者的身心健康才会由量变向质变转化发展，逐渐形成有序的良性生命状态。

注重思考总结是功法践行中的关键所在，即所谓的"师傅领进门，修行在个人"。因习练者健康状态、学识素养、经历环境等方面存在的差异，即使是同一层面或主题的践行体悟，获取的身心体验也可能会大相径庭，这就需要习练者笃学明理、树立正念，重点围绕调身、调息、调心，从深入理解功法内涵和科学锻炼上进行实践体悟，特别是把体悟放在强身健体、祛病延年这个方向上，对比感悟习练的功法到底能给身心带来怎样的变化，要善于思考总结，对所习练的功法作出正确的评价，才能起到事半功倍的效果，切忌追求奇功异能，反损自身身心健康。

（四）拓视野

习练者要广泛阅读有关中医养生功法等方面的书籍，获得更多的基础理论知识，扩大知识面，提高文化素养。在此期间，习练者可以把自读、自思与其他习练者的交流相结合。

（五）知行合一

要坚持在用中学、学中用，做到学、思、悟、行融为一体。习练者可借助观察法、提示暗示法、模仿练习法、多媒体辅助法、阅读法、自我反馈练习法、对比体验法、讨论法等方法，对习练功法进行深入的学习与践行，这是一个持久漫长的过程，是一个需要边实践边体悟的过程，是一个能获取不同身心体验的永无止境的过程。正所谓一层功夫有一层道理，一定境界有一定的身心体悟，功夫不到，耳听为虚，终属虚妄。

二、站桩筑基，中正安舒

"合抱之木，生于毫末；九层之台，起于累土"，要想收获习练功法带来的身心效益，就必须注意打好基础，从掌握习练功法的手型、步型、身型、呼吸、意念、站桩等细节逐个突破做起。

古人云："读书之法，在循序而渐进，熟读而精思。"学练功法亦是如此，需要在掌握正确的方法与规律之后，付出相应的汗水与时间，必将到达功成的境界。

（一）站桩筑基

桩功是习练功法的根基，也是提高练功水平、培养和挖掘人体内在潜能的重要途径。站桩是指躯干、四肢保持特定站立姿势，通过全身或某些部位的筋、膜、骨、肉之间静力性的相对运动，促进习练者基本身型的规范，并逐渐形成固定的、自动化的运动模式，促进形、神、意、气的和谐统一，达到疏通经络、调和气血、濡养脏腑、宁神静心、平衡阴阳的练功效果。

站桩作为一种养生锻炼的形式古已有之，早在5000多年前马家窑文化时期的彩陶罐上即彩绘浮塑有古人站桩吐纳服气的人像，至《黄帝内经·素问·上古天真论》中"提挈天地，把握阴阳，呼吸精气，独立守神，肌肉若一"的理论阐述，已奠定了"独立守神"的站桩在中国内功养生中的根基地位。站桩的姿势可以说数不胜数（本书第三章详细介绍了常用调身的站桩方法），有"万法归于桩"之说，而且前人早已用实践证明，练功者"入门先站三年桩"，其法自通，其理自见。

站桩姿势的高低，可根据习练者身体状态特别是腿部力量的大小灵活掌握。站桩姿势低些，有助于增强腿部力量、提高稳定性；站桩姿势高些，利于放松机体、调心入静。站桩姿势高与低的限度，最高以命门穴不关闭、不能出现塌腰为限；最低以臀部下坐时膝盖不超越脚背为限。无论是站桩的姿势高些，还是站桩的姿势低些，要把握的核心是做到合乎站桩要求的身型，具体就是做到百会虚领、立项竖脊、沉肩坠肘、虚胸实腹、松腰敛臀、屈膝下坐、两足平踏、立身中正，同时逐渐使意念集中专一、呼吸自然、万虑皆抛，渐入恬淡虚无、独立守神的身心状态，在循序渐进中逐步提升功力和水平。

站桩时结合呼吸、意念活动进行形体放松，也可采用九节九窍法进行。所谓九节，是指颈、胸、腰、肩、肘、手、胯、膝、足九个身体的部位；九窍，是指对应身体九节的九个穴位，分别是大椎、神道、命门、肩井、曲池、劳宫、环跳、委中、涌泉。站桩锻炼时，意念中发出放松的指令，而后自上而下、由里到外、由点到线、由线而面按照大椎、神道、命门、肩井、曲池、劳宫、环跳、委中、涌泉的次序意想放松，之后再反复数次，形体即可放松，意念即可专一。

（二）中正安舒

《庄子·外篇·在宥》曰："抱神以静，形将自正"；《太极拳论》曰："立如平准"；《十三势行功要解》指出，练功要"立身中正安舒"，又言"尾闾正中神贯顶"，显然均是在强调练功必须要做到"中正"这一要领，心无杂念、平和安宁，形体就会随之中正通泰。俗话说"形不正则气不顺，气不顺则意不宁，意不宁则神散乱"，中正安舒并非仅是对习练者身体外形的要求，实际上是其身心合一的高度表现。

形体中正放松，能让内气充盈畅达、心神宁静平和。无论是静态站桩，还是行功操练，都要时时处处保持中正，且需要做到正时亦正，斜倚之中也需有中正之气以宰之。练功之所以要强调中正，是因为立身中正不偏，中气才能贯于心肾，通于脊骨之中，行于四肢骨髓之内，取得祛病强身、益寿延年之效。

脊柱为中轴，中轴正则全身正，中轴偏则全身斜。做到形体中正，需注意两个关键环节，即虚领顶劲和尾闾中正。首先是虚领顶劲，把头轻轻向上领起，然后再垂尾闾，做到与脊椎成一直线；精神提起神贯顶，通过上下拉伸，中正脊柱以中正整个形体，并在正形同时，体验"尾闾中正神贯顶"的气机变化过程。如果练功之中，身心感到有不舒服之处，如感到膝盖痛、眉头重、呼吸不畅、脊背痛等现象发生，很可能就是违背了中正的练功要领，及时调整也许就会得到解决。

除维持一定的肢体姿势外，练功中全身的关节肌肉，包括思想情绪还要尽可能做到放松。躯体运动功能、呼吸功能、交感神经功能三者之间相互密切联系，骨骼肌放松、呼吸缓慢、交感神经抑制是机体进入安静时统一的反应形式。由于骨骼肌运动是可以随意控制的，呼吸运动在一定程度上也是可以随意控制的，因此人体通过控制躯体运动和调整呼吸，从而间接改善植物性神经功能和内脏功能。已有研究显示，持之以恒地进行放松练习对多种生理功能具有良好的影响，松弛状态下交感神经和副交感神经的拮抗机能也能得到改善，有助于人体脏腑、血管等机能的调整和优化。练功实践也告诉我们，关节肌肉和思想精神放松了，呼吸就顺畅，气血也自然顺通，持久练习容易达到"气遍身躯不少滞"的练功状态。需要指出的是，放松绝不是松松垮垮，而是要做到以松为主、松而不懈、松中有紧、紧而不僵。

三、实践体悟，修养心性

孟子云："大匠能与人规矩，不能使人巧。"规矩是可以传授的，但技巧是需要自己实践体悟进行总结、归纳，逐步提升的，即所谓"师傅领进门，修行在个人"。功法的动作虽然简单，但想要练功取得成效、身心境界得到有效提升，没有捷径，唯有反复锤炼、实践体悟才能获得较好的健康收益。

（一）体验、体炼、体悟

毛泽东在《体育之研究》中写道："凡事皆宜有恒，运动亦然。有两人于此，其于运动也，一人时作时辍，一人到底不懈，则效不效必有分矣。"练功也是如此，正所谓"一日练一日功，一日不练十日空"，唯有专心致志、持之以恒才能收获功成。他曾用一副对联自勉："贵有恒，何必三更眠五更起；最无益，只怕一日曝十日寒。"练功不能凭借一时兴起，时断时续；也不能骄傲自满，只停留在会功法动作的表面，而不去深入地体炼、体悟功法的技术要领和内涵。只有坚持习练，才能不断提升练功水平和身心境界。

在熟悉功法动作及技术规范的基础上，功法习练者应认真体验每势动作练习前后的感受，从体感、心感到知觉，引发内心对之有所感动、共鸣，可促进习练者加深对动作内涵的理解，练功实践表明，用心体悟是贯通心身的一种修为方式，是提高技能和功德修养的有效途径。学练功法，要遵循技能形成的客观规律，不超越练功阶段，不违背功法技术、习练要领、理论内涵、功法特点进行实践体悟。用心体悟应不失本元，重点要围绕调身、调息、调心三者进行，逐步形成动作、呼吸、意念的协同配合，达到动作运转自如、呼吸形成自调、意念进入恬淡的身心境界，进一步体会三调合一身心状态下人体内在气机的升降出入。

科学研究表明，习练健身气功的功夫越高，脑细胞活动的有序化程度也就越高。但这种生命状态的形成不是学练一招一式就能得到的，而是需要长时间的实践，特别是心脑并用、以身感之、用心悟之，一点一滴地积累才成。俗话说，"纸上得来终觉浅，绝知此事要躬行"。要想学练好功法，必须把练功的道理和要领练到身上，方能取得健身养生之效。"功练千遍，其效自现"，意思是说没有一定练功时间的积累，功夫是上不了身的，功夫就是时间，在学练方法正确的前提下，随着练功时间的积累，身心才会发生由量到质的变化，形成有序的良性生命状态。可见，用心体悟离不开习练者对功法技术、理论内涵的深钻细研和实践经验的长期积累，当诸多知识点在头脑中汇集碰撞，一旦遇到合适的时机，就会在不知不觉中迸发出灵感，获得新的感悟，对身心境界或人生生活产生积极的影响；同样，用心体悟须在理性思维指导下进行，要树立正念，把实践体悟的方向放在强身健体、祛病延年的范围，切忌追求奇异，反损健康。

（二）修养心性

人们学练功法的目的、层次等各不相同，想要取得最优化的练功成效，仅靠形体活动、呼吸调整和意念运用的功法锻炼是不行的，还必须要加强心性的修养，把积极向上的生活方式和健康幸福的人生态度养成一种良好的生活习惯、健康的心身状态。

功法习练者应随着水平的提升，逐步追求"中正平和"的练功境界，将其内化到生活、生命中，形、神、意、气的协同配合应合理、合心、合法、合式，顺应修养心性的要求，不激进、不保守、不偏左、不偏右、不苛求、不怨恨、至诚至性、道法自然，从而让人的整个生命气质都得到良性的发展。

修养心性既是练功的基础和保证，也是练功的基本内容和在日常生活中的扩展。古代养生家对此是有着深刻认识的，他们教授弟子往往不是先传授功法，而是要求先行"炼己筑基"之功。所谓炼己，就是修养心性。《金仙论证》云："己，即我心中之念耳。"《乐育堂语录》说："炼己之功，即是炼心。"要将心性练到"因耳逐声以用听，则炼之以不听；目逐色以用观，则炼之以不闻；

心逐感以用交，则炼之以不思……"的境界。

人的生命是形、气、神三者的统一体。在生命运动中，神主意、意帅气、气引形，在练功时不能将练形、练气、练意三者截然分开，应遵循内在规律，肉体（形）是人体生命活动的基础，"神"是人体生命活动的主宰，而"气"则是生命力的动力。气是无形的，它周流于全身，寓于形体之中，通过"神"，把三者结合成一个有机的整体。

学练者原本可凭借自我意识更好地控制生命运动，但生活中的不良刺激一旦产生不良的意识冲动，引起七情的偏激，就会导致体内气血循行失常，从而危害自身健康。《抱朴子·内篇·对俗》中告诫说"若德行不修，而但务方术，皆不得长生也"，《黄帝内经·素问·上古天真论》则指出"所以能年皆度百岁而动作不衰者，以其德全不危也"。

涵养道德是心性修养的主要内容。习练功法过程中，如果仅仅注重功法的锻炼，而常常忽略心性的修养。虽然大多知道"练功不修德，必定要着魔""功从德上来，德为功之母"等格言，但多未能落实到实践中去。功法锻炼中运用意识，是增强神、意对形和气的控制能力，从而强化习练者自身的生命运动。

涵养道德则是意识活动在受到外界严重干扰的情况下锻炼意识的自我控制能力，可以是更高层次的调心锻炼。一个人的练功时间总是有限的，只有在生活中始终注意涵养自身的道德，方能使精神宁静而不浮躁，意气中和而不偏颇，促使练功逐渐达于道，而不是滞于术，即所谓"道生之，德蓄之"。

到底如何涵养道德？首先要转变观念、增强自觉。要深刻认识生活中如不注意心性的修养、道德的涵养，即使功法练得再好，也是枉然，应以积极的心态面对社会生活中各式各样的矛盾。其次要如理践行、以事炼心。要在生活中自觉地陶冶性情、砥砺意志、与人为善、树立正念、克己奉公和克服偏执，力求做到"无事时，敬在里面；有事时，敬事上；有事无事，吾之敬未尝间断"，从而保持心情、情绪和感情的平稳。其次要反观内省、累功积德。在"人生不如意者常八九"的生活环境里，注重一时的道德涵养容易，难的是时时刻刻涵养道德，更难的是在大是大非面前能把握住自己的情绪，控制好自己的心情，不生不切实际的妄念，这就需要学练者不断地反省、超越自己，进而形成良好的心理平衡，维护内环境"阴平阳秘"的有序化，保持健康的最佳状态。

四、注重调息，松静自然

在掌握动作要领的基础上，习练者在练习功法时应注重动作和呼吸的配合，有意识地控制和调整呼吸的方法、频率、深度等，掌握起吸落呼、开吸合呼、先吸后呼、蓄吸发呼的规律，不断去体会、掌握、运用与自己身体状况或与动作变化相适应的呼吸方法，进一步疏通调畅体内气血和调顺呼吸之气，以气养神，通畅气血。

（一）注重调息

习练功法时呼吸需要顺其自然，呼吸自然不是随心所欲，更不是要放弃呼吸锻炼，而是要遵循功法习练时动作与呼吸协同配合的固有规律，做到呼吸自然、柔和、流畅，不刻意闭气和憋气，对于动作与呼吸的结合，需要习练者反复地自我反馈调整，才能体会到它的妙处。随着对动作的熟练掌握，呼吸会自然地和动作相配合，呼吸和动作放松自然、协调配合，才有利于促进全身气血的运行。顺其自然是由不自然到自然的锻炼过程，需要习练者在习练中仔细体悟，逐步提升。

练功调息要做到细匀深长。细匀深长是调整呼吸要达到的练功要求。所谓呼吸的细，是指呼吸柔和缓慢，出入绵绵，自然悠畅。所谓呼吸的匀，是指每个呼吸周期的时间大体相等。所谓深长，是指顺腹式呼吸、逆腹式呼吸乃至踵息等深呼吸的形成。呼吸的细匀深长是相辅相成的，只有练到细匀，才能达到深长；呼吸达到了深长，也必然能够细匀。均匀的呼吸，是经过一定时间的练习才能逐步达到的。强行控制呼吸均匀，必然招致胸闷气短，甚至烦躁不安。因此，习练者一定要根据自身情况，顺其自然，随练功的深入使呼吸逐步达到细匀深长。

若想获得较佳的锻炼效果，习练者应逐步学练好腹式呼吸。练好腹式呼吸，需注意以下方面：一是学练腹式呼吸必须要循序渐进，绝不可刚开始学练功法就追求腹式呼吸，必须在经过一个阶段"调息"训练后，方可学练腹式呼吸。二是学练腹式呼吸必须在松静自然的呼吸基础上进行，切不能憋气，意念也不可紧张，注意呼吸出入的"量"和力度都不能太过、太大，应以不疾不徐、不迟不速为宜。三是在形成自然腹式呼吸基础上，再逐步学练深长的腹式呼吸，即由自然腹式呼吸逐步过渡到细匀、深长的腹式呼吸。倘若不顾呼吸形成的规律，不从习练者自身体质、健康的实际情况出发，盲目追求深长匀细的腹式呼吸，势必使精神不能安静，引起呼吸中枢兴奋，必然出现呼吸紧迫、气闷胸痛、心悸不宁等不良现象。

（二）松静自然

掌握松静自然是学练好功法的关键，静是松的基础，松有助于入静，松静主要体现在练功过程中意念、呼吸、姿势、动作等各个方面。放松与入静是练功中追求的永恒主题，可以说是习练功法时必须要遵循的大法。松静是练功的前提条件，是与其他体育项目的主要区别，不能放松入静，就不是在练功。

松是指精神与形体两方面的放松。精神的放松主要是解决心理和生理上的紧张状态。在现代生活中，激烈的竞争、快速的工作节奏，使人经常处于一种紧张、浮躁的情绪中，这就需要在练功中保持一种愉悦、祥和的心态，豁达心胸，培养高尚的情操。形体的放松主要是指关节、肌肉及脏腑的放松。肢体不能僵直绷劲，要由上到下、由里到外，直透皮肤、毛孔，节节松开。脏腑的放松，不是指具体器官，而是指胸腹部做到内外空松，其中顺其自然地呼吸至关重要。放松不是松懈，是让全身组织器官处于最佳应力分布状态，只有做到关节肌肉尽可能地舒展放松，肌肉筋骨全部松开，气息才能自然顺畅，"气遍周身不停滞"。松是舒展，而不是软沓和内缩，形体舒松气自顺通，才能达到体松、意静、气运自然的要求。

静，主要是指在练功中思想和情绪要平稳、安宁，收猿心、拴意马，排除杂念，专心致志练功。中医养生功法是以肢体锻炼为主，不完全同于静功锻炼，对静的要求没那么复杂，只要通过意念动作规格要领或体会呼吸、动作的配合等，习练者很快就能静下来，进入练功状态。静，不是思想静止，而是神不外驰、精神内守，以一念代万念，排除外来的一切干扰。能静才能心安，心安才能达到充分发挥机体自然调整平衡的功能。所以只有在精神放松、意识平静、呼吸自然的情况下，才能做到意随形走、意气相随，起到健身、养生的作用。

当然真正静下来也并非如此简单，最初会出现手脚忙乱、顾此失彼甚至心慌意乱等现象，但随着动作熟练、技术水平的提高，意念会逐渐专一，调心入静的程度慢慢得以加深。放松与入静是有层次的，是练出来的，不是想出来的，松与静相互联系、相互促进，永无止境。

五、坚持练功，提升境界

"得道容易练道难，练道容易守道难。"学练功法本身并不难，难的是如何坚持练功，并持之以恒。当你体验到练功带给你的舒适感、身心放松、宁神心静的良好反应之后，你需要把这些体悟的成果不断巩固，才能最大程度地受益。此时，你所能做的就是坚持，因为坚持才是最难的，一旦你产生了一个坚定的想法，只有你不停地重复它，才会实现最终的目标。

体炼、坚持、重复，这是成功的法宝。持之以恒，最终会达到促进身心健康改善，优化整体生命状态的目的。只有持之以恒地坚持练功，才会让身心状态发生良性的质变；没有持之以恒地坚持练功，良性生命状态是难以形成的。因此，不要奢望习练功法的健身养生作用是可以在一朝一夕就能获得的。

要想收到最佳的健身效果，只有认真持久地锻炼，把功夫练到身上，长一分功夫有一分收获，别无捷径可走。对于那些练功一段时间，取得一些成效，就懈怠、自满的人来说，练功不求精进、不堪刻苦，甚至不再坚持习练，已收到的功效也很容易失掉。正所谓："学如逆水行舟，不进则退。"功法健身功效的提升，需要日复一日地积累，需要留意扎实的基本功，留意温习与巩固，留意归纳与总结，才能从博大精深的优秀传统文化中汲取精华，修养心性，不断提升生命质量。

习练功法的"三重境界"可以用一句话形容："以虚无而始，以虚无而终。"练功初期，见山是山，见水是水。习练者对功法都会有初步的感受，这种感受来自视觉、听觉、嗅觉、味觉、触觉，是人体对事物的直接反应。此时人的头脑中没有复杂概念的形成，往往对功法知之甚少，对其特点、要旨、功效乃至习练要领的把握大多处于"未知"状态，认知停留在表面，此阶段只需要弄清楚功法动作的路线、方向、角度、姿势、动作起止点等技术要领，规范化地操作即可。

随着练功时间的推移，习练者对功法动作日趋熟悉，对其学练要领和身心感悟逐步深入，这是一个"从无到有"的过程，见山不是山，见水不是水。习练者开始探究功法的本质，所谓"横看成岭侧成峰"，通过思考，对功法的认知便不再停留在表面，开始探究功法动作的呼吸方法，开始注重呼吸与动作的协同配合，并不断地探索功法本身的文化内涵，知晓功法的健身原理与作用，并逐步体会中正安舒、心静体松的感觉，关注练功过程中形、神、意、气的配合，对功法的认知更为深刻，力求知行合一。

持之以恒长期锻炼之后，见山只是山，见水只是水。经过长期练功实践的沉淀，解惑之后是大彻大悟，此时的功法仍是之前的功法，却不如初见一般，而是从文化和精神层面的认知，此时的练功境界逐渐从"术""艺"向"道"转变。当习练者对功法有了足够的了解之后会发现，固定的功法套路可根据自身的需求进行变化，逐渐摆脱固化的动作，升华意识，让功法习练成为传统思想与文化的艺术表达，最终达到"合于自然"的境界。

第二节　练功阶段

功法习练各个阶段需要经历一个由不会到会、相互依存，相互制约，对于技术动作的掌握熟、由熟到巧的连续变化、由量变引起质变、质变又引起新的量变的、深化的过程，不同的练功阶段相互渗透、相互转化，不能截然分开。习练者应遵循运动技术形成的客观规律，克服个人的健康水平、文化底蕴、用功程度和身心感悟等差异，耐心打磨、体悟、感知各个练功阶段的精髓。习练功法的过程大致可分为四个相互联系的阶段。

一、学法筑基、抻筋拔骨阶段

《道德经》说："天下难事，必作于易；天下大事，必作于细"。这告诉我们天下的难事一定是由容易的事情演变而成的；天下的大事一定是从细小处开始累积的。学练功法也是如此，练功开始阶段要着力加强身型、手型、步型和站桩等基本内容的反复锤炼，同时也要将动作的姿势、方向、路线、角度、速度、节奏、虚实、上下肢协调等基本要素掌握扎实，并认真记忆功法动作，对呼吸、意念等可不做要求，顺其自然即可。

此阶段属于打基础、学动作阶段，应先求形似，后求神似。在这个阶段，动作往往很难做到规范、肢体僵硬、紧张不协调，手脚呆板不灵活，动作别扭吃力，技术粗糙有多余动作，缺乏控制能力，且做起来比较费力。习练者应该抓住功法动作的主要环节和纠正明显的错误动作，不应过多地强调动作细节，特别是要通过多观察正确的动作示范，尽快建立正确的动作表象。外在的肢体动作要尽量做到横平竖直、有棱有角、方向正确、路线清晰、动作规范，争取守规矩、合章法，切不可随意比划、敷衍了事，贪快求全不尽心地练功，其结果往往是本末倒置、欲速则不达，导致后续练功多走弯路。

复杂动作可运用分解练习的方法，把复杂的动作分解为若干个相对简单的动作，这样便于习练者记忆和掌握。比如把某一个复杂的动作拆分为上肢动作、躯干动作、下肢动作、眼神与动作的配合，把一个复杂完整的动作分解成多个结构简单的"小动作"，通过化繁为简、分别掌握，既可减轻初学者的心理压力，又便于记忆动作，掌握起来就容易多了。在此基础上，再把若干个"小动作"进行规范组合和完整练习，既可是全套功法动作练习，也可是其中一势动作的完整练习，最后把分解练习中掌握的动作及要领连贯统一起来，就有利于较好地掌握所学动作。此阶段须仔细揣摩"学拳容易改拳难""慢工出细活"的内涵，时刻提醒自己慢下来，静下心来，反复练习、体会每一势动作，力求准确。

在练功初始阶段，为塑造一个规范的形体动作，也为更好地牵动全身气血运行，尽快获得良好的健身效果，练功往往强调要抻筋拔骨。为何筋要抻、骨要拔？古人云"筋乃人身之经络，骨节之外，肌肉之内，四肢百骸，无处非筋，无处非络，联络周身，通行血脉，而为精神之外辅，与骨配合"，又如"如人肩之能负，手之能摄，足之能履，周身之活泼灵动者，皆筋之能挺然也"。骨是指"骨节"，"骨节者，骨之空隙也，乃人体之壑谷，转动之通灵敏捷，为神明所流注"。由于"肌肤骨节，处处开张"之时，才是人之形体运动变化的最大状态。所以，练功过程中有意识地对拉拔长筋骨，就等于是对全身筋骨皮脉肉等进行了强化刺激，自然练功塑形、引气的效果也随之增加。拔骨是靠抻筋完成的，因为骨头之间主要靠韧带连接，韧带拔长后骨节自然就能松。譬如，"两手托天理三焦"双掌上托定势时，要注意头上领、手掌用力上托、脚趾抓地下踩、中间腰部放松，身体自然就会形成上下对拉拔长的状态。当然，不同的动作有不同的抻筋拔骨匹配的方法，这是需要习练者根据自己练功的情况加以适时选用和细心体会的。总的锻炼原则是既要将身上的肌肉、韧带拉长，又要保持肌肉、韧带自身的韧性，虽有些许的抻拉感甚至痛感，但不能超越肌肉、韧带的承受力。实践证明，练功初始阶段强调抻筋拔骨，不但能提高练功质量、锻炼效果，而且可为进一步提高功法技术奠定基础。

二、掌握要领、熟练技法阶段

经过上一个阶段的锤炼，习练者对功法动作的内在规律有了初步的理解，一些不协调或多余的动作逐渐消除，并能比较顺利和连贯地完成整套功法的演练，紧接着就是一个严格按照动作要领反复体悟的提升过程。

这一阶段，大脑皮层运动中枢兴奋和抑制过程逐渐集中，特别是分化抑制得到发展，大脑皮层的活动由泛化阶段进入分化阶段。但是，由于是初步建立的动力定型，一旦遇到新异刺激时，多余动作和错误动作可能还会重新出现，因此要特别注意对错误动作的纠正，多体会功法动作的细节，以促进分化抑制进一步发展，使功法动作日趋准确。

这个阶段练功，实际上是把功法由"薄"练"厚"的过程，除了动作质量的提高，还需要调动很多的内在元素，如练习中既需要处理好呼吸与动作协同配合、动作中意念的运用合理的问题，更需要处理好屈与伸、动与静、虚与实、松与紧、开与合、上与下、出与入、刚与柔、练与养等阴阳对立的关系。

这个阶段有两个具体要求。一是形体动作仍要继续按照功法要领细心体会，练习每一姿势，都要用心感觉身体是否做到中正，重心比例虚实是否已然清楚，是否是以腰为主导，肢体用力顺序是否节节贯穿，形体放松了没有，精神提起来没有，手和脚的位置是否恰当顺遂。如有不合习练要领之处，应即予以修正。如此刻刻留心、势势留意、有的放矢、反复锤炼，方能做到真正合乎练功要求。此阶段练功仍要注意慢而不快，在慢中多磨炼、细揣摩、练精细，才能找到感觉，练出成效。

二是在保持形体动作符合功法要求和规范的基础上，逐渐把形体招式、呼吸意念、劲力神韵的运用结合在一起练习。要充分体现出练习功法的特点、风格、意境和韵味等，其内在实质是对身与心、形与意、气与形、呼与吸、松与紧、动与静、上与下、内与外、升与降、虚与实、养与练等关系的正确处理，表之于外是功法演练中对节奏、虚实、刚柔、形神、劲力等的把握和展现。功法演练的韵味是由内而外、由形到神、由力度到动律等构成的矛盾统一体。此阶段练功同样需要在实践中反复揣摩体悟，也需要多种途径加深对中国传统文化内涵的理解和感悟，才能逐渐把握形、神、意、气之间的运用之巧和配合之妙，充分理解并体现出本功法的特点、风格、内涵和意境之美。

需要指出的是，这一阶段的呼吸调整，可先结合典型动作，按照起吸落呼、开吸合呼的规律进行专门练习，之后再有意识地与动作配合练习，并逐渐形成细、匀、深、长的腹式呼吸。这一阶段的意念运用，已从单纯注意形体动作，逐渐发展到或体察呼吸与动作的配合，或体察劲力的运行等方面。通过持续不断的练功，此阶段习练者大脑皮质的兴奋与抑制在时间与空间上逐渐集中与协调，特别是对于僵硬、多余动作的分化抑制加强，不仅前一阶段存在的许多错误动作能够得以消除或纠正，而且功法技术将逐渐变得更为连贯、协调、规范和熟练。但是，刚刚建立的功法技术的条件反射还不是很稳固，一旦遇到新的刺激就会出现错误技术，甚至已经建立起来的技术定型还会消失。此阶段的练功，确实是重在反复实践体悟，只有不断掌握强化正确的习练要领和技术方法，使习练者的形、神、意、气能够组合凝固成一个有机的整体，如此方可在举手投足之间合乎练功要求，体现功法特点和风格，促使身心境界持续提升。

三、形神俱妙、自动有序阶段

古人认为，形（身）和神（心）是构成人体生命的两大要素。形与神的关系是"形恃神以立，神须形以存"，两者相互依赖、互根互用。中医养生功法虽是以肢体活动为主，但"人之运动，以意为始，以形为终"，说明本质上习练者的意念是决定形体运动正确与否的关键因素。从形与神的角度审察整个练功层次的进阶，存在由外在"形练"逐渐向内在"神练"，外在肢体形象体验逐渐向内在心灵体验不断转变的过程。反之，随着练功层次的渐次提升，必然会导致人之精神境和物质形体的不断改变。练功至形神俱妙阶段，人体内部的气化过程已经很是旺盛，气机通达且极为有序、协调，神意不仅能得到气的充分供养，而且能够充分发挥意为气之帅的功能。通过强化人之气的周身运转，促使形与神的更加紧密融合，意念更加专一，呼吸进入自调，肢体动作轻灵含蓄、运转自如，做到意动形随、气贯形中、气到劲到、势随神移。这种形、气、神的运动状态是常年坚持练功，技术定型后才会产生，正所谓"明规矩而守规矩，脱规矩而合规矩"。在日常练功中坚持形中寓神、神中合形、神形兼备，日久功深做到"外忘其形而成其形，内不知其神而达其神"是顺其自然之事。

练功至形神俱妙，随着对习练要领和气韵的反复锤炼与体悟，建立的运动条件反射达到了非常稳固的程度，此阶段不再需要劳神思考动作是否符合标准，气是否顺畅无碍，心神是否专一不二，或者说习练者的形、神、意、气已完全符合功法习练的要求，并能根据周围情况的变化而自动调整动作，顺利完成整套功法的操作，习练者已能用心身表达功法的神韵和内涵，能用功法表达自己的意识情感和精神气度，此时习练功进入了自动有序阶段。其主要特征是，功法练习形成自动化，动作柔和缓慢、虚实相生、体态安详。动则以气运身，犹如人在气中、气在人中，周身一气、浑然一体。意念恬淡虚无，识神退位元神主事，三调融为一体。自此，练功由"以外导内转入以内导外"，身心处于一种高度和谐，实现了人与自然界的交融，步入"天人合一"的境界。

实践证明，功法练习达到自动化阶段后，习练者要想保持自动有序的高水平功法操练技能，仍需要持续不断地练功予以保证。如果不再坚持练功，已巩固形成的功法技术定型还会消退，因此，习练者仍应注意功法操作的准确性，注重动作的规范、呼吸的配合和意念的运用，以达到熟练自如的效果。这是提高的必然过程，而不是简单的重复，有时看似简单的重复，实则蕴含着丰富的内涵，需要习练者用心体悟，精益求精，再上新台阶。

四、守中致和、融于生活阶段

习练者长期坚持练功，形成了自己的练功风格，获得的是祛病强身、益寿延年的成效，追求的是身心境界的提升，把练功中习得之精神、智慧与现实生活完全融合，关键是要做到守中致和、融于生活。何谓"中和"，《礼记·中庸》指出："喜怒哀乐之未发，谓之中；发而皆中节，谓之和。中也者，天下之大本也；和也者，天下之达道也。"这句话是说心里有喜怒哀乐却不表现出来称为中；表现出来却能够有所节制称为和。中是稳定天下之本；和是为人处世之道。其实这句古话体现的就是适中的意思，告诉我们要在变化之中求得不偏不倚、和谐自然的境地。汉代大儒董仲舒强调："仁人之所以多寿者，外无贪而内清静，心和平而不失中止，取天地之大美以养其身。""能以中和理天下者，其德大盛；能以中和养其身者，其寿极命。"由此可见，无论是修身养性还是治理天下，都必须要遵循"中和"之道。

《黄帝内经·素问·上古天真论》曰："食饮有节，起居有常，不妄作劳，故能形与神俱，而尽终其天年，度百岁乃去。"符合天地运行规律的生活方式是人健康长寿的关键。世界卫生组织的专家也指出，因生活方式带来的疾病将成为世界的头号杀手。塑造习练者健康的生活方式、生活节奏，也是修习功法这一阶段的一个重要目的。"练功生活化，生活练功化。"打个比方，如果我们每天练功 2 小时，一天 24 小时，就算这 2 个小时习练得很好，用功法滋养了自己，那么，还有 22 个小时，倘若起居无常，或饮食睡眠不合理，或因情感所困惑等，练功的效果也会大打"折扣"。学练功法时，应排除外界干扰，使形、神、意、气得到整合、优化身心，即便是应对繁杂多彩的日常生活，也能从容应对各种干扰，保持身心不乱。《庄子·外篇·天地》曰："执道者德全，德全者形全，形全者神全。神全者，圣人之道。"能把练功中习得之中正的身形与气度，平和的心境与胸怀融入生活，就为自己的生命又点燃了一盏指引道路的明灯。

第三节　练功须知

练功过程是有其规律可循的，主要表现在习练者对深化功法技术、理解文化内涵、优化生命状态和形成健康生活方式等过程中内部一些因素的必然联系上。这些规律在练功过程中经常存在、反复出现，并显示出它的重要作用。弄清并遵循练功过程中的基本规律，有助于科学练功，提高练功的效率和质量。

一、明确练功目的

目的是人对参与活动结果的一种设想或规定。习练者进行练功不是无意识的、盲目的，而是自觉的、有目的的。也就是说，在习练者进行练功之前，已经在观念中有了某种预期的结果或理想的目的。习练者之所以进行练功，也就是要引起自己的身心发生预期的变化，得到自己所需要的结果，这就是我们所说的练功目的。

正确的练功目的是取得良好功效的保证。练功应以强身健体、养生康复、陶冶情操、修身养性、延年益寿为目的。那种为了猎奇或谋取私利而练功的动机是不可取的，更切忌追求玄乎其玄、神乎其神的练功效果。怀着一己之私欲去练功，可能会使自己的身体健康有一定的改善，但身心健康绝不可能达到高水平。古人讲"德为功之母""德高气纯"，只有排除私欲，胸襟坦荡、豁达大度，才能使自己经常保持精神愉快、情绪安泰，有效地避免七情六欲的干扰，达到提升健康、修德悟道的效果。

苏轼云："古之立大事者，不惟有超世之才，亦必有坚忍不拔之志。"学练功法不神秘化，也不庸俗化；不简单化，也不烦琐化。要充分认识到练功是强健身心、祛病延年的良方，是平衡人体阴阳、调整气血虚实、协调脏腑功能，帮助优化人体整体生命功能状态的有效健身方法，进而充分发挥自己的主观能动性，有信心、有决心、有恒心，循序渐进地认真练功，才能充分发挥精神统率周身的能力，取得更加理想的锻炼效果，切忌"三天打鱼两天晒网"。谚语有"功到自然成"，练功一旦豁然贯通，身心健康获得难以言表的成效，自能"学而时习之，不亦乐乎"，而终身受益。

二、遵守练功规律

（一）环境的选择

练功前要选择适宜的练功场所，营造良好的练功环境。不论是选择室内还是室外练功，均宜选择地势平坦、环境安静、空气新鲜、光线柔和、温度适宜和安全的地方练功，以减少新异动因的刺激，利于肢体活动、呼吸调整和调心入静。

避免在风口、环境嘈杂、空气污浊、温度过高过低或湿度太大的地方练功，这都会给身心带来不适感觉，有碍正常练功；如遇雷电、大雨、大风、大雾等恶劣天气时，习练者应及时停止练功；更不要在空气严重污染的环境中练功，如化学药品气味浓厚的地方，潮湿、阴冷、腐烂的垃圾堆积的地方等。所以，练功时一方面要尽量选择较好的环境，另一方面也应在练功中主动排除杂念，尽量消除外在环境的影响，日久练功自会适应外界的环境。

（二）功前准备工作

功前准备不可等闲视之。服装要宽松合体、冷暖舒适、色泽柔和、布料柔软，以使身体舒适和血液循环不受阻碍。宜穿运动鞋或平底布鞋练功，不要穿太紧的鞋子、高跟鞋等；首饰、眼镜、手表等尽量不带。功前要排净大小便，避免忍便练功，以利全身气机运行、肌肉放松和肢体活动不受制约。还应提前15~30分钟停止较紧张的脑力活动和体力活动，使身心从紧张状态恢复到相对稳定的状态，以利于机体放松和大脑入静。习练者如果情绪不稳、心情急躁，则容易杂念纷纭，不易调心入静，而且呼吸不畅，影响练功效果。一旦功前出现大喜、大怒、悲伤、忧愁、惊惶、恐惧等不稳定情绪时，应待情绪稳定、心情舒畅后再练功。习练者过饱、过饥、醉酒或过度疲劳时也不宜练，功太饱有碍气血流通，太饿、过度劳累干扰身心放松入静，酗酒醉倒则易乱气。

（三）善始慎终

每次练功前需结合功法做一些抻拉肌肉、活动关节、牵拉韧带的热身运动，促使人体在生理上产生"预热"反应，让身体变得柔软，经络气血运行变得通畅，既利于尽快地进入练功状态，也能避免运动损伤的发生，特别是在天气比较寒冷的季节，肌肉黏滞性较高，更应充分地做好功前热身活动。若是身心疾病患者，务必遵从医生建议，并做好健康监督、评价和控制，以确保练功的安全性。

习练者还应高度重视练功的起势、收势环节。起势、收势看似动作简单，实际对于提升练功质量非常重要，切忌草率行事。起势是正式练功之开始，既是把习练者从日常生活状态过渡到练功状态的必要措施，也是调整形、气、神使之符合练功要求的必要准备。犹如一年之春蕴藏生机，做好起势可帮助习练者尽快进入凝神静气、形松意充的练功境界。收功之作用，一是可调和练功过程中流注全身的气血，使其从炼气转为养气，并起到引气归于丹田的目的，二是可使习练者从练功状态逐渐恢复到正常状态。练功全过程有如辛勤地耕作，收功则是秋收时的颗粒归仓。若不收功或草率收功，运转全身的气血就不能归元，如此日久必会造成元气亏损，不仅得不到强身健体的效果，很可能还会自损身心健康。练功结束时，可依据自身实际情况，做些搓手、浴面、揉按肚脐、拍打、按摩等整理运动，切不可随即坐卧不动、参加剧烈活动以及进行冷水洗浴等。

（四）循序渐进，持之以恒

习练者应按照功法要求的技术规范和习练要领认真练功。练功应注意循序渐进，不同年龄、不同体质、不同健康状况、不同身体条件的习练者，均需根据个人的实际情况逐步增加运动量、运动强度和难度，遵循从简到繁、从易到难、从少到多的原则。练功要通过锻炼时间和运动量的积累，才能掌握功法，取得成效。并不一定是运动量或运动强度越大越好，而应根据自身具体情况确定合适的量度，习练者之间切忌相互攀比学练进度或强求承受同一运动负荷进行练功。

练功贵在持之以恒，切忌"三天打鱼，两天晒网"。再好的功法，若没有练功时间的保证和运动量的持续刺激，练功的成效也不会自动而来。每天坚持练功，有利于人体形成稳固的条件反射和良性的生命稳态，有助于练功效果的获得。此外，持之以恒地练功，养成健康的生活习惯，还能磨练习练者的意志，也是练功提高质量和效益的重要因素。

（五）尊师贵道

练功还要注意尊师贵道。所谓尊师，是指尊敬教学功法的师长，重视老师对练功的教导。"古之学者必有师""三人行必有吾师"。在练功进步的过程中，除了传授功法技术的老师外，还有许多引导自己进步的同仁，这些也都是自己的老师。"见贤思齐焉，见不贤而内自省也"（《论语·里仁》），意思是见到好的要学习，见到不好的要警惕自己不能犯类似的错误。练功重在实践体悟，而一个人的实践是有限的，若平时多与他人交流心得、探讨问题、总结规律，可以帮助自己深化认识、科学练功。

凡能从不同角度、不同程度启发自己练功的，更需尤为尊重。其实尊敬别人就是尊敬自己，把周围的人都视为自己的老师那样给予尊敬，就能够保持自己的恭敬之心，利于精神集中、宁静而不浮躁地练功。所谓贵道，既是指练功要珍惜自己所学的功法技术和知识，认真加以练习提高，也是指要真正理解中国传统文化的科学内涵，不断增强自己的分析鉴别能力，以防被歪理邪说所欺骗。

三、善学勤思多悟

（一）提高理论素养

"理不圆通，莫论修真。"功法理论是以人体生命整体观及天人合一整体观为基础而形成的，功法原理涉及阴阳学说、五行学说及脏腑、经络、气血、情志等内容，并要结合中华传统文化和现代科学知识来指导练功，这些都是需要习练者在练功当中所学所思的重要内容，只有具备良好的理论素养，才能真正领会和掌握功法内涵和功理要旨。

在学练过程中，要有意识地系统学习功法知识、功法理论、健身机理等内容，深入理解和掌握功法的内在联系及其实质，懂得运用人体经络间的络属、辩证关系，提高练功效果。平时还要多思考、多揣摩，以辩证原理的思维方法理解技术动作和功法理论，了解功法本质。练功绝不能割裂与传统文化的深厚关系，要通过深入了解儒、释、道、武、医等诸家理论之内涵，来帮助习练者用古代的经典理论丰富头脑，指导练功实践。需要指出的是，中国传统文化精华与糟粕并存，对那些存有封建迷信的东西要坚决予以抛弃。此外，习练者还应充分汲取现代科学的养分，包括现代医学、生理学、心理学等方面的知识。只有这样，才能从不同的角度提高理论素养，培养现代的科学意识，充分理解功法内涵，更科学地指导练功实践。

（二）总结反思贯穿始终

功法锻炼与一般体育运动的区别，在于是否是内向性运用意念。练功要想取得良好效果，就必须强化运用内向性意念来改善生命活动的机能，这就需要习练者正确学习和领悟健身气功的专项理论，才能按照形、气、神三位一体的锻炼规律和特点去思考问题和实践练功。

正确的功法技术，可促进人体内的气血沿着正确的轨道运行，促进健康；错误的功法技术可导致人体气血不畅或阻滞，影响健康。因此，习练者要细心领会，反复实践，力求按照功法要求，把形体活动、呼吸配合和意念运用把握准确，认真掌握好形神意气和谐统一的锻炼原则。

习练者首先要克服初练功法身体产生的短暂不适感，如肌肉关节酸痛，动作僵硬、紧张，手脚配合不协调、顾此失彼等。随着练习的逐渐深入，姿势、动作会逐步工整、准确，动作的连贯性与控制能力会得到提高，对动作要领的体会会不断加深，对动作细节会更加注意，动作和呼吸配合更加协调，最后逐渐达到动作、呼吸、意念的有机结合。由于练功者体质状况及对功法的掌握与练习上存在差异，其练功效果可能不尽相同。良好的练功效果是在科学练功方法的指导下，随着时间和练习数量的积累而逐步达到的。因此，习练者不要"三天打鱼，两天晒网"，应在练功当中勤思善学，不断总结，以获得更大的功效。

（三）用心体悟练功真谛

悟是一种心理体验，心理是人脑对客观世界的积极反映，任何心理活动都是一个不断变化的动态过程。功法练习就是通过自我想象、自我注意、自我感知等心理调节过程，保持相对静止，摒弃杂念，忘却烦恼，将自己带入一个令人心旷神怡的意境中，形成一种美好的心理情绪状态。这时，习练者会感到全身舒适，心情愉快，心胸开阔，不仅可以使紧张的心理放松，而且可以使紊乱的心理功能逐渐恢复正常协调。这种通过自我心理调整来协调自身生理功能进而影响形态实质的过程，是功法发挥作用的主要机制，这个过程的实现首先需要对功法的各个练功要领融会贯通、彻悟在心，对此有一个明确的认知和清醒的认识。

"师傅领进门，修行靠个人。"个人后天的努力练习和勤思、常悟对提高练功水平非常重要。用心琢摩、反复推敲所获得体悟的程度与习练者的付出是成正比的，即经常地投入练习和进行思考，获得的体悟和成绩就越大。体悟的内容不仅包括练功后的效果与反应，还包括动作和呼吸的配合、意守的穴位和意念的转换、音乐与动作的融合等。因此，习练者应细心体悟，反复实践，严格按照功法的技术规范和习练要领进行正确的锻炼，从而较快地促进机体产生一系列良好的身心变化。值得提醒的是，错误功法技术的纠正，不可在正式演练的过程中去体会纠正，应在非正式演练时对逐个错误动作进行纠正提升，否则，就违背了练功时专心致志、调心入静的要求，影响锻炼效果。

在练功过程中，身心往往会发生种种反应，归纳起来主要有两大类型：一是正常反应；二是异常反应。正常反应占绝大多数，都是身心舒适的感觉，能使人感到轻松愉快；要抛弃心中存在的一切不良心理进行练功，调心入静、神意贯注、心力兼备，方能促使锻炼效果事半功倍。如功中神散意驰、心君妄动、形意不合，就会徒具动作形态，而无法取得优质的锻炼实效。

练功过程中，可能会出现一些身心反应，如热、胀、冷、酸、麻、肌肉跳动等，对待这些练功反应，既不要刻意追求，也不能过分看重，应采取顺其自然、不理不睬的态度，只要继续练功，自会慢慢消失。倘若功中不遵循功法的技术规范和习练要领，或因急于求成、受到不良心理暗示等因素影响，也可能会产生某些异常的心理、生理变化，出现各种不同的异样感觉。习练者可暂时停止练功，并及时向有经验的老师报告情况，共同分析出现的反应是否正常，有没有练功不当之处，再根据分析情况作出正确的处理方法。

（四）注意生活调养

在日常生活中，习练者要注意通过涵养道德来不断调摄自己意识的控制能力，做到精神宁静而不浮躁，意气中和而不偏颇，达到"二六时间常在禅中，行住坐卧不离这个"的境界。注重情绪调控与道德涵养，不随意乱发脾气，尽量保持愉悦轻松的情绪，也利于脏腑的神志调畅。只有把练功中习得的生命智慧更好地融入生活、指导生活，进而形成更加健康的生活方式，方能让生命时时处于一个良善的状态。

首先是可以把功法中的一些内容和姿势的锻炼有机融入日常生活中，无形之中就会增加练功的时间和对人体产生持续的良性刺激。譬如，无论何时何地，都可以把身形中正的要求添加进去，在"尾闾中正神贯顶"的身心状态中生活和工作。再譬如，等公交车时，可以两脚并步，按照"无极桩"的身形要求，短暂"休息"一下。

其次是要在日常生活中注意保持安静稳定的精神状态，将修养心性、涵养道德融合于生活中提升境界。人处在社会之中，每天都会处理各种各样的公私事务，不可避免地会有好、有坏，有称心如意的、有令人心中不满甚至愤怒的，这就需要通过涵养道德来不断调摄自己意识的控制能力，做到精神宁静而不浮躁，意气中和而不偏颇。

最后是要注意提升理论素养。特别是要通过深入了解儒、释、道、武、医等诸家传统理论之内涵，来帮助习练者提升文化素养、指导练功实践。当然，也应充分汲取现代科学的养分，培养现代科学意识，从而更加充分地理解习练功法的科学内涵，帮助我们真正练好功法。

人的身心健康与生活方式有着极为密切的关系。健康的生活方式可以使人获得健康，免除许多疾病，而不健康的生活方式则会给人带来疾病。要想练好功法，取得最优化的健身效果，日常生活中还需调理好衣食住行等诸多方面，促使生活方式健康化。习练者生活要有规律，饮食要适中，勿过饥、过饱、过食油腻、过凉过热、太过辛辣、气味浓烈的食物等，以免影响脏腑气机功能发挥，要追求食物的多样性，调节营养供给的均衡。但以清淡为主，避免吸烟、酗酒等不良嗜好。

日常穿着要注意宽松合体、大方得体，能随着气候变化而增减衣服，特别在冬季时要注意保暖，防止硬抗寒冷而徒耗精气神。要保持居住场所环境的整洁、空气的清新流通、湿度温度的适宜，更要注意保持良好充分的睡眠，既不可熬夜，也不可贪睡，还要注意节制房事，避免久卧、久坐、久站、久行等过劳行为。要把练功状态延续到日常行为中，抛开一时得失之患，一心一意工作生活，使身体、呼吸、意念在日常生活中尽可能协调一致。

思考题

    1. 中医养生功法技术的学练方法有哪些？

    2. 简述中医养生功法技术的几个阶段应该注重的侧重点有哪些？

    3. 中医养生功法技术的练功须知有哪些？

第六章　练功反应与偏差纠治

练功反应是指因练功而引起的特殊感觉和身心变化，包括正常反应和异常反应。练功反应通常在练功过程中出现，有些可以延续到练功后，延续的时间一般不长。

第一节　正常反应

正常反应又称"功效反应"，是功法修炼进程自然出现的、常规的感觉和身心变化，是练功效果的表现。

一、动触

练功过程中会出现一些平常不出现的感觉或运动，在气功中称为"动触"现象。动即运动，包括肢体动作、肌肉跳动等；触即感觉，包括感官感觉和机体感觉。《修习止观坐禅法要》中记载的动触有"痛、痒、冷、暖、轻、重、涩、滑"等八种感觉，亦称"八触"，又有"掉（动摇）、猗（修长）、冷、热、浮、沉、软、坚"等八触之说，合计称"十六触"。要注意的是，"八触"或"十六触"中的"八"或"十六"是修辞手法，只是"多"的意思，并不是只限于八或十六。实际上，练功过程中出现的感觉远远超过这些，通常动触中以热感者为最多见，肌肉跳动感次之，再次为其他感觉。

此外，有人自觉飘飘欲仙，机体似乎不存在；有人会出现本体感觉异常，如不知自己手、脚、头的位置；有人感到自身高大无比或十分矮小等。动触感觉多出现于局部，且多为短时间出现后又自行消失。这可能与练功时气血运行流畅以及大脑的感受性增强有关，对练功和机体没有不良影响。对于这些动触现象的出现，应该一不好奇，二不追求，任其自生自灭。

二、疏经通脉

当练功达到一定程度时，有许多练功者会出现各种疏经通脉反应，如感到经络跳动、气机运行，少数经络敏感者会出现循经传感现象，如出现一股热流循经传导。有的患者练功后，因体内真气充沛，经络疏通，冲击病灶，而出现患处疼痛等症状比以前明显，或以往患病症状重新出现，这在练功中称为"翻病"。对此练功者不必疑惧，可适当减少练功时间，坚持下去，待病灶瘀滞之气血疏通后，症状会随之消失。

三、机能改善

练功后一般会出现消化功能改善的现象，表现为胃肠蠕动加快而产生肠鸣、排气增多、大便通畅、食欲增加、消化吸收能力加强等。亦常见练功者特别是练静功者唾液分泌增多，这时可自然咽下，这样既有助消化，又能滋肾养阴。《黄帝内经·素问·刺法论（遗篇）》谓"肾有久病者……饵舌下津令无数"，口中唾液增多是练功得法的表现，应缓缓咽入腹中。

练功又能促进机体新陈代谢功能，产生一系列相关反应。如练功中身体温热，这是气机活跃、真气聚集的反应，是练功时血液在体内重新分配的结果。练功中多见汗出，以微微而出时最佳。练功中还可以出现头脑清晰，精力充沛，毛发、指甲生长迅速，皮肤光泽，面色红润，以及白发变黑等"返老还童"现象，有助于益寿延年，青春长驻。

四、入静

入静是练功者在气功锻炼过程中，在意念放松和神志清醒的情况下，所出现的高度安静、轻松舒适的状态。入静是练静功时的基础状态，但又不局限于静功，动功的练习也要求动中求静。

初练静功的一段时期内，练功者常出现杂念丛生，不能入静的状态，古人称为"散乱"。杂念的排除不可急于求成，否则欲速则不达。练功中可以通过正确运用意守穴位、意守丹田、意守呼吸、默念字句等意念活动，以一念代万念，顺其自然，因势利导，杂念自然会逐渐消失。与散乱相对应的是昏昏欲睡的状态，古人称为"昏沉"。练功之初，由于环境安静，全身放松，双眼闭合，呼吸悠缓，再加之排除杂念，思维活动减少，大脑兴奋性减弱，很容易陷入昏沉欲睡的状态。这种状态并非不正常，但应避免。如在练功中出现昏沉欲睡现象，可使两眼微露一线微光，目观鼻准，使意识不至昏沉。

第二节　异常反应

异常反应是因练功时调身、调息、调心操作不当而产生的种种轻度不适，但尚不至影响日常生活和工作的感觉和身心变化，又称不良反应。

异常反应往往出现于练功初期。此时由于人体从生理心理上对练功时的三调需要一个适应过程，加之对功法的操作不熟练，或练功要领掌握不当，会出现一些影响练功进展和日常身心状态的不适感，属不良反应。异常反应既不是练功效应，也不是练功偏差，只要及时从各方面纠正、调整，一般在短时间内即可自行消失。但如果不予重视，任其长期发展，即会造成偏差。常见的异常反应有以下四种。

一、头痛头胀

练功过程中或练功后，头痛头胀的异常反应比较多见，其常见原因为调心时意守强度过大，思想过于集中，或勉强用意导引气血至头部。如意守强度过大，应采用似守非守的方法，以减少意守强度；有高血压病、动脉硬化症、神经官能症的患者，应以守下（下丹田）不守上（上丹田）为宜。此外，初学者不适宜采用以意导气的练功方法。如功后仍感头痛头昏者，可做数节头部保健功，或有助于缓解头痛头胀。

二、胸闷憋气

胸闷憋气的常见原因有：调身时姿势呆板、肌肉紧张、挺胸练功或含胸太过；或由于调息时呼吸过猛、一味追求细匀深长的深呼吸；或停闭呼吸时间过长、意守呼吸强度偏大等。处理的原则是找到原因，对症解决。如纠正练功姿势，挺胸应改为适度含胸，使胸部肌肉放松；呼吸过强或闭气时间过长者应改为自然呼吸，使气息顺畅，如此胸闷等症状即可缓解。

三、心慌不安

心慌不安多是练功时思想有顾虑，姿势不自然，全身不放松，或呼吸用力，过于深长，勉强停闭，或精神紧张等所致。有心脏神经官能症或其他心脏病的患者，在练功中出现心慌不安现象较多见。通常只要纠正相应的诱发因素，心脏的不良反应即可消失。如解决思想紧张，端正姿势，全身放松，呼吸自然，心慌症状即会消失。如因心脏神经官能症或其他心脏病引起者，可平时适当服用相应的药物以助纠正。

四、肌肉酸痛

练功初期，感觉下肢与肩胛等处酸痛胀麻，乏力疲软。这些现象多见于体质较弱者，或初练功者急于求成，采用消耗体力较大的功法，且练功时间过长；也见于调身时姿势不正确，全身肌肉紧张者。体弱者，初期练功应采用卧式或半卧式、靠坐式为主，待体质改善后，再过渡到坐式或站式。急于求成者，应遵循练功要领，循序渐进，每次练功时间的长短要量力而行，切实贯彻练养相兼的原则。此外，要注意做好练功前的准备工作，心情平和，全身放松，再开始练功。

第三节　练功偏差的预防

练功偏差以预防为主。预防偏差的措施是多方面的，但关键在于练功者和功法指导老师的防患于未然。

一、对练功者的要求

（1）无论是健康者还是病患者学练功法，首要的问题是在老师的指导下选择适合自身性格特点、心理状态和健康状况的功法，切忌自以为是、迷信猎奇，甚至误入歧途。

（2）初学者最好在老师的指导下习练功法，严格遵循基本要领和循序渐进的程序练功，尽量避免按图索骥模仿练功，切忌盲目追求功法效应，选择与自身水平不匹配的功法进行练习。。

（3）练功者要保持健康的心理状态，营造良好的内外环境，注重功德品质的培养，不要在情绪波动时练功，切忌练功受私心杂念的影响。

（4）练功者既要会练功，更要懂气功，掌握科学的功法知识，增强明辨真伪的能力，是预防出现练功偏差的基本要旨，切忌偏听偏信，人云亦云。

（5）练功者对出现的一些练功反应，要及时向老师说明情况，如属异常反应，应在老师或医生的指导下加以纠正，切忌讳疾忌医，自作主张。

二、对功法指导老师的要求

（1）不要随便传授未完全掌握的功法，以其昏昏，使人昭昭，往往容易导致练功者出偏。

（2）根据练功对象辨证施功，注意不同功法的适应证和禁忌证，特别是对有精神病史或性格缺陷的人，应在调整其心理的前提下以传授动功为主；对有迷信观念的人，应在教学功法的同时加强科学知识的传授。

（3）应掌握必要的医学知识，并在教学中全面掌握每个学员的练功反应。对某些特殊的感受，切忌轻易赞许，以免诱导出偏。如发现异常反应者应及时加以个别纠正，并可根据具体情况建议其停止练功或学练其他功法。

（4）传授简单好学、安全可靠、健身作用明显、未发现任何异常反应的功法。

第四节　偏差纠治

气功偏差俗称"走火入魔"，是指练功过程中，出现生理心理功能紊乱，思维情绪、行为举止失常，影响正常的生活和工作，且不能自行缓解的身心状态。

"走火"为道家修炼术语，即因火候（姿势、意念、呼吸的强度）失调而气机逆乱；"入魔"为佛家修炼术语，为对入静后出现的幻觉信以为真。按现代医学知识，"走火"属生理功能紊乱，"入魔"属心理功能紊乱。由于二者往往相互影响，共同出现，故"走火入魔"并称。气功偏差比练功的异常反应严重，不但影响了练功者的日常生活，而且需借助第三者调治才能逐渐好转；异常反应则多可自行消失，或对症处理后消失。

一、偏差成因

气功偏差的形成原因大体可分为两类。一类是由练功三调操作不当引起的，即因调身、调息、调心的操作在认识、内容、强度、时间等方面出现问题而造成的偏差。例如，如果对意守或存想的对象过于追求，强度过大，时间过长，可能出现幻觉。另一类是精神病高危人群学练气功出现的偏差，此类偏差的练功者本人曾患过精神疾病，或有人格缺陷，或有精神病家族史等，学练气功后出现了偏差症状。严格说来，第一类偏差是货真价实的气功偏差，出现偏差的原因是练功操作不当。而在第二类偏差中，气功修炼可能只是诱因，未必是根本原因。临床上属于第二类的偏差较第一类多见。追查气功偏差患者的病史，有精神病史、精神病家族史者多见，即使并非如此者，大都病前即有内向、孤僻、敏感、思维缺乏逻辑性等分裂性人格的表现。这类人群即使不练气功，也可能因为其他因素而诱发精神疾病。

辨别这两类不同的气功偏差十分重要，因为二者的预后有较大差别。第一类气功偏差预后较好，经治疗大都可以完全康复；第二类气功偏差预后较差，难以治愈，且有可能演变为精神分裂症等精神疾病。

二、偏差症状

气功偏差出现时，因生理心理功能紊乱而产生一系列身心症状，可分为躯体症状和精神症状两类。

（一）躯体症状

（1）头部。头昏、头痛、头胀、头部气冲感，或自觉头顶如物压迫、自觉如紧箍箍顶等。

（2）胸背部。胸闷憋气、心慌气短、呼吸紊乱不畅、两胁胀痛、胸背寒热等。

（3）腰腹、会阴部。腹胀腹痛、纳呆便秘、腹泻肠鸣、腰部重痛、丹田积热、遗精滑泄，有的还出现会阴、肛门处漏气感等。

（4）四肢。四肢麻木胀痛、乏力疲软、四肢抖动等。

（5）全身。冷汗淋漓，或由于气机紊乱而出现难以忍受的酸、胀、冷、热等感觉，或内气上下走窜失控，或肢体动作剧烈怪异、大动不止等。

（二）精神症状

一些精神病教科书中称此类症状为"气功诱发或导致的精神障碍"，此类患者如果没有精神病家族史，不属于精神病高危人群，通常预后较好，否则预后不良。

（1）神经衰弱，往往同时存在多种精神和躯体症状。主要表现为外动不已、内动不止、周身气窜而无法控制。除躯体症状外，或伴有夜不能寐、多梦早醒、喜怒无常、记忆力减退、注意力不集中等。

（2）情感障碍。喜怒无常，或忧郁、狂躁、紧张焦虑、悲伤易怒、或哭或笑、打滚吵闹，患者的语言往往与所练气功或气功师有关，呈阵发性，一般发作时间较短，且常伴有轻度意识障碍。

（3）自我意识障碍。患者常有附体体验，即患者自称是被气功师或神、鬼、灵魂附体。其声音变得特殊，其表情、动作、言语模仿所附者。这种现象见于气功特定文化环境中的精神障碍，被称为"与文化相关的精神障碍综合征"。

（4）幻觉妄想。幻觉和妄想是气功偏差常见的症状，其内容多较荒谬离奇。幻觉以幻听和幻视为多见，亦有幻触、幻嗅等。幻觉大部分为假性幻觉，且多与气功内容或宗教、迷信有关，大多不鲜明清晰。妄想有被控妄想、受害妄想、夸大妄想及罪恶妄想。其中以被控妄想为突出，如感到自己被气功师或特殊仪器控制或操纵等。此症患者大多数不承认自己有病，而认为是由于他人恶意加害。患者往往不愿意接受治疗而相信气功师。当练功者出现幻觉、妄想症状时应马上就医，以免延误病情。

三、辨证分型

气功偏差按中医辨证主要分为两型，即气机紊乱型与情志失常型。气机紊乱型可再分为气滞血瘀和内气游走两证。气滞血瘀证主要原因是意念运用不当，多思多疑，中医辨证为肝郁气滞、气滞血瘀等，主要表现为患者自觉内气停留局部，或头或胸或下腹等，胀痛难忍；治疗原则当以行气通络、活血化瘀为主。内气游走证是呼吸及意念运用不当或练功中受惊而引起的，中医辨证为气行逆乱，患者主要感觉内气流转不停、无法摆脱甚至全身乱窜，或全身大动不止，不能自主，心烦意乱，治疗原则为理气安神、引气归元。

情志失常型可分为痰气郁结和痰火上扰两证，均属中医"癫狂"范畴。痰气郁结证多由于练功者本身情志忧郁、性格内向，且练功操作不当，中医辨证为肝郁气结、脾虚生痰、痰气互结，主要表现为各种情志障碍，治疗原则当以疏肝解郁、化痰开窍为主。痰火上扰证多为练功者本身心理缺陷，或急躁易怒者，加之练功操作不当，或执幻为真而引起，中医辨证为肝火痰热上扰心神，主要表现为各种精神症状以及失眠头痛等，应采用清肝泻火、开窍涤痰的治疗原则。

四、纠治方法

首先应消除患者的紧张情绪，树立纠偏信心。可让患者参加文体活动或轻微的体力劳动，消除悲观心理，增加乐观情绪。另外，此类患者往往对气功修炼认识不当，追求过高过多，故应根据患者出偏的实际情况，从练功原则、练功要领等方面进行分析引导，帮助患者正确认识气功，以助偏差纠正。下面介绍两种常用的纠偏方法。

（一）自我纠偏

一旦发生偏差，应立即停止练功，针对诱发偏差的原因，及时进行自我纠偏，改变不当的姿势、意念、呼吸等三调操作方式，同时配合自我按摩、点穴、导引等方法。

（1）躯体放松。放松法可以缓解紧张，适用于身形紧张、呼吸紧张、意念紧张所致的偏差。具体练法参照基本功法中放松功，或气功临床上常用的放松操等。

（2）自然行步。自然站立，全身放松，然后开始向前步行。出足后，前足跟先落地，头颈自然伸直，两手自由摆动，目视前方。行步的速度可每分钟60~70步，根据个人的体力情况，每次可行步20~30分钟，或60分钟，每天早晚2次；行步时保持全身放松、自然。此法对疏通全身气血、转移出偏者紧张的思想情绪、调整人体阴阳平衡，均有很好的作用，且方法简单，易学易练。

（3）震动经络。治疗轻度气机逆乱可用震动经络法，以疏导气血，消除症状。取自然式站桩，头身正直，两手自然下垂，膝自然伸直，全身放松，然后配合吸气抬起足跟，呼气下顿足跟，且下顿时能感觉直震到后脑。每次练习可震动36次，每天可酌情练习 3~4 次。

（4）经络拍打。自然站立，全身放松，两足与肩同宽，以手掌按人体十二经脉循行路线拍打。其顺序：①从胸部沿两臂内侧拍打到手心，先左侧后右侧。②从手背沿两臂外侧拍打到头部，先左侧后右侧。③从头部向后沿背部经两腿后面，拍打到足跟，再到足背，然后由足背向上，经两腿前至腹前，再向上拍打经胸至头面部。每天自我拍打 1 次，轻拍重拍各 1 遍。拍打可以疏通气血，调畅经气，平衡阴阳，使气机紊乱的偏差得以纠正。

（5）穴位按摩。用三指或手掌推或者擦膻中穴和大椎穴，每次 10 分钟，每天 1~2 次，能通全身的阴脉和阳脉，使乱窜之气得以归经。亦可用自己手掌心摩擦脚掌心，并有意地将气下沉到脚心，每天擦摩双脚心 300 次。

以上自我纠偏方法，患者可依据不同的偏差表现和身体特点及习惯，选择运用。

（二）纠偏治疗

气功偏差的患者出现症状后，如通过自我纠偏未能消除，应赴医疗机构就医，以免延误病情。临床上常用的治疗方法如下。

（1）心理疏导。引起气功偏差的原因很多，有的是看书自学，盲目瞎练，对练功的要领没有掌握而出偏；有的是其本身心理就有缺陷或情绪郁结，经学练气功而诱发偏差；还有的对气功出现的某些景象或感受道听途说，一知半解，却在练功中刻意追求以致出偏。因此，在临床治疗偏差患者前对其进行心理疏导、解释沟通非常重要。通过解释交流，既宣讲了正确科学的气功修炼方法以及练功准则，帮助患者纠正错误的认识，同时又帮助他们解除一些心中的郁结，使他们能树立对医生及治疗的信心，更好地配合治疗。

（2）气功导引。应用气功导引的方法治疗气功偏差，可谓是"以其人之道，还治其人之身"，是针对偏差形成原因的治疗方法。此法应由有相当气功修炼水平的医师施术，如果应用得当，能够有较好的治疗效果。

①整体施治。

点穴拍打按摩：根据偏差的临床辨证分型，确定相应的治则治法后，治疗者运气于掌中，循经取穴，如头部的百会、印堂、太阳、神庭、风池，胸部的天突、膻中、期门、中脘，腹部的气海、关元、大横、天枢等，通过点穴拍打按摩上述穴位以及相应部位，达到疏经通络、开窍化痰和引气归元的功效。

外气导引：对一些偏差症状较严重的患者，除教患者自我纠偏外，可由气功医师根据不同的偏差表现，采用理气法、降气法等。外气导引纠偏对。

②对症纠偏。

泰山压顶：由于练功中意守强度过大，出现头部重压、气聚头顶的不适感，称为"泰山压顶"。纠治方法：暂时放弃所练功法，改练整体放松功，练功后自我按揉太阳穴、风池穴各100次。气功医师半握拳，以大拇指尖推患者百会穴，运用外气向下推按，反复进行，待患者觉得头部轻松，有泰山搬掉之感即可。

漏气遗精：练功中或练功后，自觉有气从前后阴或会阴部进出，称为漏气，可发展为遗精。纠治方法：经常擦揉丹田及肾俞至微热即止，可使漏气遗精逐渐减少、消失。做提肛收腹运动。气功医师向患者脐中、关元、命门发放外气，使小腹微热即可。

气窜不止：是指患者感觉全身到处有气流窜，或气阻夹脊、玉枕，或盘旋于头部，即所谓气冲头，或气冲于胸，或下窜丹田等，有的经久不愈。纠治方法：停止练功。根据气滞局部或气流全身的不同，采用局部或全身拍打，可自我拍打或由气功医师拍打。拍打的穴位、经脉，可取百会、玉枕、肺俞、膏肓、命门和督脉、膀胱经、胆经等。选练六字诀中的"嘘""呼"二诀。

外动不已：由于练功者盲目追求动触现象，出现头部、身体摇动不能自主，前俯后仰，手舞足蹈，甚至翻滚、跳跃不能控制。纠治方法：停止练功。对大动不止者，可由医师乘其不防备时突然用手掌猛击其背部，或突然大声喝令停止。这种突然的强刺激，有时能即刻收到效果。气功医师对患者大椎、曲池、合谷、肩井穴行外气按摩，或循一定的经络进行外气导引，使气循经络路线行走，调整逆乱的气机，就可能逐渐纠正外动失控现象。

出偏入魔：练功中或练功后，出现精神抑郁或狂躁、神情恍惚、幻听幻视、哭笑无常等现象。这是最严重的偏差。纠治方法：做心理治疗。气功医师点按百会、印堂、人中、合谷、大椎等穴，导引经气归入丹田。

除以上纠偏方法外，尚可采用中西药物、针灸、推拿等方法纠偏。临床上根据具体情况，可单用一种方法，或几种方法结合纠偏。中医中药方面可按前面辨证分型，确定治疗原则。例如，据清代《张氏医通》记载，"入魔走火"如用涤痰安神降火药不应，可用天王补心丹等治疗。西医则可按照精神病常规治疗。

思考题

1. 练功的正常反应有哪些？

2. 练功的异常反应有哪些？

3. 如何预防练功偏差？

4. 如何纠治练功偏差？

第七章　常见慢性病中医养生功法处方

扫码"学一学"

第一节　中医九种体质辨证施功

中医学中明确提出"体质"的概念最早见于张介宾所著的《景岳全书》,《景岳全书·杂证谟》曰:"矧体质贵贱尤有不同,凡藜藿壮夫,及新暴之病,自宜消伐。"早在《黄帝内经》时期,古人虽未明确提出"体质"之词,却有对体质的相关论述。如古人认识到体质的差异对疾病的发生、发展、转归等影响密切,依据中医五行理论,分为"木形人""火形人""土形人""金形人""水形人"五种类别。中医体质学说,是指在中医基础理论指导下,根据不同人群的身体情况、心理差异,分为不同的体质。

一、体质学说的概念

体质是指人体禀赋于先天,受后天多种因素影响,在其生长发育和衰老过程中,所形成的形态上和心理、生理功能上相对稳定的特征,这种特征往往决定着机体对某些致病因素的易感性和病变过程的倾向性。现代生物学研究认为,人具有根本的区别于其他动物的共性,同时在人类群体中也普遍存在着个体差异,这种个体差异的研究完全支持了中医的体质学说。

中医的体质概念与人们常说的气质不同。所谓气质,是指人体在先后天因素影响下形成的精神面貌、性格、行为等心理功能,即神的特征,而体质是形与神的综合反映。因此,二者有着不可分割的内在联系,但体质可以包括气质,气质不等于体质。

国医大师王琦为提高中医的诊疗能力,致力于九种体质辨识理论的研究与推广,2009 年 4 月 9 日,《中医体质分类与判定》标准正式发布,该标准是我国第一部指导和规范中医体质研究及应用的文件,旨在为体质辨识及与中医体质相关疾病的防治、养生保健、健康管理提供依据,使体质分类科学化、规范化。

《中医体质分类与判定》标准制订工作 2006 年 6 月正式启动，由国家中医药管理局主管，中华中医药学会体质分会编制完成。标准共分为范围、术语和定义、中医体质 9 种基本类型与特征、中医体质分类的判定、附录（中医体质分类与判定表）五个部分。中医体质学者根据人体形态结构、生理功能、心理特点及反应状态，对人体体质进行了分类，制订出中医体质量表及《中医体质分类与判定》标准。

该标准将体质分为平和质、气虚质、阳虚质、阴虚质、痰湿质、湿热质、血瘀质、气郁质、特禀质九个类型，应用了流行病学、免疫学、分子生物学、遗传学、数理统计学等多学科交叉的方法，是经中医临床专家、流行病学专家、体质专家多次论证而建立的体质辨识的标准化工具，并在国家"973"计划"基于因人制宜思想的中医体质理论基础研究"课题中得到进一步完善。

通过 21948 例流行病学调查，该标准具有指导性、普遍性及可参照性，适用于从事中医体质研究的中医临床医生、科研人员及相关管理人员，并可作为临床实践、判定规范及质量评定的重要参考依据。该标准曾在多家"治未病"中心及中医药科研单位以及 26 个省、自治区、直辖市（包括香港特别行政区、台湾地区等）试用。

二、影响体质差异的因素

中医认为人体体质的决定因素来源于肾精，生命之肾精为"先天之本"，由父母生殖之精交媾而形成。而后天的体质也并非一成不变，与饮食、劳逸等密切相关。

先天因素即"禀赋"。包括遗传和胎儿在母体里的发育营养状况。父母的体质特征通过遗传，使后代具有类似父母的个体特点，是先天因素的一个方面，而胎儿的发育营养状况、对体质特点的形成也起着重要的作用。

（一）先天因素

先天因素是体质形成的基础，决定着体质的相对稳定性和特异性，是人体体质强弱的前提条件。在体质的形成过程中，先天因素起着关键性作用。

中医认为，生命之本源来自于父母阴阳之精的感应相合。父母生殖之精的盈亏盛衰和体质特征对其生育子女的体质有着决定性的影响。如父母身体强弱、肥瘦、刚柔、长短、肤色、先天性生理缺陷和遗传性疾病等，均有一定的概率遗传至下一代。因此中医强调，母体妊娠期间，宜注意饮食、起居、情志、劳逸等因素，最大限度减少对胎儿的不良影响。

（二）性别因素

性别差异以先天构成为基础，又与后天因素有着密切关系。男女在先天禀赋、身体形态、脏腑结构等方面有差别，相应的生理功能、心理特征也就有区别，因而体质上存在着性别差异。男性多禀阳刚之气，体魄健壮魁梧，性格多外向、粗犷，心胸开阔；女性多禀阴柔之气，体形小巧苗条，性格多内向，喜静，细腻，多愁善感。男子多用气，故气常不足；女子多用血，故血多亏。男子属阳，而女子属阴。从体质易感性来看，男子多脾虚，女子多肝郁；男子多湿热，女子多气火；男子血浊，女子血清。叶天士认为："女子以肝为先天。"《黄帝内经·灵枢·五音五味篇》载："妇人之生，有余于气，不足于血。"以上均是对男女体质特点不同的论证。

（三）年龄因素

体质具有可变性，不同年龄段人群可呈现出不同的体质特点，人体的结构、功能与代谢的变化同年龄有关，从而形成体质的差异。如小儿为"纯阳之体"，老年人多"肝肾不足"。《黄帝内经·灵枢·营卫生会篇》云"老壮不同气"，即是说年龄不同对体质有一定影响。

（四）后天因素

后天因素包括饮食、劳逸、锻炼、七情等因素，都可对体质产生一定的影响。

1. 饮食因素

"民以食为天"。饮食对人体的身体健康有着重要的意义，合理的膳食结构，科学的饮食习惯都可以对人体体质产生积极的影响。如果饥饱失常、嗜食不节，可能会影响个体体质的变化。如嗜食肥甘之物，易致使机体痰湿质体质；过食寒凉，则易致机体呈阳虚质。

2. 劳逸因素

劳逸失常也是影响体质的重要因素。如《黄帝内经·素问·宣明五气篇》云："久坐伤肉、久立伤骨、久行伤筋。"相反，如果机体长期处于过度安逸的状态，则可使气血运行不畅、筋肉松弛、脾胃功能减退。

3. 体育锻炼

生命在于运动，体育锻炼是增强体质的重要途径。得益于现代社会条件的发展，人们可以自由选择各式各样的体育运动来增强体质，改善身体功能。如各种球类运动，或各式健身气功，如五禽戏、太极拳、八段锦等。适当的体育锻炼，可提高机体的新陈代谢，促进血液循环，通调经络气血，提升免疫力。但是值得注意的是，体育锻炼应"因人而异"，尽量选择适合自己的锻炼方式，以免造成损伤。

4. 七情因素

七情包括喜、怒、忧、思、悲、恐、惊，是人体对外界客观事物刺激所作出的不同反应。中医认为，七情会对人体体质造成一定的影响。如思伤脾，长期思虑过度易致使气机郁结，从而形成气郁质。过喜伤心、过怒伤肝、过恐伤肾、过悲伤肺，七情过激导致五脏气血运行失常，进而影响到人体体质。

三、运动养生和体质之间的关系

祖国医学一贯重视对体质的研究，早在两千多年以前成书的《黄帝内经》里，就对体质学说进行了多方面的探讨。可以说，《黄帝内经》是中医体质学说的理论来源。《黄帝内经》不仅注意到个体的差异性，并从不同的角度对人的体质作了充分的论述。如《黄帝内经·灵枢》中的《阴阳二十五人》和《通天》，就提出了两种体质分类方法。在《黄帝内经·素问·异法方宜论》里还指出，东南西北中五方由于地域环境气候不同，居民生活习惯不同，所以形成不同的体质，易患不同的病症，因此治法也要随之而异。后世医学家在《黄帝内经》有关体质学说的基础上续有发挥，例如朱丹溪《格致余论》说："凡人之形，长不及短，大不及小，肥不及瘦，人之色，白不及黑，嫩不及苍，薄不及厚。而况肥人多湿，瘦人多火，白者肺气虚，黑者肾不足。形色既殊，脏腑亦异，外证虽同，治法迥别也。"又如叶天士研究了体质与发病的关系，在《外感温热篇》中说"吾吴湿邪害人最广，如面色白者，须到顾其阳气……面色苍者，须要顾其津液……"，强调了治法须顾及体质。再如吴德汉在《医理辑要·锦囊觉后篇》中说"要知易风为病者，表气素虚；易寒为病者，阳气素弱；易热为病者，阴气素衰；易伤食者，脾胃必亏，易劳伤者，中气必损"，说明了不良体质是发病的内因，体质决定着对某些致病因素的易感性。这就为因人摄生提供了重要的理论根据。

中医学养生方法众多，如饮食调理、运动等均可以通过特异性调节达到养生的目的。体质养生是指在中医理论指导下，根据不同体质，采用相应的养生方法和措施，如运动功法、气功疗法等纠正其体质之偏，以达到防病及延年益寿的目的。

对于不同的体质，应当采取不同的养生方法，如体质强壮者，应加强精神调摄，锻炼身体，可以增强体质；并注意预防疾病，防止疾病损伤人体，使体质下降。体质虚弱者，除预防疾病外，还要注意饮食起居，避免情志内伤，静神动形结合，促使体质增强。体质具有阴阳气血偏颇者，养生方法除顺应四时、形神共养、饮食调理、锻炼身体等增进身心健康外，还需兼顾体质特点。如在精神调摄方面，要根据体质，采用不同心理调节方法，以保持心理平衡，维持和增进心理健康。气郁质者，精神多抑郁不爽，神情多愁闷不乐，性格多孤僻内向，多愁善感，气度狭小，故应注意情感上的疏导，消解其不良情绪。阳虚质者，精神多萎靡不振，神情偏冷漠，多自卑而缺乏勇气，应帮助其树立起生活的信心。在食养方面，体质偏阳者，进食宜凉而忌热；体质偏寒者，进食宜温而忌寒；阴虚之体，饮食宜甘润生津，忌肥腻厚味、辛辣燥烈之品；阳虚之体宜温补，忌生冷寒凉之品等。

四、九种体质分析

平和质人群总体特征：先天禀赋良好，后天调养得当，以体态适中、面色红润，精力充沛，脏腑功能状态强健壮实。平和质人平素患病较少，对自然环境和社会环境适应能力较强。他们体态适中，形匀称健壮，面色、肤色润泽，目光有神，鼻色明润，唇色红润，头发稠密有光泽；在日常工作生活中，该体质人不易疲劳，精力充沛，耐受寒热，对各季节气候适应良好，平时睡眠良好，胃纳佳，二便正常，舌色淡红，苔薄白，脉和缓有力。这类体质人员在平时应注意摄生保养，饮食有节，劳逸结合，生活规律，坚持锻炼。

气虚质人群总体特征：元气不足，平时多见疲乏、气短、自汗等气虚表现。形体特征：肌肉松软不实。常见表现：语音低弱，气短懒言，容易疲乏，精神不振，易出汗，舌淡红，舌边有齿痕，脉弱。心理特征：性格内向，不喜冒险。发病倾向：易患感冒、内脏下垂等病，病后康复缓慢。对外界环境适应能力：不耐受风、寒、暑、湿邪。

阳虚质人群总体特征：阳气不足，以畏寒怕冷、手足不温等虚寒表现为主要特征。形体特征：肌肉松软不实。常见表现：平素畏冷，手足不温，喜热饮食，精神不振，舌淡胖嫩，脉沉迟。心理特征：性格多沉静、内向。发病倾向：易患痰饮、肿胀、泄泻等病，感邪易从寒化。

阴虚质人群总体特征：阴液亏少，以口燥咽干、手足心热等虚热表现为主要特征。形体特征：体形偏瘦。常见表现：手足心热，口燥咽干，鼻微干，喜冷饮，大便干燥，舌红少津，脉细数。心理特征：性情急躁，外向好动，活泼。发病倾向：易患虚劳、失精、不寐等病，感邪易从热化。对外界环境适应能力：耐冬不耐夏，不耐受暑、热、燥邪。

痰湿质人群总体特征：痰湿凝聚，以形体肥胖、腹部肥满、口黏苔腻等痰湿表现为主要特征。形体特征：体形肥胖，腹部肥满松软。常见表现：面部皮肤油脂较多，多汗且黏，胸闷，痰多，口黏腻或甜，喜食肥甘甜黏，苔腻，脉滑。心理特征：性格温和、稳重，善于忍耐。发病倾向：易患消渴、卒中、胸痹等病。对外界环境适应能力：对梅雨季节及潮湿环境适应能力差。

湿热质人群总体特征：湿热内蕴，以面垢油光、口苦、苔黄腻等湿热表现为主要特征。形体特征：形体中等或偏瘦。常见表现：面垢油光，易生痤疮，口苦口干，身重困倦，大便黏滞不畅或燥结，小便短黄，男性易阴囊潮湿，女性易带下增多，舌质偏红，苔黄腻，脉滑数。心理特征：容易心烦急躁。发病倾向：易患疮疖、黄疸、热淋等病。对外界环境适应能力：对夏末秋初湿热气候的潮湿或气温偏高环境较难适应。

血瘀证人群总体特征：血行不畅，以肤色晦暗、舌质紫暗等血瘀表现为主要特征。形体特征：胖瘦均见。常见表现：肤色晦暗，色素沉着，容易出现瘀斑，口唇暗淡，舌暗或有瘀点，舌下络脉紫暗或增粗，脉涩。心理特征：易烦，健忘。发病倾向：易患症瘕及痛证、血证等。对外界环境适应能力：不耐受寒邪。

气郁质人群总体特征：气机郁滞，以神情抑郁、忧虑脆弱等气郁表现为主要特征。形体特征：形体瘦者为多。常见表现：神情抑郁，情感脆弱，烦闷不乐，舌淡红，苔薄白，脉弦。心理特征：性格内向不稳定，敏感多虑。发病倾向：

易患脏躁、梅核气、百合病及郁证等。对外界环境适应能力：对精神刺激适应能力较差，不适应阴雨天气。

特禀质人群总体特征：先天失常，以生理缺陷、过敏反应等为主要特征。形体特征：过敏体质者一般无特殊形体特征，先天禀赋异常者或有畸形，或有生理缺陷。常见表现：过敏体质者常见哮喘、风团、咽痒、鼻塞、喷嚏等，患遗传性疾病者有垂直遗传、先天性、家族性特征，患胎传性疾病者具有母体影响胎儿个体生长发育及相关疾病特征。心理特征：随禀质不同情况各异。发病倾向：过敏体质者易患哮喘、荨麻疹、花粉症及药物过敏等，遗传性疾病如血友病、先天愚型等，胎传性疾病如五迟（立迟、行迟、发迟、齿迟和语迟）、五软（头软、项软、手足软、肌肉软、口软）、解颅、胎惊等。对外界环境适应能力：适应能力差，如过敏体质者对易致过敏季节适应能力差，易引发宿疾。

五、不同体质的养生功法

（一）气虚质

功法原理：补脾益肺益气。

施功方法：气虚体质者体能、耐力常显不足，故以选择较为柔缓的锻炼方式为宜，如太极拳、八段锦、桩功等，对改善体质，增强身体素质有积极的影响。需要注意的是，气虚质人群锻炼应适宜，如过度锻炼可能导致疲劳、汗出、气短喘促等正气耗散之象，加重气虚。

适宜功法：易筋经（韦驮献杵、出爪亮翅）、八段锦（调理脾胃须单举）。

动作要领：参见第四章，第一节、第二节。

机理及作用：（1）韦驮献杵主要可通过疏通手太阴肺经，从而达到调脏腑经络之气的作用。中医学认为，肺者，太傅之官，主一身之气，司呼吸。肺气通调，则气机畅行。该势可通过导引拉伸手太阴肺经，进而对于胸部满闷，气喘，心胸烦满，肩背、上肢麻木酸痛等症起到治疗作用。

（2）出爪亮翅势主要可通过调节背部及上肢经筋，进而达到调节心肺功能、改善肩颈部不适的效果。该势内收时，意抵膏肓，膏肓穴为人体补五劳其损之大穴，古称"无所不疗"，此法既开合了膏肓，又通过伸臂推掌、屈臂收肘、展肩扩胸、屈掌握指等动作，疏通了上肢部位经络的经气。

（3）调理脾胃须单举，①中医认为脾胃居于人体中焦，脾气主升，胃气主降。脾胃之升降运动为一身之气运行之枢纽，该势可通过拉伸延展使脾气上升而胃气下降，进而使气机流畅，改善脾胃功能。此外，上举下按呈定势时，脚大拇趾隐白穴处受力，隐白穴为足太阴脾经经气升发之处，刺激该穴可调节脾脏。单举过程中，肩胛部、胁肋部有牵扯感，可刺激脊柱椎旁肌肉及足太阳膀胱经过之背俞穴，对提升脏腑功能有促进作用。②两掌上下对拉，使上臂及肩背得到充分拉伸，使前臂肌群及肩周大小圆肌、菱形肌等充分拉伸，对于缓解肩颈部位不适有一定作用。

（二）阴虚质

功法原理：益气养阴，滋阴清热。

施功方法：阴虚体质者，阳气偏亢，应尽量避免剧烈、耗氧量大的运动方式，以防汗出过多，耗损气阴。着重调养肝肾功能，以太极拳、八段锦等平缓柔和的锻炼方式较为适合。静气功锻炼，如固精功、保健功、长寿功等可调节人体气血经络，交通心肾，保精养神，有利于改善阴虚体质。

适宜功法：八段锦（摇头摆尾）、鼓漱吞津法。

动作要领：（1）摇头摆尾去心火参见第四章，第一节。

（2）鼓漱吞津：

①屈肘两掌回收接近肚脐时握固，拳心贴于胁下，拳眼向上；调息凝神，意注金津、玉液。

②唇口轻闭，舌尖先在口腔内绕转，方向为右向上→向左→向下；接着控制舌头，舌尖置于龈部和唇部内侧之间，舌尖贴牙龈绕转，方向同上。如此反复6次。

③接上式，与以上动作相同，但舌尖向相反方向绕转。

④上势完成后两腮做鼓漱36次，目视前下方。

（1）摇头摆尾去心火，此势可调心养气，强调入静放松，以解除身体紧张。习练时需要结合观想经脉运行，以意引气，将气从关元引至涌泉后意守涌泉。此法可引气血下行，以泻心火；同时运动脊柱部位椎体关节，有助于任督二脉经络之气的疏通。因此本法可用于防治脊柱退行性病变，以及心肾不交，或心火亢盛所致的失眠、身痛、心烦、心悸、疮疡等症。

（2）鼓漱吞津，此势可补充阴液，清泻心火，调补心肾。中医认为，肾之液为唾，该法在习练时能产生大量的津液，吞之可保养肾精。本法可用于防治牙周疾病、口唇干燥、心火过旺、阴液不足、舌红少苔、烦躁失眠等症状。

（三）阳虚质

功法原理：温补脾肾，温阳化湿。

施功方法：阳虚体质之人，要加强体育锻炼，宜采取以振奋、提升阳气的运动锻炼方式。具体项目可视体力强弱而定，如散步、慢跑、太极拳、五禽戏、八段锦、内养操、工间操、球类活动和各种舞蹈活动等。在运动的同时可结合作日光浴、空气浴以强壮卫阳。气功方面，可坚持做强壮功、站桩功、保健功、长寿功等功法。阳虚之人要选择在温暖明媚的天气进行户外锻炼，不宜于阴冷天气或潮湿之地进行长时间运动锻炼。运动量不宜过大、运动形式不宜过激、过猛，切忌大汗淋漓，否则大汗伤阳，加重阳虚。

适宜功法：五禽戏（虎举、鹿奔式）、易筋经（九鬼拔马刀式）。

动作要领：参见第四章，第二节、第三节。

机理及作用：（1）虎举，人体阳气主升、主动。此势名虎戏，模仿虎举，两掌升举之间，身体内部阳气震荡，机体完成升清排浊。手呈"虎爪"变拳，可增强握力，改善上肢远端关节的血液循环，提升身体阳气。本法可用于防治阳气不足导致的肩颈疼痛、椎旁肌肉紧张，头晕头痛。

（2）鹿奔，此势可调督脉，益肾阳。肾为一身阳气之本，肾阳充足则身体阳气充盛。督脉为一身阳脉之海，督脉经气通畅，则阳气运行有常。本法可用于防治腰膝关节痛、腿脚无力、肾虚体弱、颈肩酸痛、小关节紊乱等症。

（3）九鬼拔马刀，习练本招式有助于改善甲状腺亢进或者减退、哮喘、各种急慢性气管炎、支气管炎、急慢性扁桃体炎、颈椎病、肩周炎、胸椎小关节紊乱、神经衰弱、失眠等疾病，对增强身体阳气具有一定作用。

（四）痰湿质

功法原理：健脾化湿，清肺化痰。

施功方法：痰湿之体质，多形体肥胖，身重易倦，故应长期坚持体育锻炼，散步、慢跑、球类、武术、八段锦、五禽戏，以及各种舞蹈均可选择。活动量应逐渐增强，让疏松的皮肉逐渐转变成结实、致密之肌肉。气功方面，以站桩功、保健功、长寿功为宜，加强运气功法。

适宜功法：五禽戏（熊运）、八段锦（调理脾胃须单举）。

动作要领：参见第四章，第一节、第三节。

机理及作用：（1）熊运，脾胃五行属土，居于中焦，脾主运化水谷及运化水液，若脾胃虚弱则易导致水液内停、饮食不消。本法可促使中焦部位气机运行，进而调节人体脾胃功能。对改善脾胃虚弱导致的消化不良、腹胀纳呆、便秘腹泻、痰湿充盛等症有一定的疗效。

（2）调理脾胃须单举，脾为生痰之源，人体水湿运行不畅，则凝聚为痰，脾胃健则痰消。本法可通过调节人体中焦脾胃之功能，促进脾胃之运化，可改善脾不健运导致的积食、腹泻、痰湿等症。

（五）湿热质

功法原理：清热利湿、分清降浊。

施功方法：积极参加体育活动，可经常进行大运动量的锻炼，因适当汗出，可使湿热邪气有外泄之机，游泳锻炼是首选项目。此外，跑步、武术、球类等，也可根据爱好进行选择。

适宜功法：易筋经（摘星换斗势）、六字诀（嘻字诀）。

动作要领：参见第四章，第二节、第四节。

机理及作用：（1）摘星换斗势，人体之肝气，输于两胁，肝胆疏泄不利则易导致湿热内阻。本式阳掌转阴掌（掌心向下）的动作导引，目视掌心劳宫穴、意存腰间命门，对于心、肾脏腑功能的养护有积极的意义。同时两胁肋部得到充分延展，可充分疏通肝气。本法可改善肝脾不调所致的胁痛、腹痛，肝胆湿热所致的阴痒、呕恶、胁下胀满等症。

（2）六字诀中，"嘻"声应三焦或胆，同属少阳经。中医认为，三焦是运行水谷、水液的通道，同时主通行身体之元气；胆主疏泄，主决断，为中正之官。本法可使手少阳三焦经、足少阳胆经经气通畅，可有效改善烦热、胸满、气机不畅等症。

（六）气郁质

功法原理：疏肝理气、调达气机。

施功方法：多参加体育锻炼及旅游活动，因体育和旅游活动均能运动身体，流通气血，既欣赏了自然美景，调节了精神，呼吸了新鲜空气，又能沐浴阳光，增强身体素质。气功方面，以强壮功、保健功、站桩功为主，着意锻炼呼吸吐纳功法，以开导郁滞。

适宜功法：易筋经（青龙探爪势、三盘落地势）、八段锦（两手托天理三焦）。

动作要领：参见第四章，第一节、第二节。

机理及作用：（1）青龙探爪势，中医认为，肝在体合筋，其华在爪，爪为筋之余。青龙探爪势可通过"掌""爪"之间的变化，使上肢筋骨得到伸展，进而使肝气得到充分疏泄。本式可改善肝气郁结所致易怒、焦虑、咽部异物感、胸闷、乳房胀痛、月经不调、胁肋不适等症。

（2）三盘落地势，中医认为气为血之帅，血为气之主，人体气血运行正常，则不易得病，相反则易生他病。该法在落地升举之间，可加速内部脏腑之气运行，同时辅以"嗨"音，使气机导引充和，可用于治疗胸闷、腹胀、善太息、情志不快等症。

（3）两手托天理三焦，本式通过四肢、躯干的伸展抻拉，并配合调息，有利于元气、水液在全身的布散与气机的升降。可调理三焦，畅通任、督二脉和手足三阴三阳经及脊柱相应节段，促进气血运行。

（七）血瘀质

功法原理：活血化瘀、通经止痛。

施功方法：体育锻炼气血贵在流通，"不通则痛"，血瘀体质之人常有身体疼痛。可加强体育锻炼，通过运动促进气血流通，达到活血化瘀，通经止痛之效果。如各种舞蹈、太极拳、八段锦、站桩功、长寿功、内养操、保健按摩术，均可实施，以全身各部都能参与活动，以助气血运行为原则。

适宜功法：六字诀（呬字诀）、八段锦（左右开弓似射雕）。

动作要领：参见第四章，第一节、第四节。

机理及作用：（1）呬字诀，呬声与肺相应，该法可充肺气，改善肺脏功能。中医认为，气为血之帅、血为气之母，因此气和血相互促进。肺主一身之气，主治节朝百脉，肺气充盛则人体气血冲和，不易致病。除此之外，肺与宗气的生成和运行密切相关，可有效促进人体血液运行。该法可改善瘀血所导致的胸闷、胸痛等症，也可有效改善颈肩、腰背疼痛等症。

（2）左右开弓似射雕，该法通过颈、胸、腰的左右拧转，可改善身体上下各部位的血液循环，达到活血行气、舒筋和骨的功效。可有效防治颈部不适、肩背部肌肉劳损、胸中气滞而致瘀血等症。

（八）特禀质

功法原理：益气固表、固护元气。

施功方法：根据各种特禀体质的宜忌选择有针对性的运动锻炼项目，逐渐改善体质。如对花粉过敏者，应避免春季在户外长时间运动；对冷空气过敏者，不宜在寒冷环境中锻炼；对紫外线过敏者，避免在强光下暴晒等。以上过敏体质者可选择于室内进行太极拳、健身气功等和缓的运动锻炼方式。

适宜功法：八段锦（五劳七伤往后瞧）、易筋经（倒拽九牛尾）。

动作要领：参见第四章，第一节、第二节。

机理及作用：（1）五劳七伤往后瞧，中医认为，特禀质人群多因先天不足或后天失养所致，因此以补益功法为要。本法名为"五劳七伤往后瞧"，意指所有内劳外伤所致使的虚损均适用习练本法。在习练过程中脊柱拧转，可使督脉气血通畅，调动全身之阳气，从而对于脑部供血不足、心肺功能失常、正气虚损等症有良好的作用。

（2）倒拽九牛尾，中医认为，五脏六腑在背部足太阳膀胱经皆有背俞穴，因此刺激背俞穴可有效调节五脏六腑之功能。本法在身体扭转、握拳之时充分挤压背部俞穴，对调节脏腑功能有着积极的意义。脏腑功能调和，则正气充足，不易生病。

第二节　形体病中医养生功法处方

一、肩周炎

（一）概述

肩周炎，是以肩部软组织广泛粘连、肩部广泛疼痛和功能受限为特点的常见病，又称"五十肩"，以 50 岁左右人群最为高发，女性较男性多。现代医学研究表明，肩周炎包括肩周滑囊病变、肌腱及腱鞘退行性变分类下的肱二头肌长头腱炎及腱鞘炎、喙突炎、肩峰下滑囊炎、钙化性肌腱炎等疾病。其发病主要与肩关节周围肌腱及韧带的无菌性炎症相关，病理表现一般为关节囊和周围韧带的慢性炎性反应、纤维化，X 线下盂肱关节可能出现骨质疏松和钙化性肌腱炎。

中医学认为，本病可归为"肩凝症""漏肩风"等范畴，其发病机理主要有内在因素和外在因素。内因方面，肝肾亏虚、阳气不足、筋脉失养，致使肩部不荣则痛；而外因方面，风寒湿三气杂至，合而为痹，阻滞经脉气血运行，而致使气滞血瘀，不通则痛。除此之外，也有其他医家认为本病与脏腑功能失常相关，如清代傅山在《傅青主男科》中提出"两臂肩膊痛，此手经之病，肝气之郁也"，认为该病治疗应以疏肝行气为要；叶天士认为本病主要与阳明经阳气不足相关，如他在《临证指南医案》中提出："五旬又四、阳明脉衰""阳明气衰，厥阴风动，又肩痛""当手阳明气乏，肩甲痛，难曲伸，法当理卫阳通补"，应以温补阳气，调补阳性为主。

治疗方面，急性肩周炎以止痛为主，而慢性肩周炎主要表现为功能活动受限，以恢复功能活动为主。目前治疗肩周炎主要应用中医及西医疗法。西医方面以口服非甾体消炎药、局部封闭，结合现代康复仪器如微波治疗、超声波治疗为主。中医方面治疗方法有针灸、针刀、中药外敷、功法治疗、推拿治疗等。现代医学采用药物封闭、消炎止痛药物治疗，短期内有消炎止痛的效果，但对于肩部粘连，则难以取得满意效果。而中医综合治疗可达到松解粘连、滑利关节、活血止痛的作用，能获得良好治疗效果。

选择适宜的健身功法对于缩短肩周炎病程，改善患者生活质量有着无可比拟的优势。患者可居家自行锻炼，达到畅通气血，改善肩背部循环的作用。现代研究表明，适宜的健身功法结合中医分期辨证论治可有效缓解肩关节疼痛，改善关节活动度。如急性期以静功为主，恢复期以动作幅度稍大的动功为主。

（二）功法选用

1.急性期

急性期主要表现为关节疼痛，疼痛开始的 1~3 周为急性期。可选择一些和缓类的动作，如太极拳中的云手、易筋经中的韦驮献杵、八段锦中调理脾胃的单举、五禽戏中的猿提、鸟飞、鹿奔、熊晃等。

（1）云手：

动作要点：

①身体重心移至右腿上，身体渐向右转，左脚尖里扣；左手经腹前向右上划弧至右肩前，手心斜向后，同时右手变掌，手心向右前；眼看左手。注意身体重心的变动。

②上体慢慢左转，身体重心随之逐渐左移；左手由脸前向左侧运转，手心渐渐转向左方；右手由右下经腹前向左上划弧至左肩膀前，手心斜向后；同时右脚靠近左脚，成小开立步（两脚距离10~20厘米）；眼看右手。

③上体再向右转，同时左手经腹前向右上划弧至右肩前，手心斜向后；右手右侧运转，手心翻转向右；随之左腿向左横跨一步；眼看左手。

注意事项：

①动作柔利和缓，不得过于僵硬。

②习练过程中应该神专意正，注意力放在患处。

③练习过程中若肩部疼痛加剧，可暂停训练或减少次数。

功效主治：

①减少软组织粘连，降低拮抗肌的张力，促进肩关节周围血液循环。

②主治肩关节内旋、外展时疼痛。

（2）韦驮献杵：

动作要点：参见气虚质人群功法练习部分。

注意事项：

①练习过程中动作标准，应感受到肩部的伸拉感。

②习练过程中若症状加重，可暂停练习。

功效主治：

①牵伸肩部肌群，防止肩关节粘连，改善肩关节活动。

②有效拉伸背部菱形肌、大圆肌、小圆肌部位，适用于肩后部疼痛或肩关节后伸障碍。

（3）单举：

动作要点：参见痰湿质人群功法练习部分。

注意事项：

①两掌上撑下按时，力在掌根，肘关节微屈，抻拉胁肋部，大脚趾有意下压，舒胸展体、拔长腰脊，有上擎天、下拄地、顶天立地之感。

②上举掌下落时，要经上举路线原路返回。下落时要沉肩、坠肘、旋臂，带动另一侧手掌按上举路线返回。

③锻炼时可以患侧为主，练习强度以能承受为度。

功效主治：

①可通过拉伸三角肌前束、肱二头肌、胸大肌等肌肉，能有效改善肩关节上举功能障碍。

②促进肩关节周围经络之气通畅，改善关节疼痛。

2.恢复期

恢复期一般在急性期之后，其主要表现为疼痛不剧烈或无明显疼痛，关节活动范围小，功能受限。可选用动功，如太极拳中的野马分鬃，易筋经中的倒拽九牛尾、摘星换斗、九鬼拔马刀，八段锦中的两手托天理三焦，五禽戏中的鹿奔、熊晃等。

（1）野马分鬃：

动作要点：左手在上方向左逆时针画弧，右手相应地从下往上顺时针画弧，注意掌心相对，身体顺势左转，接着身体转向右侧，虚步，左手在上，右手在下身体下沉，重心移到左腿，右脚向右上步，落地后左脚蹬转，让右掌先向上斜穿后向外翻转，与此同时左手配合右手逆时针画弧，停于小腹前。

注意事项：

①练习动作之前，做好准备活动。

②右脚脚尖内扣，左臂向斜前方推出，右手先下拉后前发，双手配合；力量从脚、腿、腰、背各部位到达手臂发出，正常练习时，动作舒缓，连绵不断。

③习练过程中若出现不良反应，可停止锻炼并及时就医。

功效主治：肩关节内收、外展功能障碍。

（2）倒拽九牛尾：

动作要点：参见特禀质人群功法练习部分。

注意事项：

①虚领顶劲，含胸拔背，沉肩坠肘，脊柱挺直，上体一定要保持中正。

②发力过程中动作规范，不可前俯后仰，左右歪斜。

③锻炼过程中，意注患处。

④习练过程中若出现不良反应，可停止锻炼并及时就医。

功效主治：增强肩部肌肉力量，提高肩部软组织的柔韧性，减少肩部肌肉的拮抗作用，改善肩关节功能。

（3）两手托天理三焦：

动作要点：参见气郁质人群功法联系部分。

注意事项：

①习练过程中注意调节呼吸，意注患处。

②上举过程中如有不适，可停止练习。

功效主治：主治肩部上举及外展疼痛；促进肩部血液循环，解除肩部周围软组织的痉挛。

（三）调护要点

（1）注意肩部保暖，不可提扛重物，以免造成二次损伤。

（2）功法练习为自我疗法，可配合其他疗法。

（3）以上功法可随机选用，以适宜舒适为度。初期效果不显时，应注意动作校正或更换其他功法。

（4）有明确外伤史时应及时进行影像学检查，若有骨折、脱位等损伤则应制动处理，暂时不进行功法锻炼。恢复期功法锻炼时应在专业人士指导下进行。

二、颈椎病

（一）概述

颈椎病即颈部脊柱及其相关疾病，如反复落枕、颈肩综合征、风湿性肌炎等均可归于本病。颈椎病主要以头颈部酸痛、头晕、头痛、手臂麻木、头脚无力等为主症，严重影响人们的身体健康，给患者带来较重的痛苦。现代人工作压力大，长期伏案、低头等，导致颈椎椎旁肌肉长期处于紧张状态，目前该病已成为普遍性疾病，可见于各个年龄段，尤其以中年人群好发。

现代医学认为，颈椎病发病是由于颈椎关节、关节囊、韧带、椎间盘等组织退变和继发性改变，继而出现颈椎失稳、骨质增生、韧带钙化或关节囊肥厚，使其周围组织（神经根、椎动脉、脊髓或交感神经等）遭受不良刺激，并引起相关临床症状。

中医学认为，本病可归为"痹证""痿证""头痛""眩晕""项强"等范畴。发病机制主要是过度劳损，筋失所养、经脉不通、体虚为本、风寒湿等外淫为标，共同导致本病。

目前治疗颈椎病的方法有很多，除了个别严重者有手术指征外，大多都可用中医康复理疗手段治疗，如推拿、针灸、牵引、理疗等。值得注意的是，中医外治法虽然有效，但是长远效果并不理想，比较容易反复发作。所谓"上工不治已病治未病"，大量临床实践证实，中医外治法结合患者自身功法锻炼可有效缓解颈部不适，对颈椎病的预防和治疗有着积极的意义。

功法锻炼可以缓解颈部酸痛、疏通经络、解痉止痛，同时也可锻炼椎旁肌肉和韧带，维持脊柱的稳定性。同时根据经络不同可选取相应的功法进行锻炼，如《黄帝内经·灵枢·经脉》曰："手太阳小肠经，是动则病：嗌痛，颔肿，不可以顾，肩似拔、臑似折。"《黄帝内经·灵枢·经筋》曰："足太阳之筋，起于足小指，上结于踝；邪上结于膝；其下循足外踝，结于踵……其病：小指支，跟肿痛，腘挛，脊反折，项筋急，肩不举，腋支，缺盆中纽痛，不可左右摇。"与颈椎病发病相关的经脉主要有督脉、足太阳膀胱经、手太阳小肠经、手少阳三焦经。习练者可根据症状选用不同的功法进行锻炼。

（二）功法选用

（1）背后七颠百病消：

动作要点：参见第四章，第一节。

注意事项：

①上提时脚趾有抓地感，脚跟靠拢尽力往上提，维持重心的稳定。

②练功过程中注意患处肌肉的放松，尽量使肌肉放松下来。

③注意呼吸的调节，脚跟落地时勿过分着力。

④练功过程中若落地时有踩棉花感，需要停止练习。

功效主治：

①本式通过提踵落脚跟，使身体在垂直面进行规律性伸展，可起到调节督脉，拉宽椎间隙、放松脊柱椎旁肌肉的效果。

②本法调节督脉，可用于治疗颈部中间不适，如颈椎痛、头晕、呕恶等症状。

（2）九鬼拔马刀：

动作要点：参见阳虚质人群功法练习部分。

注意事项：

①动作对拔拉伸，尽量用力；身体自然弯曲转动，协调一致；扩胸展臂时自然吸气，松肩合臂时自然呼气；两臂内合、上抬时自然呼气，起身展臂时自然吸气。

②本法属于动功，有高血压、神经根型颈椎病患者应慎用，锻炼过程中若有不适应及时停止。

功效主治：

①本法用于治疗颈肩连接处不适者，比如落枕、颈肩综合征等。

②本法可疏通手太阳小肠经经气，用于治疗背部不适，肩胛骨处肌肉紧张等。可有效缓解肌肉痉挛，以及颈胸椎体小关节移位。

（3）摘星换斗势：

动作要点：参见湿热质人群功法练习部分。

注意事项：

①转身以腰带肩，以肩带臂。

②目视掌心，意注命门，自然呼吸。

③不同人群可根据自身需求，调整动作幅度的大小。

功效主治：

①本法可有效改善颈椎活动度，拉伸斜方肌。适宜于颈部活动受限，椎旁肌肉紧张，手臂、掌指关节麻木轻症者。

②能有效疏通足太阳膀胱经及督脉的经气，调节脊柱关节活动度，对于颈椎、胸椎皆有一定的养护作用。

（4）韦驮献杵第三势：

动作要点：参见第四章，第二节。

注意事项：

①两掌上托时，前脚掌支撑，力达四肢，下沉上托，脊柱竖直，同时身体重心稍前移。

②上托时，意想通过"天门"（前额发际内二寸的区域），意注两掌，目视前下方，自然呼吸。

③上托过程中若有头晕、眼黑者，应停止练习。

功效主治：

①本法可以改善肩关节活动功能，提高上下肢肌肉的力量。

②本法可疏通气血运行，可引领气血上行。对于颈椎病导致的头晕、目眩、眼黑、颈部酸痛等有良好的效果。

三、腰痛

（一）概述

腰痛又称"腰脊痛"，是指因外感、内伤或挫伤导致腰部气血运行不畅，或失于濡养，引起腰脊或脊旁部位疼痛为主要症状的一种病症，可见于各年龄段。多种疾病均可导致腰痛，如腰椎间盘突出、腰肌劳损、腰椎滑脱、肾炎、肾结石等。流行病学研究表明，全球人群患病率高达 7.3%，腰痛人群患抑郁、焦虑、精神病或睡眠不足的可能性是无腰痛人群的 2 倍。

现代医学认为，腰痛的主要原因与脊柱失衡，椎间盘突出压迫神经、腰肌痉挛等原因相关，治疗方法以口服非甾体消炎药、局部封闭为主，严重者或需手术治疗。

中医认为，腰痛的病因有内因外因之分，外部因素由于腰部气血不畅，筋脉痹阻，瘀血内停腰部，不通则痛。而内因则因肾经亏虚禀赋不足，腰府失养，不荣则痛。目前，腰痛患者的中医治疗主要以针灸、拔罐、中药外敷、方剂内服、功法锻炼为主。研究表明，中国传统保健功法如八段锦、太极拳等可有效缩短腰痛患者的疗程，且具有简单、有效、廉价等特点。

（二）功法选用

（1）打躬势：

动作要点：参见第四章，第二节。

注意事项：

①体前屈时，脊柱自颈向前拔伸卷曲如勾；后展时，从尾椎向上逐节伸展。

②腰腿痛有椎间盘压迫神经症状，如下肢痛麻严重的患者不易操练此法。

功效主治：

①通过头、颈、胸、腰、骶椎逐节牵引屈、伸，背部的督脉得到充分锻炼，可使全身经气发动，阳气充足，身体强健。

②主治颈肩腰腿痛等因脊柱失衡引起的劳损。

（2）掉尾势：

功法要点：参见第四章，第二节。

注意事项：

①注意姿势标准，体前屈时，两腿应处于弯曲状态；摇头摆臀时，交叉手

及重心左右移动。

②练习过程中注意调息、调气，做到形神气合一。起身时避免过急导致大脑缺血、缺氧等。

功效主治：

①本法主要作用为通调脊柱，对于长期脊柱不正，脊柱旁肌肉紧张者有良好的放松效果。

②本法可通畅督脉经气，对于督脉经气不畅导致的颈肩腰腿痛有良好的保健治疗作用。

（3）三盘落地势：

动作要点：参见第四章，第二节。

注意事项：

①头如顶物，两目平视。上身正直，脊柱始终处于同一水平线上。

②腰椎有明确损伤者，需卧床休息，不适宜练习功法。

功效主治：

①重点锻炼下肢肌肉如股四头肌、股二头肌、腰背肌，可增强腰力、腿力及下肢的耐力，可有效缓解筋膜痉挛引起的腰腿疼痛。

②中医认为，腰为肾之府，本法可通过疏通腰部经脉气血，达到补充肾气的作用。

（4）卧虎扑食势：

功法要点：

①双脚分开，与肩同宽。膝盖微屈，松静自然。

②左脚向前迈一大步，右脚跟抬起，脚尖着地。

③两臂自然垂于体前，双手十指指关节撑地；调气，依次完成俯身、拔脊、伸腰、沉胯、昂头。

④吸气，身体前俯，用暗劲拉伸脚尖到下颚；呼气，指掌前推，身体向后。

注意事项：

①往返动作呈波浪起伏状，紧贴地面，两肘和两膝伸直时不可硬挺，忌用力过猛，应蓄力待发，吸收呼推。

②各动作完成应到位，练习过程中调整呼吸。

功效主治：

①该法具有调节百骸、五脏六腑的作用。

②可以增强脊柱的柔韧性，还能减轻椎间小关节之间的张力，从而改善脊柱椎间盘血流以及营养供应，进而缓解腰痛。

③通过肢体及躯干的伸展，能矫正肌力不均衡，减缓脊柱压力。

（三）调护要点

（1）生活起居。疼痛急性期以卧床休息为主，下床活动时佩戴腰围，减轻疼痛，避免弯腰提重物及久行、久立、久坐，注意腰部保暖，指导患者养成定时排便习惯，防止便秘诱发和加重疼痛。

（2）明确诊断。腰部损伤有内伤、外伤之分。发病初期，宜完善相关检查，明确诊断，排查恶性病变，确定治疗方案。

（3）健身功法养护方案应在专业人士指导下进行，以避免发力或动作不当引起损伤。

四、肥胖症

（一）概述

肥胖症是指体内脂肪堆积过多和（或）脂肪分布异常，以体重增加为特点的慢性代谢性疾病。肥胖症严重影响到患者的身心健康、生活质量，正逐渐成为威胁人体健康的世界性问题之一。我国国民体质监测结果表明，进入 21 世纪以来，我国国民的超重、肥胖率呈增长趋势，这种持续增长的趋势在幼儿、青少年（学生）、成年人和老年人各人群均有所体现。

世界卫生组织的研究报告指出，肥胖症可导致糖尿病、胆囊疾病、气喘、冠心病、高血压、骨关节病、高尿酸血症和痛风、脂肪肝等疾病，甚至可能导致乳腺癌、子宫内膜癌，男性前列腺癌，结肠直肠癌等恶性病变。现代医学研究表明，强化生活方式干预是体重管理最为关键、安全有效的方法，即减少饮食摄入、适当进行运动锻炼。

中医学中并无"肥胖症"之病名，但根据其病因病机，可将其归于"尊荣人""肥贵人"等人群范围。中医学认为，肥胖症的发病与过食肥甘、年老体弱、缺乏运动、先天禀赋等因素有关。病位主要在于脾，同时与肾关系密切，并与心、肺、肝相关。病机与气虚阳衰、痰湿瘀滞等因素密切相关。中医治疗肥胖症，多采用健脾和胃、化湿祛痰的治法。

中医功法治疗肥胖症具有通调脏腑、无副作用、长期效果好等特点，其作用机制主要是通过调节脏腑功能，增强人体代谢，继而使身体水湿、痰饮、瘀血等代谢失常的产物得到疏泄。目前中医功法作为运动疗法的一种，被广泛应用于肥胖症的治疗。

（二）功法选用

易筋经十二势全套、八段锦全套，重点选用调理脾胃须单举。

注意事项：

①治疗过程中应注意功法锻炼与合理膳食结构相结合。

②锻炼过程中，以动功为主，旨在增强人体的运动技能。锻炼时应由易入难，由浅入深，合理安排锻炼计划。

功效主治：

①中医功法可被视为现代有氧运动，具有降低体脂百分比、体重指数等作用。

②可调节五脏六腑、四肢百骸、十二经脉系统的生理功能，改善人体内环境，加强代谢。

五、慢性疲劳综合征

（一）概述

慢性疲劳综合征（CFS）是一种以极度疲劳为特征的潜在性疾病，1987年由美国全国疾病控制中心正式命名。该病多见于成年人，无明显年龄特征，女性发病率高于男性。1994年国际慢性疲劳综合征小组的会议上对慢性疲劳综合征的解释：排除其他疾病的情况下疲劳持续6个月或者以上，并且至少具备以下症状中的四项：①短期记忆力减退或者注意力不能集中；②咽痛；③淋巴结痛；④肌肉酸痛；⑤不伴有红肿的关节疼痛；⑥新发头痛；⑦睡眠后精力不能恢复；⑧体力或脑力劳动后连续24小时身体不适。

本病的发病机制尚未明确，大量研究表明，本病的发病机制可能与病毒感染、心理压力、情绪创伤、免疫反应、氧化应激、长期炎症状态相关。治疗方面，多使用抗抑郁药物、非甾体消炎药、精神类药物。由于本病初期并无明确症状，临床医生常常将其误诊为神经衰弱、更年期综合征、内分泌失调、神经官能症等，延误了治疗。

《黄帝内经·素问·上古天真论》提出："上古之人，其知道者，法于阴阳，和于术数，食饮有节，起居有常，不妄作劳，故能形与神俱，而尽终其天年，度百岁乃去……是以志闲而少欲，心安而不惧，形劳而不倦，气从以顺，各从其欲，皆得所愿。"疾病的发病多与饮食不当、劳逸失常、七情过激相关。本病发病病因与五脏劳损、劳逸过度、心神失养等相关。

中医学中虽没有慢性疲劳综合征这一病名，但从其症状来看，可将其归为虚劳、郁证等，其病机与肝郁气滞、心失所养、脾气不足等相关。中医养生功法具有外畅筋骨经络、内养精神气血的特点，对全身性身心疾病具有良好的治疗作用。研究表明，练习八段锦、易筋经、五禽戏等功法可有效改善慢性疲劳综合征患者的主观症状、改善其对疼痛的感知、调节胃肠功能，提高患者生活质量。

（二）功法选用

（1）攒拳怒目增气力：

功法要点：参见第四章，第一节。

注意事项：

①练习本法时，应身正步稳，头顶肩沉；拧腰顺肩，力达拳面；怒目圆睁，拳头紧握。

②练习时，应充分凝神定志，形神合一。达到充分调动气机、强筋健骨的作用。

功效主治：

①中医认为，肝主筋，在志为怒，开窍于目，为罢极之本。本法通过攒拳、睁目动作，充分锻炼上肢肌肉肌腱及目轮匝肌，进而调畅全身之肝气。气和则血和，气血和利，则身体筋骨强壮，正气充足。功法中"怒目"的动作正是采取"怒"的神意，来提高肝气主升主动的阳刚之性，增强肝主疏泄，调畅情志的能力。

②通过脚趾抓地及双拳变掌等动作，可疏通手、足三阴三阳经络，继而达到疏经活络、强筋健骨的作用。长期坚持锻炼，可使全身筋肉结实，气力增强。

（2）背后七颠百病消：

功法要点：参见第四章，第一节。

注意事项：

①抬脚跟提到最大限度后，保持平衡，动作略停两秒，维持身体平衡。同时注意五趾抓地，小趾要充分用力，提肛收腹，沉肩顶悬。

②足跟下落时足跟勿用力震荡，以避免经络震荡而引起不适。另足跟落地过重，可能会导致足跟痛。

③练习过程中，可适当配合提肛呼吸，即抬脚时，缓缓吸气，提肛收腹；落脚时，慢慢呼气，会阴部放松。

功效主治：

①中医认为，肾主一身之阴阳，主生殖、生长及发育。肾中所藏之肾精可化生为人体元气，对于推动人体脏腑经络生理功能，有着重要的作用。元气充足，则人不易疲劳。本法具有补肾固精的作用，可达到抗疲劳、益气力的功效，改善筋骨痿弱，气血不足引起的慢性疲劳综合征。

②足少阴肾经起于足跟部涌泉穴。本法可使下肢和脊柱各骨骼关节受到柔和、适度、有效的震动，进而改善颈肩腰腿不适及肾经不通引起的足跟痛、足底筋膜炎、腓肠肌酸痛等症状。

（3）龙登：

功法要点：

①两脚尖外展，双掌缓提，掌心斜向上，目视前方。

②屈膝下蹲，两掌向斜前方下插。转掌心向上，呈莲花状；目视双掌，起身。两掌缓缓上举于头顶上方。

③两掌外展，指尖朝外，脚跟缓提，目视前下方。

④脚跟下落，两掌内合，下按。两臂外旋，翻掌，中指点按大包穴。

注意事项：

①下蹲时，应根据自身状况，选择全蹲或半蹲。两掌上举时，意随气行。

②充分展提时，目光往下看。练习时注意全身重心平衡。

功效主治：

①通过两臂伸展，通畅三焦，有利于治疗胸闷、气短、无力等症状。

②伸展曲蹲有利于改善颈肩腰腿等部位的不适，同时达到拉伸肌腱、扩张筋膜、通畅经脉等作用，有效缓解全身各部位肌肉紧张引起的不适。提踵而立可刺激足三阳、足三阴经经气及足部各穴位，起到防治疾病的作用。

六、帕金森病

（一）概述

帕金森病是一种常见于中老年的神经系统退行性疾病。流行病学研究表明，目前全球范围内确诊为帕金森病的患者有 400 万人之多。我国 60 岁以上老年人患病率约为 1.37%，65 岁以上老年人的帕金森病患病率为 1.7%，随着社会的发展及老年人群比例增高，此数据仍会增高。

现代医学研究表明，帕金森病的发病机制可能与神经炎症、基因遗传、环境因素等相关。治疗方面以新型口服药物、脑深部电刺激、经颅磁刺激、干细胞等方法为主，但存在治疗周期长，患者经济负担较重等问题。

中医学将本病归于"颤证"范畴，其病因与情志内伤、饮食不节、禀赋不足、劳倦所伤等相关，病机为肝风内动、脾失约束、髓海失充、脑减髓消等相关。治疗方面，多以中医内服、针灸、功法锻炼等为主。实践证明，运动是防治帕金森病的"良药"，对预防和患病后的康复有着良好的干预效果，可以有效提高身体机能，改善患者平衡障碍、减少跌倒，改善帕金森症状，提高患者生活质量。

（二）功法选用

（1）倒拽九牛尾式：

功法要点：参见特禀质人群功法练习部分。

注意事项：

①虚领顶劲，含胸拔背，沉肩坠肘，脊柱挺直，上体一定要保持中正。

②发力过程中动作规范，不可前俯后仰，左右歪斜。

③习练过程中若出现不良反应，可停止锻炼并及时就医。

功效主治：

①增强身体气力，促进上肢经络气血运行。

②养血柔筋，缓解帕金森病引起的手抖、肢晃等症状。

（2）虎举：

动作要点：参见阳虚质人群功法练习部分。

注意事项：

①避免手直接由掌变拳，虎爪状形态不明显；伸爪时应尽力伸展，完成翻

271

腕时宜和缓。

②两掌上举时，身体不能后仰，呈反弓状。

③眼随手动，意随气转。

功效主治：

①爪为筋之余，完成虎爪时尽力伸展，具有舒筋展骨之功效。可锻炼指间肌肉、肌腱、韧带，前臂肌肉，可帮助恢复手掌抓握功能。

②通过上举动作，可拉伸督脉、足太阳膀胱经、手三阳经，促进气血经气运行。督脉为一身阳脉之海，主脑，该动作可振奋阳气，畅行督脉及太阳经气，可促进帕金森病患者的康复。

（3）熊晃：

动作要点：参见第四章，第三节。

注意事项：

①提髋时，以腰带腿，避免抬脚后提髋，晃动时应注意气随身动，即随着身体姿势变动而运气，意识放松，避免气滞于某部。

②熊晃要点为沉稳厚实，伸展及摇晃过程中尽量缓慢。

功效主治：

①中医认为，肝主筋，属木。肝气冲和，则筋有所养；肝失所养，则筋易瞤动。本法通过身体左右晃动，可疏通足厥阴肝经、足少阳胆经之经气，治疗因肝气失和引起的筋肉瞤动。

②本法可增强髋关节周围肌肉的力量，提高平衡能力，有助于治疗下肢痿痹麻木，增强帕金森病患者下肢力量。

（4）挽弓：

动作要点：

①站立位，右脚往右一步，与肩同宽。两掌向上缓缓抬起至胸前平举，掌心斜相对，指尖向前；目视前方。

②两臂屈肘，收于胸前，掌心与膻中穴同高，虚腋；两掌间距为10厘米，掌心相对；目视前下方。

③展肩扩胸，带动两掌向身体两侧分开，约与肩同宽；目视前下方。

④松肩含胸，带动两掌逐渐相合，两掌间距约为10厘米；目视前下方。

⑤左脚脚跟碾地，脚尖外展90°；同时，右脚前脚掌碾地，脚跟外旋约

90°，身体左转；左臂前伸，左掌心向上，右臂屈肘后拉，右掌于肩前成挽弓式，右掌心向下；头略向后仰，髋关节向右顶出，右肩关节下沉；目视前上方。

⑥左脚内扣，右脚跟内旋，身体右转向前。两掌自然收回于胸前，掌心相对，两掌间距约 10 厘米；目视前下方。

注意事项：

①本法主要疏通手太阴肺经经气，练习时应意注手太阴经脉，伸臂时，意随中府、尺泽、少商穴流转。

②练习过程中注意调整呼吸，避免屏息。

③练习动作以柔利和缓为主，避免过于刚硬。

功效主治：

①中医认为，肺主气司呼吸，主朝百脉。本法可通过疏通手太阴肺经，进而疏通全身气血，气血调和，则筋脉和缓。

②扩胸展肩，松肩含胸，可以通调身体上焦之气，对于肺气不畅引起的胸闷、气短、胁肋胀满等有良好效果。

（5）引背：

动作要点：

①站立位，呼吸自然。

②两臂内旋向前下方插出，手臂与身体约成 30° 夹角；同时拱背提踵，拱背时，目视两掌食指指端。

③落踵，重心右移，身体左转 45°，左脚向左前方迈步；同时，两臂外旋提起，旋腕摩肋；目视左前方。

④重心前移，两臂经体侧弧线上摆，掌背相对，成勾手，高与肩平；右脚脚跟提起，目视双掌。

⑤重心后移，身体后坐，右脚脚跟顺势下落；两掌心向外，微屈腕，伸臂拱背；目视手腕相对处。

⑥重心前移，顺势提右脚跟，两掌下落按掌于体侧；头上顶，目视远方。

⑦左脚收回，身体转正，两臂自然垂落于身体两侧；目视前方。

注意事项：

①伸臂、拱背过程中，肢体应充分伸展。

②练习过程中，意注肩背，肩背应有充分的牵拉感，避免背部肌肉过于紧张。

功效主治：

①本法可疏通肩颈上肢，缓解肩颈部不适。

②可通过疏通足厥阴肝经、足少阳胆经、手阳明大肠经，缓解帕金森病患者手部持稳功能下降，提高两侧上肢的稳定性。

（6）金鸡报晓：

功法要点：

①站立位，两脚与肩同宽，微微吸气。吸气同时提肛收腹，两手成勾手。意注百会，穴上有上顶之感，脚跟略抬，双手从两侧抬高，与肩平齐。目视勾手。

②放松腹部及肛部，脚跟落地，双下肢半蹲；两勾手变掌，沉肘按掌，落于胯旁，手心朝下，手指朝侧；目视前方。

③吸气，提肛收腹，右腿伸直，左腿要先弯下膝盖再伸直；同时，双掌随着双臂向内侧旋转向内侧画弧，到达腹部前面时变成勾手，手臂伸直至前上方，提起直到头部前侧上方，勾尖朝下，身体呈反弓状；目视前方。

④呼气，放松腹部和肛部；左腿下落向右腿靠拢后双腿半蹲；同时，双勾手变成掌向下方按，直到胯部的旁边，掌心朝下，掌指向前，目视前方。

注意事项：

①练习功法时精神内守，呼吸均匀；吸气时需配合提肛收腹动作。

②独立站姿时，应维持身体重心，支撑脚五趾抓地，力从内生。若单腿站立不稳，另一腿可适当保护，避免跌伤。

功效主治：

①本法可调节人体平衡，对于脑部病变引起的身体失衡、易摔倒、抖动等有着一定的保健治疗作用。

②勾手及足趾抓地动作可促进远端血液循环，对于改善肢体功能有一定作用。

③本法具有疏通经络、调养脏腑的功效。

七、抑郁症

（一）概述

抑郁症又称抑郁障碍，以显著而持久的心境低落为主要临床特征，是心境障碍的主要类型。其主要症状是思维活动迟缓及动作减少、情绪消沉、悲观厌世，严重者可能有自杀企图或行为。起病多呈亚急性，往往先有失眠、乏力、食欲不振、工作效率下降等表现。流行病学研究表明，全球约有 3 亿人患有不同程度的抑郁症，该病可见于各年龄段人群，女性发病率高于男性。《中国国民心理健康发展报告（2019—2020）》数据显示：我国青少年抑郁检出率为 24.6%，其中重度抑郁为 7.4%。调查研究显示，18 岁以下的抑郁症患者占总人数的 30.28%。

近年来，随着科学研究的不断深入，抑郁症相关领域的研究有了深入的进展。现代医学认为抑郁症的发病机制尚未明确，多种原因均可致病，如肠道菌群失调、基因遗传、神经免疫等。抑郁症的治疗方法包括药物治疗、心理治疗、运动和物理治疗等，但是以上方法仍具有不同程度的局限性。

中医认为，抑郁症属中医学郁证、脏躁范畴。郁证的病因众多，或因七情所伤，导致脏腑功能失和，而五脏与五神密切相关，如肝藏魂、心藏神、肺藏魄、脾藏意、脾藏志，五脏精气充足，则五脏生理功能正常，方能神安意定，五脏功能失常，则神志不安；五脏中，与郁证关系最为密切者，当属肝脏。《医碥》载"百病皆生于郁……郁而不舒则皆肝木之病矣"，提示肝失疏泄导致气机失和，进而致使神气郁结，最终导致情志抑郁，气血失和也可导致郁证，人体有气、血、精、津、液五种精微物质，均对人体正常生理功能有着重要的影响。如血能养神，神不足则悲。由此可见，血作为人体重要的精微物质之一，与情志稳定也有着密切的关系。

大量研究表明，中医养生功法可针对抑郁症患者出现的不同表现，针对性地解决相应症状。如通过静功改善抑郁症患者的失眠，通过易筋经、八段锦、五禽戏调节患者的代谢功能，进而综合改善患者的身心状态。

（二）功法选用

（1）易筋经：

重点练习韦驮献杵第一式、第二式、第三式，功法要点参见第四章，第二节。

注意事项：

①在练习本法过程中，需调节呼吸，动作练习应标准，如第一式合掌时，双小指部位应有充分拉伸感。不要有耸肩抬肘或过度松肩坠肘的动作。

②完成坐腕立掌动作，双臂与肩同高。

③两掌上托时，意会百会，手臂伸直，不可屈肘。

④提踵上托时，维持重心稳定，以免气乱。

功效主治：

①本法可通畅上焦心肺，使气血运行流而不滞，利于经脉之气畅达于四肢。可用于治疗胸闷、气短、颈肩酸痛等症状。同时该法有开胸解郁之功效，缓解气郁、气结引起的呼吸不畅。

②本式通过对上肢伸展及双掌的外撑，对手三阴三阳经脉进行梳理，可用于治疗经脉不通引起的多种病证。

③具有理气安神之功效。掌合十于胸前，可起到气定神敛、均衡身体左右气机的作用。

④韦驮献杵第三势中前脚掌支撑，双掌上托，可使力达于四肢。除可拉伸经筋之外，也可调节胸腹部上焦、中焦、下焦三焦之气，促进气血的运行，激发五脏之气，增强脏腑功能。

（2）六字诀：

重点练习嘘字诀，功法要点参见第四章，第四节。

注意事项：

①注意发音及口型应标准，练习时应配合意领气行，即操作的同时，观想经络之气从足部往上流动。

②做嘘字功时，发声宜长，练习过程中若出现眼有气感、眼部发胀，均是正常反应，必要时可停止练习。

功效主治：

①本法可促使胸胁之气流转，对于肝气郁结引起的胁肋胀痛、善太息等有良好作用。

②本法可放松意念，使身心轻盈，可用于缓解不良情绪。减轻抑郁、焦虑的临床症状，而且能提高抑郁、焦虑患者的生活质量。

③嘘声与肝脏相应，肝属木，主疏泄、藏血、主筋、开窍于目。长期练习本法可有清肝明目、舒筋活络、行气活血的功效，可缓解肝热或肝血不足引起的目痒、目痛，也可用于缓解气血不畅引起的筋脉不舒。

第三节 脏腑病中医养生功法处方

一、慢性肺病

（一）概述

慢性肺病包括慢性气道疾病、慢性间质性肺病、慢性肺炎等。慢性气道疾病包括慢性阻塞性肺疾病、支气管扩张、支气管哮喘等，其中慢性阻塞性肺疾病往往与长期吸烟、空气污染等因素有关，常见表现是慢性的咳嗽、咳痰以及胸闷症状，一般表现为活动后胸闷症状的加重，并且病情通常可持续进展。而支气管扩张可能是病毒、细菌感染遗留的肺部损害，也可能是气管异物等引起的，可能会导致慢性咳嗽、咳痰等，还可能会出现咯血。而如果存在支气管哮喘，该病可能与过敏以及遗传等因素有关，通常难以治愈，可能长期存在，主要表现为发作性的咳嗽、胸闷、喘息等。慢性间质性肺病包括间质性肺炎等，可能继发于结缔组织病，还可能是遗传、吸烟等原因引起的，甚至可能并无明确病因。通常此类疾病会逐渐导致肺间质纤维化，患者会出现进行性加重的呼吸困难，并且长期存在，严重的情况下可能引起呼吸衰竭等并发症。慢性肺炎包括结核分枝杆菌等病原体感染导致的肺炎，或者慢性放射性肺炎、慢性嗜酸性粒细胞性肺炎等，病情可能会在较长时间保持稳定，但有时病变可能会迅速进展，部分患者可能需要在医生指导下服用药物治疗。因长期不愈、反复发作，慢性肺病既对患者身心造成伤害，降低了患者生活质量，还给家庭带来沉重的经济以及精神负担。

慢性肺病属"咳嗽""喘证""肺胀""痰饮"等疾病的范畴，中医认为肺主气司呼吸，因此慢性肺病多有咳喘的症状，脾为生痰之源，肺为储痰之气，肺系病症出现咳嗽咳痰的症状多由脾内痰湿所化，同时肺肾之间多存在金水相生关系，因此，肺病日久不愈多累及于肾。

在治疗上，慢性肺病急性发作期，可及时就医控制病情，避免病情加重；慢性肺病缓解期可通过食疗、药物、功法，调补肺脾肾，改善心肺功能达到缓解症状提高生活质量的目的。

养生功法的锻炼，需要注意循序渐进，避免运动过量，过犹不及。

（二）功法选用

1. 养肺方

健身气功养肺方是以中医理论为指导，以呼吸系统疾病特征为干预靶点，选取健身气功·六字诀、五禽戏、八段锦、易筋经等功法中具有调理肺脏和呼吸作用的动作进行科学组合，创出的一套养肺锻炼方法。

（1）预备势：

两脚开立，与肩同宽，平踏于地；脚尖朝前，两臂自然垂于大腿两侧。

动作要领：两脚平站与肩同宽，头正项直，百会朝天，内视小腹，轻合嘴唇，舌抵上腭，沉肩坠肘，两臂自然下垂，两腋虚空，肘微屈，含胸拔背，松腰塌胯，两膝微屈；全身放松，头脑清空；呼吸自然平稳，切忌用力。

功效：平心静气，放松身心。

（2）起势：

接上式。吸气，双手掌心向上并上托至与胸口平；呼气，两手转掌心向下并下按至与肚脐相平；随后，双手转掌心向外并45°外推，同时屈膝下蹲；两手转掌心向内，虎口交叉收到小腹处，直膝站立。

动作要领：上托下按行功时需注意呼吸配合，切勿憋气，下蹲时自然下蹲，保持上身中正，勿弓腰提臀，下蹲站立时保持自然平稳，勿快起快蹲。

功效：调整呼吸，进入练功状态。

（3）呼字诀：

接上式。吸气，两手置于腹前；呼气，两手掌心朝内45°外开，屈膝下蹲，同时发"呼"（hū）。动作重复6次。

动作要领：①"呼"字吐气法："呼"音，为喉首，发声吐气时，舌两侧上卷，口唇撮圆，气从喉出后，在口腔中形成一股中间气流，经撮圆的口唇呼出体外。②两掌向肚脐方向收拢时吸气，两掌向外展开时口吐"呼"字音。

功效：中医认为，"呼"字诀与脾脏相应。口吐"呼"字具有泄出脾胃之浊气、调理脾胃功能的作用。脾胃为气机升降的枢纽，通过调理脾升胃降可达到疏通气机，改善肺的呼吸功能的作用。

（4）呬字诀：

接上式。吸气，双手由腹部上托至胸口；之后，落肘展肩、两掌竖对、头项后缩、夹脊扩胸；呼气，两手向前推出，屈膝下蹲，同时发"呬"（sī）。

动作重复6次。

动作要领："呬"字吐气法："呬"字音 sī，为齿音。发声吐气时，上下门牙对齐，留有狭缝，舌尖轻抵下齿，气从齿间呼出体外。推掌时，呼气，口吐"呬"字音；两掌外旋腕，指尖相对，缓缓收拢时鼻吸气。

功效：中医认为，"呬"字诀与肺相应。口吐"呬"字具有泄出肺之浊气、调理肺脏功能的作用。通过展肩扩胸、藏头缩项的锻炼，使吸入的大自然之清气布满胸腔，同时小腹内收，使丹田之气也上升到胸中。先天、后天二气在胸中会合，具有锻炼肺的呼吸功能，促进气血在肺内的充分融合与气体交换的作用。

（5）两手托天理三焦：

接上式。吸气，双手于小腹前十指交叉，两手上托至胸口，于胸前翻转掌心向上并继续上举至头顶，掌根上撑抻拉脊柱；呼气，两臂于身侧弧形下落。动作重复6次。

动作要领：两掌上托要舒胸展体，略有停顿，保持抻拉。两掌下落，松腰沉髋，沉肩坠肘，松腕舒指，上体中正。

功效：通过两手交叉上托，缓慢用力，保持抻拉，可使"三焦"通畅、气血调和。三焦为宗气、元气诸气运行的通道，调理三焦有助于促进气机运行。

（6）左右开弓似射雕：

接上式。两手胸前十字交叉（左式左手在前），左脚向左迈出一步；右手屈指变成"爪"，向右拉到肩膀前面；左手中指、无名指和小指弯曲紧扣，食指翘起，大拇指弯曲并靠近食指，然后向左边推出，掌心向左，两手如同拉弓射箭一样；同时两腿缓缓下蹲成高马步，眼睛看着左手的食指尖。之后，身心重心右移，右手变自然掌向上、外划弧至于肩平，左手也伸开变掌；左脚收回，两脚并步站立，同时两手体侧下落。左式和右式动作各重复3次。

动作要领：侧拉之手五指要并拢屈紧，肩臂放平。八字掌侧撑需沉肩坠肘，屈腕，竖指，掌心涵空。年老或体弱者可自行调整马步的高度。

功效：展肩扩胸，可刺激督脉和背部俞穴；同时刺激手三阴三阳经等，可调节手太阴肺经等经脉之气。

（7）鸟戏：

①鸟伸：接上式。左脚旁开一步，两脚与肩同宽。两腿微屈，两手腹前相叠。

两手向上缓慢抬起至头部前上方，掌心向下，同时塌腰、挺胸、翘尾闾。然后，两手下按，两膝微屈；两手于腹前左右展开，同时右腿蹬直，左腿伸直并向后抬起（右式动作则抬右腿）。左式和右式动作各重复3次。

动作要领：两掌在体前相叠，上下位置可任选，以舒适自然为宜。注意动作的松紧变化。掌上举时，颈、肩、臀部紧缩；下落时，两腿微屈，颈、肩、臀部松沉。两臂后摆时，身体向上拔伸，并形成向后反弓状。

功效：两掌上举吸气，扩大胸腔；两手下按，气沉丹田，呼出浊气，可加强肺的吐故纳新功能，增加肺活量，改善慢性支气管炎、肺气肿等病的症状。

②鸟飞：接上式。两掌腹前合抱，同时两膝微屈；之后，两手从体侧分别向外、向上伸展抬至约与肩平，同时右膝伸直、左膝上抬（大腿约与地面水平，右式动作则右膝上抬）；两手体侧下落回收至腹前合抱，同时屈膝下蹲。紧接着，两手从体侧分别向外、向上伸展至头顶上方，同时右膝伸直、左膝上抬（大腿约与地面水平，右式动作则右侧下肢屈膝上抬）。左式和右式动作各重复3次。

动作要领：两臂侧举，动作舒展，幅度要大，尽量展开胸部两侧；两臂下落内合，尽量挤压胸部两侧；手脚变化配合协调，同起同落；动作可配合呼吸，两掌上提时吸气，下落时呼气。

功效：两臂的上下运动可改变胸腔容积，若配合呼吸运动可起到改善心肺功能的作用。

（8）横担降魔杵：

接上式。两手胸前交叉；然后，两臂外展至体侧成侧平举，同时提踵站立。动作重复6次。

动作要领：两掌外撑，力在掌根。坐腕立掌时，脚趾抓地。自然呼吸，气定神敛。

功效：通过伸展上肢和立掌外撑的动作导引，起到疏理上肢等经络的作用，并具有调练心、肺之气，改善呼吸功能及气血运行的作用。

（9）收势：

接上式。两掌心向上，经体侧上举，至头顶上方，变为掌心向下。两掌指尖相对，沿体前缓慢下按至腹前，然后自然垂于体侧。动作重复3次。之后，两掌虎口交叉叠于肚脐并按揉（顺时针三下、逆时针三下）。

动作要领：上举时吸气下按时呼气，动作缓慢放松，可配合意念引气归入丹田。

功效：纳气固本，引气归丹田。

2. 太极混元桩

（1）身法：

首要正，诸阳皆汇聚于首，因此首必须正，两眼平视、似视非视，下颌微收，项部微微梗起，感觉项部贴在衣领上即可，不能太用力。两脚分开与肩同宽，中心放在两脚的中间，两脚平行，脚尖朝前，两膝屈曲向前但不可超过脚尖，身体重心下沉，落在两脚掌上，五趾抓地，悬空涌泉，利于站稳。下颚要内收，舌面贴上牙龈。脊柱保持竖直，松腰下塌，尾闾微向下、向前收敛，会阴内收，裆开圆，后腰命门处松开，虚心实腹，周身放松，做到中正安舒。双手在胸前如抱气球状，十指开，手心朝里，两劳宫穴对准两乳头，手上不过眉，下不过脐，远不过尺，近不贴身。沉肩垂肘，松腕，周身松弛、舒展。

（2）心法：

身体放松后，从头到脚，或从脚到头，观想自身，完成后意守丹田，渐渐进入忘我境界。调匀呼吸，避免呼吸时耸肩、摇晃。亦可配合腹式呼吸来进行。肩平、髋平，立身中正。三点一线即将百会穴与会阴穴、两脚的两个涌泉穴连线的中点，三点成一线。松肩转肘即放松两肩，转肘（肘外展，手内旋），两手下垂：两手自然下垂。意守丹田即意识专注于丹田（关元穴）进行呼吸吐纳，使心平气和、呼吸节奏缓匀状态，达到意气合一，全身放松。

（3）收功：

做3次微深呼吸，吸气时，意想把自然界的精华之气收进体内，呼气时，意想将全身的病浊之气排出体外。缓缓散步，或作摇橹功等基本功。

动作要领：虚领顶劲、沉肩坠肘、涵胸塌腰、松胯圆裆、开膝合髌、五趾抓地。

功效：通过腹式呼吸，气沉丹田，胸、腹部交替开合、起伏，使肺活量增加，增强肺的呼吸宣降功能。

（三）调护要点

（1）戒烟是调护慢性肺病最重要的措施，因为吸烟是引起慢性气道炎症的最主要原因，无论在任何疾病阶段戒烟，都有助于防止慢性肺病的发生和发展。

（2）减少有害气体或有害颗粒吸入，如空气污染较严重情况下需要脱离污染环境。

（3）加强体育锻炼，增强体质，提高机体抵抗力和免疫力，改善机体的一般状况、活动耐力、生活质量，同时可以预防感染、感冒的发生。

（4）慢性肺病的患者日常生活中，应当注意饮食清淡，避免化生痰湿，换季之时注意保暖，避免因感受外感导致慢性肺病加重。

（5）慢性肺病兼有其他合并症患者应当定期检测，如出现发病症状应及时干预。

二、高血压

（一）概述

高血压也称血压升高，是血液在血管中流动时对血管壁造成的压力值持续高于正常的现象。2022年11月颁布的《中国高血压临床实践指南》推荐将我国成人高血压诊断界值下调为收缩压≥130mmHg和/或舒张压≥80mmHg。高血压常被称为"无声的杀手"，大多数患者可在没有任何症状的情况下发病，由于血管壁长期承受着高于正常的压力会导致冠心病、脑卒中等严重疾病。

高血压在中医并无对应病名，最常见的命名是以高血压所表现出的临床症状命名，如"眩晕""头痛"等。中医认为，高血压的发病与年龄、情志、饮食、劳逸等多种因素相关，从病机上来看多因脏腑功能失调、痰浊瘀血内阻发病。

高血压治疗的根本目标是降低发生心脑肾及血管并发症和死亡的总危险。降压治疗的获益主要来自血压降低本身。对普通高血压患者，建议在改善生活方式的基础上，根据高血压患者的总体风险水平决定是否给予降压药物以及药物治疗方案。

（二）功法选用

1.降压功

（1）气贯手足：

两脚开立与肩同宽（脚尖稍外撇），体重落于踵，以利放松身体和调整呼吸。两臂微屈（腋胁空，肘略外撑），双掌在胯前，手劳宫穴与足涌泉穴上下相对，双掌连续缓慢、轻柔地上提下按。

动作要领：先意守气海片刻，再将意念放于手劳宫与足涌泉。体察手足心的气感。自然呼吸。

功效：调整身心，平心静气，汇聚意念。

（2）疏导任冲：

两臂自然下垂，由体侧平举于头上，直臂上托（掌心向上）。两手下落，掌心向里，经头面，沿胸、腹部的正中线下落至脐，两手分开至体侧，意念沿大腿内侧下送至足心涌泉。重复上述动作9次。

动作要领：由体侧举臂至头，意念两臂从水中擎出，水又顺臂而下。直臂上托时，意想天降细雨。双掌沿任或冲脉下落时，存念于细雨淋浴全身，并沿身继而流入脚下地井之中。举臂至双掌上托时吸气；双掌沿任或冲脉下落时呼气。

功效：冲为血海，任脉为阴脉之海，此动作引导气机从阴经向下，起到平复气血，滋阴潜阳的功效。

（3）通畅督带：

疏通督脉的动作与疏通任脉动作相同，都是沿着身前正中线下落，但意想身后督脉。疏通带脉的动作，是在疏通任脉的双掌沿身前正中线下落至脐，中指点肚脐，然后双掌分开，沿带脉向身后画弧，中指点命门。

动作要领：疏通督脉时，存念于细雨通透脊髓，再流入地下井内，潺潺然，滴滴有声。疏通带脉时，系念于双掌在水中划动，似有阻力，觉有冷热。疏通督脉与疏通任脉的呼吸相同。疏通带脉时，因为导引动作增多，呼气较疏通任、督、冲脉的呼气有所延长。

功效：督脉为阳脉之海，带脉有约束纵行诸经的作用，通过调理二脉起到疏通气血，平复阳气的作用。

（4）运行脊柱：

两手叉腰，拇指向前，头后仰，以下颏向上、向前、向下、向内画弧，引动整个脊柱做前后蠕动，如此9次。再以骨盆带动脊柱向左右两侧摆动，如此9次。蠕动和摆动时体会身在水中，由于躯干的蠕动和摆动，身躯的前后左右有水在冲撞、振荡（全身气感）。

动作要领：与疏通任、督、冲、带脉相同。但由于动作增多，呼与吸必然进一步拉长，因此在扭、蠕、摆动作完成，双掌分置于两脚上之后，可稍为等待，呼吸恢复正常后再练。

功效：通过前后左右摆动疏通经络气血，带动气血运行，调节一身之气血。

（5）收功：

双掌交叠，轻抚于脐下3寸处的关元穴（掌心向里；男左手在里，女右手在里）安静养气。

动作要领：意守（返观内视）脐下3寸后深处，即丹田。自然呼吸。

功效：平复气血，固本培元。

2. 嘘字诀

两脚开步站立，双手握拳在腰间，身体左转，同时右掌从腰间左穿，至与肩同高。口吐"嘘"音，目视右掌。原路返回后再完成左式动作。左右为一遍，共做两遍。

动作要领："嘘"字音 xū，属牙音。发音吐气时，嘴角后引，槽牙上下平对，中留缝隙，槽牙与舌边亦有空隙。发声吐气时，气从槽牙间、舌两边的空隙中呼出体外。穿掌时口吐"嘘"字音，收掌时鼻吸气，动作与呼吸应协调一致。

功效："嘘"字诀照应的是五脏六腑中的肝脏。口吐"嘘"字可以排出肝脏中的废气，调理肝脏；转身穿掌动作也利于内外气体的交流，从而使肝气得到适当的调养，气血也得到了相应的调和。

3. 吹字诀

两掌前推，随后松腕伸掌，指尖向前，掌心向下。两臂向左右分开成侧平举，掌心斜向后，指尖向外。两臂内旋，两掌向后划弧至腰部，掌心轻贴腰眼，指尖斜向下；目视前下方。微屈膝下蹲；同时，两掌向下沿腰骶、两大腿外侧下滑，后屈肘提臂环抱于腹前，掌心向内，指尖相对，约与脐平；目视前下方。两掌从腰部下滑时，口吐"吹"字音。两膝缓缓伸直；同时，两掌缓缓收回，轻抚腹部，指尖斜向下，虎口相对；目视前下方，两掌沿带脉向后摩运。两掌至后腰部，掌心轻贴腰眼，指尖斜向下；目视前下方。微屈微下蹲；同时，两掌向下沿腰骶、两大腿外侧下滑，后屈肘提臂环抱于腹前，掌心向内，指尖相对，约与脐平；目视前下方。重复五至八动4遍。本式共吐"吹"字音6次。

动作要领："吹"字音 chuī，为唇音。发声吐气时，舌体、嘴角后引，槽牙相对，两唇向两侧拉开收紧，气从喉出后，从舌两边绕舌下，经唇间缓缓呼出体外。两掌从腰部下滑、环抱于腹前时呼气，口吐"吹"字音；两掌向后收回横摩至腰时以鼻吸气。

功效：中医认为，"吹"字诀与肾相应。口吐"吹"字具有泄出肾之浊气、调理肾脏功能的作用。

4.韦驮献杵

（1）韦驮献杵第一式：

左脚向左侧开半步，约与肩同宽，两膝微屈，成开立姿势；两手自然垂于体侧。两臂自体侧向前抬至前平举，掌心相对，指尖向前。两臂屈肘，自然回收，指尖向斜前上方约30°，两掌合于胸前，掌根与膻中穴同高，虚腋；目视前下方。动作稍停。

动作要领：松肩虚腋。两掌合于胸前，应稍停片刻，以达气定神敛之功效。

功效：通过神敛和两掌相合的动作，可起到气定神敛、均衡身体左右气机的作用。

（2）韦驮献杵第二式：

接上式。两肘抬起，两掌伸平，手指相对，掌心向下，掌臂约与肩呈水平。两掌向前伸展，掌心向下，指尖向前。两臂向左右分开至侧平举，掌心向下，指尖向外。

动作要领：五指自然并拢，坐腕立掌；目视前下方。

功效：通过伸展上肢和立掌外撑的动作导引，起到疏理上肢等经络的作用，并具有调练心、肺之气，改善呼吸功能及气血运行的作用。

（3）韦驮献杵第三式：

接上式。松腕，同时两臂向前平举内收至胸前平屈，掌心向下，掌与胸相距约一拳；目视前下方。两掌同时内旋，翻掌至耳垂下，掌心向上，虎口相对，两肘外展，约与肩平。身体重心前移至前脚掌支撑，提踵；同时，两掌上托至头顶，掌心向上，展肩伸肘；微收下颏，舌抵上腭，咬紧牙关。静立片刻。

动作要领：两掌上托时，前脚掌支撑，力达四肢，下沉上托，脊柱竖直，同时身体重心稍前移。年老或体弱者可自行调整两脚提踵的高度。观注两掌，目视前下方，自然呼吸。上托时，意想通过"天门"。

功效：通过上肢撑举和下肢提踵的动作导引，可调理上、中、下三焦之气，并且将三焦及手足三阴五脏之气全部发动。

5.熊戏

（1）熊运：

两掌握空拳成"熊掌"，拳眼相对，垂于下腹部；目视两拳。以腰、腹为轴，上体做顺时针摇晃；同时，两拳随之沿右肋部、上腹部、左肋部、下腹部划圆；目随上体摇晃环视。

重复上述动作，但左右相反，上体做逆时针摇晃，两拳随之划圆。做完最后一动，两拳变掌下落，自然垂于体侧；目视前方。

动作要领：两掌划圆应随腰、腹部的摇晃而被动牵动，要协调自然。两掌划圆是外导，腰、腹摇晃为内引，意念内气在腹部丹田运行。动作可配合呼吸，身体上提时吸气，身体前俯时呼气。

功效：腰腹转动，两掌划圆，引导内气运行，可加强脾、胃的运化功能。

（2）熊晃：

接上式。身体重心右移；左髋上提，牵动左脚离地，再微屈左膝；两掌握空拳成"熊掌"；目视左前方，身体重心前移；左脚向左前方落地，全脚掌踏实，脚尖朝前，右腿伸直；身体右转，左臂内旋前靠，左拳摆至左膝前上方，拳心朝左；右拳摆至体后，拳心朝后；目视左前方。身体左转，重心后坐；右腿屈膝，左腿伸直；拧腰晃肩，带动两臂前后弧形摆动；右拳摆至左膝前上方，拳心朝右；左拳摆至体后，拳心朝后；目视左前方。身体右转，重心前移；左腿屈膝，右腿伸直；同时，左臂内旋前靠，左拳摆至左膝前上方，拳心朝左；右拳摆至体后，拳心朝后；目视左前方。

重复上述动作，但左右相反，重复动作一至八1遍后，左脚上步，开步站立；同时，两手自然垂于体侧。两掌向身体侧前方举起，与胸同高，掌心向上；目视前方。屈肘，两掌内合下按，自然垂于体侧；目视前方。

动作要点：用腰侧肌群收缩来牵动大腿上提，按提髋、起腿、屈膝的先后顺序提腿。两脚前移、横向间距稍宽于肩，随身体重心前移，全脚掌踏实，使震动感传至髋关节处，体现熊步的沉稳厚实。

功效：身体左右晃动，意在两胁，调理肝脾。

（三）调护要点

日常家庭生活中，高血压患者应注意定期测量血压、合理作息、劳逸结合，应遵照医嘱持续服药，不要随意擅自换药或停药。注意适当运动，合理安排膳食和排便。饮食上应当减少钠盐摄入，增加膳食中钾的摄入，增加水果蔬菜、低脂奶制品，多食用富含食用纤维的全谷物和植物来源的蛋白质，同时控制体重、戒烟戒酒、减轻压力，对高血压的调护也具有积极意义。

三、糖尿病

（一）概述

糖尿病是一组因胰岛素绝对或相对分泌不足和（或）胰岛素利用障碍引起的碳水化合物、蛋白质、脂肪代谢紊乱性疾病，以高血糖为主要标志。糖尿病的典型临床表现为"三多一少"，即多饮、多尿、多食和体重下降，以及血糖高、尿液中含有葡萄糖等，病程久可引起多系统损害，导致眼、肾、神经、心脏、血管等组织器官的慢性进行性病变、功能减退及衰竭，病情严重或应激时可引起急性严重代谢紊乱。糖尿病是导致心脑血管疾病、死亡、截肢、失明、肾功能衰竭和心力衰竭的重要原因。

遗传因素、环境因素、不良生活习惯是导致糖尿病发病的重要因素。胰岛细胞功能障碍导致的胰岛素分泌下降，或者机体对胰岛素作用不敏感或两者兼备，而导致血液中的葡萄糖不能有效被利用和储存进而发病。

糖尿病在中医中属消渴的范畴，消渴病机主要在于阴津亏损，燥热偏盛，阴虚为本，燥热为标。肺、胃、肾为主要病变脏腑，尤以肾为关键。肺燥津伤，津液敷布失调，可导致脾胃失去濡养，肾精不得滋助；脾胃燥热偏盛，上可灼伤肺津，下可耗伤肾阴；肾阴不足则阴虚火旺，亦可上灼肺胃，终致肺燥胃热肾虚。

糖尿病目前还无法治愈，但可以通过科学合理的治疗方法，使大多数糖尿病患者具有与非糖尿病者同等的生活质量和寿命。糖尿病的治疗目标是控制糖尿病症状，防止出现急性代谢并发症，预防慢性并发症，提高糖尿病患者的生活质量，建立较完善的糖尿病教育管理体系，为患者提供生活方式干预和药物治疗的个体化指导。但是，流行病学和临床医学研究已经非常明确，导致 2 型糖尿病的主要原因是不良生活方式。如果要减少我国糖尿病的患病人数，改善促进不良生活方式形成的社会环境是根本出路。

（二）功法选用

1. 糖尿病导引法

（1）预备势：

两足开立，宽与肩齐，百会上顶，舌抵上腭，含胸拔背，两手自然下垂，心静神宁，腹式呼吸，意守丹田，静立片刻。

（2）心肾相交：

两臂带动两手上扬外扩，臂梢向里弯，达到人极之圆形。配合吸气，两手掌向中脘部位合拢，到两手距离不到1寸（1寸≈3.33厘米）为止；然后两臂带两手配合呼气向外展开，手心向外，展到靠近环跳穴时，手心翻转向里贴于环跳穴处。如此反复9次，返预备势。

（3）疏肝理肺：

两臂在体前配合吸气，如捧物向上提，提到膻中穴处，合十。随后两臂配合呼气，悠悠向左右平伸，伸时手心向外。伸展后以大雁落地之势配合吸气，两臂带动两手落到原处。如此反复9次，返预备势。

（4）强身健脾：

配合吸气，腰向左后弯，右手由右向上托天，左足随着提起，呈金鸡独立势；而后配合呼气，右手向头顶画圆圈弯至左足，手心向外；最后配合吸气复原姿势。再反方向做，动作和要领同。如此反复9次，返预备势。

（5）滋阴补肾：

两手随吸气由腿外侧向前上提至膻中穴，手心向上；随着两臂内旋屈腕，手心向上，配合呼气，两臂高举并撑圆。再随着配合吸气，两手由前向下；腰背配合呼气自然弯曲，两手直下至指尖插地。然后随身体自然直起，两手拢气归于丹田。如此反复9次，返预备势。

（6）摇摆功：

先迈出左脚，身体重心前移，两脚尖着地，两脚后跟跷起，大脚趾和二脚趾用力抓地，双臂自然向左边摆动，同时用鼻吸气。随着两足跟着地，双臂自左向右摆动，右手向右后方摆动，左手横在胸前，同时两脚尖翘起，两脚跟着地，配合呼气。右脚向前迈一步，两脚尖着地，两脚跟跷起，双臂由胸前抬起，向左右分开，如凤凰双展翅的飞翔状态，同时鼻子吸气。然后双腿弯曲下蹲，双手扶在膝上，同时呼气。

起身不复原，接做第二次动作，共做9次，返预备势。

（7）收势：

两手重叠在肚脐上（男性左手在里，女性右手在里），安静养气，意守丹田，3分钟后两手还原即收功。

2. 呼字诀

吸气，两手置于腹前；呼气，两手掌心朝内45°外开，屈膝下蹲，同时发"呼"（hū）。动作重复6次。

动作要领：①"呼"音h，为喉音，发声吐气时，舌两侧上卷，口唇撮圆，气从喉出后，在口腔中形成一股中间气流，经撮圆的口唇呼出体外。②两掌向肚脐方向收拢时吸气，两掌向外展开时口吐"呼"字音。

功效：中医认为，"呼"字诀与脾脏相应。口吐"呼"字具有泄出脾胃之浊气、调理脾胃功能的作用。脾胃为气机升降的枢纽，通过调理脾升胃降可达到疏通气机，调理中焦气机改善中消症状的作用。

3. 呬字诀

吸气，双手由腹部上托至胸口；之后，落肘展肩、两掌竖对、头项后缩、夹脊扩胸；呼气，两手向前推出，屈膝下蹲，同时发"呬"（sī）。动作重复6次。

动作要领：①"呬"字音sī，为齿音。发声吐气时，上下门牙对齐，留有狭缝，舌尖轻抵下齿，气从齿间呼出体外。②推掌时，呼气，口吐"呬"字音；两掌外旋腕，指尖相对，缓缓收拢时鼻吸气。

功效：中医认为，"呬"字诀与肺相应。口吐"呬"字具有泄出肺之浊气、调理肺脏功能的作用。通过展肩扩胸、藏头缩项的锻炼，使吸入的大自然之清气布满胸腔，同时小腹内收，使丹田之气也上升到胸中。先天、后天二气在胸中会合，具有锻炼肺的呼吸功能，促进气血在肺内的充分融合与气体交换的作用。

4. 吹字诀

两掌前推，随后松腕伸掌，指尖向前，掌心向下。两臂向左右分开成侧平举，掌心斜向后，指尖向外。两臂内旋，两掌向后划弧至腰部，掌心轻贴腰眼，指尖斜向下；目视前下方。微屈膝下蹲；同时，两掌向下沿腰骶、两大腿外侧下滑，后屈肘提臂环抱于腹前，掌心向内，指尖相对，约与脐平；目视前下方。两掌从腰部下滑时，口吐"吹"字音。两膝缓缓伸直；同时，两掌缓缓收回，轻抚腹部，指尖斜向下，虎口相对；目视前下方，两掌沿带脉向后摩运。两掌至后腰部，掌心轻贴腰眼，指尖斜向下；目视前下方。微屈微下蹲；同时，两掌向下沿腰骶、两大腿外侧下滑，后屈肘提臂环抱于腹前，掌心向内，指尖相对，约与脐平；目视前下方。重复动作4遍。本势共吐"吹"字音6次。

动作要领：①"吹"字音chuī，为唇音。发声吐气时，舌体、嘴角后引，槽牙相对，两唇向两侧拉开收紧，气从喉出后，从舌两边绕舌下，经唇间缓缓呼出体外。②两掌从腰部下滑、环抱于腹前时呼气，口吐"吹"字音，两掌向后收回横摩至腰时以鼻吸气。

功效：中医认为，"吹"字诀与肾相应。口吐"吹"字具有泄出肾之浊气、调理肾脏功能的作用。

5. 掌托天门

松腕，同时两臂向前平举内收至胸前平屈，掌心向下，掌与胸相距约一拳；目视前下方。两掌同时内旋，翻掌至耳垂下，掌心向上，虎口相对，两肘外展，约与肩平。身体重心前移至前脚掌支撑，提踵；同时，两掌上托至头顶，掌心向上，展肩伸肘；微收下颏，舌抵上腭，咬紧牙关。静立片刻。

动作要领：两掌上托时，前脚掌支撑，力达四肢，下沉上托，脊柱竖直，同时身体重心稍前移。年老或体弱者可自行调整两脚提踵的高度。观注两掌，目视前下方，自然呼吸。上托时，意想通过"天门"。

功效：通过上肢撑举和下肢提踵的动作导引，可调理上、中、下三焦之气，并且将三焦及手足三阴五脏之气全部发动。

6. 摘星换斗

两脚跟缓缓落地；同时，两手握拳，拳心向外，两臂下落至侧上举。随后两拳缓缓伸开变掌，掌心斜向下，全身放松；目视前下方。身体左转；屈膝；同时，右臂上举经体前下摆至左髋关节外侧"摘星"，右掌自然张开；左臂经体侧下摆至体后，左手背轻贴命门；目视右掌。直膝，身体转正；同时，右手经体前向额上摆至头顶右上方，松腕，肘微屈，掌心向下，手指向左，中指尖垂直于肩髃穴；左手背轻贴命门，意注命门；右臂上摆时眼随手走，定势后目视掌心。静立片刻，然后两臂向体侧自然伸展。

重复上述动作，但操作方向相反。

动作要领：转身以腰带肩，以肩带臂。目视掌心，意注命门，自然呼吸。颈、肩病患者，动作幅度的大小可灵活掌握。

功效：通过本式阳掌转阴掌（掌心向下）的动作导引，目视掌心、意存腰间命门，将发动的真气收敛，下沉入腰间两肾及命门，可达到壮腰健肾、延缓衰老的功效。

（三）调护要点

患者一经诊断就应接受糖尿病教育、学习糖尿病知识。在心理上，要正确对待糖尿病，不要恐惧，积极配合医生的治疗，根据医生制定的专业的、个体化的饮食和运动指导，使用合适的药物控制血糖处于正常范围。与此同时，还需注意自我监测血糖，定期去医院复查，评估糖化血红蛋白指标。在治疗刚开始，至少每三个月复查一次，达到治疗目标、血糖控制稳定者可每六个月复查一次。饮食上，需采取以谷类食物为主，高膳食纤维摄入，低盐、低糖、低脂肪摄入的多样化膳食方案。

四、冠心病

（一）概述

冠状动脉粥样硬化性心脏病简称为冠心病，是一种由冠状动脉发生粥样硬化引起管腔狭窄或闭塞，导致心肌缺血、缺氧或坏死而出现胸痛、胸闷等不适的缺血性心脏病。冠心病是由胆固醇和动脉中的其他物质沉积物导致冠状动脉壁上斑块积聚引起的，斑块积聚导致动脉管腔不断变窄，而这可能部分或完全阻塞血流，即动脉粥样硬化。斑块阻塞血管，心肌无法获得足够的血液时，就可能会导致胸痛或不适，即心绞痛。同时随着时间的推移，冠心病还可以削弱心肌，使心脏无法正常地泵血，导致心力衰竭、心律失常等症状。

从症状来讲，冠心病属中医"胸痹""心悸"的范畴，属本虚标实之病，患者或由于气血阴阳不足，导致心脉失养，或由于寒邪、痰浊、气滞、血瘀等实邪闭阻心脉而发病。发病因素与自然环境、生活习惯、饮食、体质等多种因素相关。

冠心病治疗主要包括生活方式改变、药物治疗和手术治疗。急性发作期可根据症状选用舌下含服硝酸甘油、灌注治疗、溶栓、介入治疗等。中医可以通过药物、针灸、外治等多种途径改善冠心病的症状。在冠心病的预防调护中，生活方式干预占有重要的地位。

（二）功法选用

1. 三盘落地

准备动作两脚开立，两臂侧平举，掌心向下。然后屈膝下蹲，沉肩坠肘，两掌下按，至与环跳同高，同时口吐"嗨"音，随即双手翻手向上托掌起身。

重复三次，第一次微蹲，第二次半蹲，第三次全蹲。

动作要领：①下蹲时，松腰、裹臀，两掌如负重物；起身时，两掌如托千斤重物。②下蹲依次加大幅度。年老和体弱者下蹲深度可灵活掌握，年轻体健者可半蹲或全蹲。③下蹲与起身时，上体始终保持正直，不应前俯或后仰。④吐"嗨"音时，口微张，上唇着力压龈交穴，下唇松，不着力于承浆穴，音从喉部发出。⑤瞪眼闭口时，舌抵上腭，身体中正安舒。

功效：①通过下肢的屈伸活动，配合口吐"嗨"音，使体内真气在胸腹间相应地降、升，达到心肾相交、水火既济。②可增强腰腹及下肢力量，起到壮丹田之气、强腰固肾的作用。

2. 青龙探爪

双手握固于腰间。右臂体侧直起，右拳变掌，掌心向上，目视右手。随即变"龙爪"，右臂屈肘，指尖向左，经下颌向体左水平伸出，身体左转90°，眼随手走。接下来右爪变掌，收至左肩侧，同时身体左前屈，掌心下按至左脚外侧，距地面一拳停止，目视下方。最后身体带动右手经过左脚沿弧线到右脚外侧，呈握固。完成后上身抬起，右拳收回腰间。一左一右为一遍，共做两遍。

动作要领："探爪"动作要求目光专注，眼随手走，形神合一。

功效："肝开窍于目"，此动作通过转身、探身及俯身能够促进肝肾功能，达到疏肝理气、调畅情志的作用。

3. 嘘字诀

两脚开步站立，双手握拳在腰间，身体左转，同时右掌从腰间左穿，至与肩同高。口吐"嘘"音，目视右掌。原路返回后再完成左式动作。一左一右为一遍，共做两遍。

动作要领：①"嘘"字音 xū，属牙音。发音吐气时，嘴角后引，槽牙上下平对，中留缝隙，槽牙与舌边亦有空隙。发声吐气时，气从槽牙间、舌两边的空隙中呼出体外。②穿掌时口吐"嘘"字音，收掌时鼻吸气，动作与呼吸应协调一致。

功效："嘘"字诀对应的是五脏六腑中的肝脏。口吐"嘘"字可以排出肝脏中的废气，调理肝脏；转身穿掌动作也利于内外气体的交流，从而使肝气得到适当的调养，气血也得到了相应的调和。

4. 呵字诀

准备动作两脚开立。两腿松膝，双掌小鱼际侧相靠掌心向上捧于腹前，目视双掌。随吸气，两膝缓缓伸直，双掌捧到胸前向内侧翻转至掌指向下，掌背相靠。然后双掌慢慢下插，口吐"呵"字音。双掌按至与肚脐同高时，微屈膝下蹲，同时双掌内旋外翻，变成掌心向外的圆形，然后外旋内翻，成掌心向上的腹前捧掌动作，继续上捧。本式共吐"呵"音6次。

动作要领：①"呵"字音 hē，为舌音，发声吐气时，舌体上拱，舌边轻贴上槽牙，气从舌与上腭之间缓缓呼出体外。②两掌捧起时鼻吸气；插掌、外拨时呼气，口吐"呵"字音。

功效："呵"字诀与心相应。口吐"呵"字具有泄出心之浊气、调理心脏功能的作用。通过捧掌上升、翻掌下插，外导内行，使肾水上升，以制心火；心火下降，以温肾水，达到心肾相交、水火既济，调理心肾功能的作用。

5. 两手托天理三焦

保持两脚开步站立，双手掌心向上交叉于腹前；上托于胸前，翻掌继续向前上方托起，目视两掌，下额朝向双手；随即下额微收，双掌继续向上撑起。接下来两手慢慢打开，于体侧下落，还原合抱动作。一上一下为一遍，重复两遍。

动作要领：两掌上托要舒胸展体，略有停顿，保持抻拉。两掌下落，松腰沉髋，沉肩坠肘，松腕舒指，上体中正。

功效：三焦是六腑之一，主宰人体水液运化，主要功能是疏通水道和主持气化。通过双手交叉上托，缓缓用力，保持拉伸的状态，可以按摩脏腑，使练习者的三焦通畅、气血调和。

6. 调理脾胃须单举

准备动作开步站立，两臂合抱于腹部前方，掌心向上。接下来随起身两腿自然伸直，左手外旋经面前上穿至掌心向上，指尖向右，劳宫与肩井相对。右手下按至胯部斜前方，掌心向下，指尖向前。

动作要领：双手力达掌根，有撑天拄地之感。一左一右为一遍，重复两遍。

功效：通过左右上肢一松一紧上下对拉（静力牵张），可以牵拉腹腔，对脾胃中焦肝胆起到按摩作用；同时可以刺激位于腹、胸胁部的相关经络以及背部俞穴等，达到调理脾胃（肝胆）和脏腑经络的作用。

7. 五劳七伤往后瞧

开步微屈膝，双掌按在胯部斜前方，指尖向前，目视前方。随起身，百会上领，两臂外旋，两肩后张，头向左后转，目视左斜后方，动作稍停。收回时两腿松膝，两臂还原，按掌于胯部斜前方。一左一右为一遍，共做 3 遍。

动作要领：头向上顶，肩向下沉。转头不转体，旋臂，两肩后张。

功效："五劳"指心、肝、脾、肺、肾五脏劳损；"七伤"指喜、怒、悲、忧、恐、惊、思七情伤害。本式动作通过上肢伸直外旋扭转的静力牵张作用，可以扩张牵拉胸腔、腹腔内的脏腑。本式动作中往后瞧的转头动作，可刺激颈部大椎穴，达到防治"五劳七伤"的目的。

8. 摇头摆尾去心火

准备动作成高马步，双掌扶于膝关节上方，肘微屈。首先重心稍上起右倾，然后微俯身向左旋，依次目视右脚到左脚；头部继续旋至向后摇摆，髋关节逆时针完成摆尾动作。最后上体变为中正状态，百会上领。一左一右为一遍，重复3遍。

动作要领：马步下蹲要收髋敛臀，上体中正。摇转时，颈部与尾闾对拉伸长，好似两个轴在相对运转，速度应柔和缓慢，动作圆活连贯。年老或体弱者要注意动作幅度，不可强求。

功效：心火，即心热火旺的病症，属阳热内盛的病机。通过两腿下蹲，摆动尾闾，可刺激脊柱、督脉等；通过摇头，可刺激大椎穴，从而达到疏经泄热的作用，有助于去除心火，安神定志。

（三）调护要点

由于情绪的波动会引起心跳加速，增加心肌耗氧量，引起心绞痛甚至诱发心肌梗死，因此，日常生活中对患者心理的护理十分重要，要注意安抚患者情绪，避免其激动、生气。保持患者居住环境清洁、通风，注意更换患者衣物，以满足保暖、干燥、清洁的需求，减少发生呼吸道感染而使冠心病加重的风险。要为患者常备硝酸甘油片等药物，心绞痛发作时及时帮助患者用药，有条件者可同时给患者吸氧，改善心肌缺血状况。

同时冠心病患者应当戒烟、慎饮酒，注意控制血压、血脂、血糖、体重，适量运动，减轻压力。

第四节　心身类疾病中医养生功法处方

一、失眠

（一）概述

失眠是临床常见疾病，是以经常不能获得正常睡眠为特征的病症，主要表现为睡眠时间、深度的不足。有数据显示，我国 2016 年失眠的患病率达 15%，且呈逐年上升趋势。失眠在中医学中称为"不寐"，该病名首见于《难经》："老人卧而不寐，少壮寐而不寤者，何也？"在此之前的《黄帝内经》中有"不得眠""不得卧"等词，在《素问·热论》有"阳明主肉，其脉夹鼻络于目，故身热目痛而鼻干，不得卧也。"之后的著作如《金匮要略·血痹虚劳病脉证并治》中有："虚劳虚烦不得眠，酸枣仁汤主之。"隋唐医家又有"眠寐不安""睡卧不安""卧不安席"等说法。失眠的常见病因主要包括饮食不洁、情志失常、劳逸失调和病后体虚等。病机大体包括阴阳失调、营卫失调、脏腑失调、邪气致病等，其中阴阳失调为失眠的总病机。

治疗上西医治疗失眠主要通过抑制中枢神经的药物，如苯二氮䓬类、佐匹克隆等镇静催眠药，但常会加重失眠患者的心理负担及引起副作用。中医治疗失眠的主要方法为药物治疗、针刺治疗、艾灸疗法及气功治疗等。

（二）功法选用

1."呵"字诀

两脚并步站立，左脚旁开一步，与肩同宽，两手上提，置于腰侧；两手微微向后抽，屈膝下蹲的同时两掌斜下 45° 擦掌；合掌，直膝，同时屈肘捧掌；两肘提至与肩同高，两掌掌指朝下，随后两掌来到体中线下擦，同时发"呵"；当两手擦至肚脐同高的时候，两掌 45° 拨开，同时屈膝下蹲，整体再来一遍；每吐气发音一次为一组，每组做 6 次，每天做 3 组。

动作要领：①"呵"字音 hē，为舌音，发声吐气时，舌体上拱，舌边轻贴上槽牙，气从舌与上腭之间缓缓呼出体外。②两掌捧起时鼻吸气；插掌、外拨时呼气，口吐"呵"字音。

功效：中医认为，"呵"字诀与心相应。口吐"呵"字具有泄出心之浊气、调理心脏功能的作用。通过捧掌上升、翻掌下插，外导内行，使肾水上升，以制心火；心火下降，以温肾水，达到心肾相交、水火既济，调理心肾功能的作用。

2. 九鬼拔马刀

两脚并步站立，左脚旁开一步，与肩同宽；两臂体前，置于肩前，掌心相对，掌指向上；身体右转45°，同时两掌分别内旋，掌心相对，然后左手向斜上45°，右手向斜下45°，反插；转腰、抢臂，经侧平举，继续向左转体45°，左手放于腰后，右手绕到脑后掩耳；身体向右转动，两臂展开，头向右转，开胸后微停片刻；松臂、夹肘、含胸，顺势屈膝下蹲，向左后方旋转，稍停片刻后起身，两臂展开，胸打开，头向右方转动，稍停片刻；反方向动作同理，两侧动作分别完成3次后，双臂恢复至侧平举。

动作要领：动作对拔拉伸，尽量用力；身体自然弯曲转动，协调一致。扩胸展臂时自然吸气，松肩合臂时自然呼气。两臂内合、上抬时自然呼气，起身展臂时自然吸气。高血压、颈椎病患者和年老体弱者，头部转动的角度应小，且轻缓。

功效：伸展等运动使全身真气开、合、启、闭，脾胃得到摩动，肾得以强健；并具有疏通玉枕关、夹脊关等要穴的作用。

3. 太极混元桩

（1）身法：

首要正，诸阳皆汇聚于首，因此首必须正，两眼平视、似视非视，下颌微收，项部微微梗起，感觉项部贴在衣领上即可，不能太用力。两脚分开与肩同宽，中心放在两脚的中间，两脚平行，脚尖朝前，两膝屈曲向前但不可超过脚尖，身体重心下沉，落在两脚掌上，五趾抓地，悬空涌泉，利于站稳。下颚要内收，舌面贴上牙龈。脊柱保持竖直，松腰下塌，尾闾微向下、向前收敛，会阴内收，裆开圆，后腰命门处松开，虚心实腹，周身放松，做到中正安舒。双手在胸前如抱气球状，十指开，手心朝里，两劳宫穴对准两乳头，手不上过眉，下不过脐，远不过尺，近不贴身。沉肩垂肘，松腕，周身松弛、舒展。

（2）心法：

身体放松后，从头到脚，或从脚到头，观想自身，完成后意守丹田，渐渐进入忘我境界。调匀呼吸，避免呼吸时耸肩、摇晃。亦可配合腹式呼吸来进行。肩平、髋平，立身中正。三点一线即将百会穴与会阴穴、两脚的两个涌泉穴连线的中点，三点成一线。松肩转肘即放松两肩，转肘（肘外展，手内旋），两手两手自然下垂。意守丹田即意识专注于丹田（关元穴）进行呼吸吐纳，使心平气和、呼吸节奏缓匀状态，达到意气合一，全身放松。

（3）收功：

做3次微深呼吸，吸气时，意想把自然界的精华之气收进体内，呼气时，意想将全身的病浊之气排出体外。缓缓散步，或作摇橹功等基本功。

动作要领：虚领顶劲、沉肩坠肘、涵胸塌腰、松胯圆裆、开膝合髌、五趾抓地。

功效：升肾水、降心火，使心肾相交、水火既济，心阴不缺则人易入眠；再者，习练太极桩功时，周身放松的调整使人体的神经得到了充分的放松，神经的松弛使人心境安稳，情绪平和。

4. 安眠导引法

（1）形气神合：

两脚并拢，周身中正，两手自然下垂，两眼轻轻闭合，百会穴上领，下颌回收，全身放松。两手臂成90°，掌心向上从斜前方捧气上升，至头顶正上方，转掌心向头顶，然后两手贯气下落，贯向全身，手经头面，至胸、腹，两手还原体侧，意想气贯下肢，至脚心涌泉。重复该动作3次，其中第一次意识跟着手想着身体的前面放松，第二次意识跟着手想着身体的两侧放松，第三次意识跟着手想着身体后面放松。两手臂成90°掌心向上从斜前方捧气上升，至头顶正上方，两掌相合；下落置于胸前呈合十手。大臂与身体呈45°，两小臂成一线与地面平行，中指尖向上，拇指根对着膻中穴。

动作要领：意注形体，安定心神。

功效：调整身心进入练功状态，收摄心神，形气神合、安定心神。

（2）鸟飞展翅：

两手掌分开，沿肋弓下落变叉腰，拇指按第十二肋缘（京门穴），其余四指按于胯上（章门穴、带脉穴处）。松开叉腰两手，转掌心向上，指尖朝前，小臂前推，小臂与大臂成直角；两大臂前抬与肩平，小臂向上，指尖朝上；两大臂外展至体侧，翻掌心向外，大臂不动，小臂两侧下落与大臂平成一字。躯干不动，同时做以下动作：头向后仰，收下颏缩项；两肩胛骨尽量向脊柱挤拢；尾闾向后、向上微微翘起。使得头和尾骨，两侧肩胛骨同时向第四胸椎处集中。然后同时恢复：头恢复端正；两手外伸成一字，将两肩胛拽开；尾闾下垂。反复6次。左右通臂：两臂作左缩右伸、左伸右缩的蛇形运动。反复6次。两臂从两侧下落，从体前上升至合十手立于胸前。

动作要领：小臂前推时，小臂与地面平行，大臂前抬时，大臂与小臂仍然呈直角。

功效：疏通上焦之气，调和营卫，使阴阳协调，辅助睡眠。

（3）顶天立地：

两脚踩气分开，平行站立，与肩等宽。两手下落，还原体侧。转掌心向外，从两侧捧气上升，至头顶正上方，掌心对头顶。转掌心向上，指尖相对，两手臂上抻，引动形体向上，提脚跟转掌心向下，两手下落，脚跟放下，两手拢气向下导引，经过头面部、胸腹部意念下送至下肢到涌泉穴。如此反复6次。

动作要领：踩气时两足底不离开地面，双手拢气向下时配合意念。

功效：疏通三焦及经络气机，畅通营卫二气、调和五脏六腑。

（4）和合五脏：

意想两手，从脚心涌泉穴处（脚心内含），沿肾经，捧气上升，至肚脐，收气入丹田，想两手心照向两肾，开合拉气9次。观想两肾脏，发音"ei、yu、ying"，9遍。两手上提，至膻中穴前，开合拉气9次。观想心脏，发音"xin、xiang、xing"，9遍。两手稍上提，至两侧云门穴前，开合拉气9次。观想肺脏，发音"sang、si、song"，9遍。两手下落，至两肋期门穴前，开合拉气9次。观想肝脏，发音"tü、jü、ling"，9遍。两手向腹部靠拢，至中脘穴前，开合拉气9次。观想脾脏，发音"gang、fu、zhong"，9遍。

动作要领：初学时可根据经络腧穴内容寻找相应穴位，并进行标记。

功效：通过发音，起到养神调心的作用，引导气的流动激荡血脉、调和五脏。

（5）心静神宁：

两脚并拢，两手重叠掌心敷于中脘。发音"呵哩"，9遍。安静养气。两手还原体侧，两眼慢慢睁开，收功。

动作要领：两手重叠时（男左女右）。

功效：通过发"呵哩"这两个音，沟通心肾之气，交通心肾，使阴阳交泰。

（三）调护要点

（1）饮食管理：在日常生活中，应注意清淡饮食，避免食用辛辣、油腻、生冷的食物，均衡营养，多吃新鲜的水果和蔬菜。保证维生素与微量元素等营养物质的摄入，有助于改善睡眠质量，预防失眠。

（2）运动管理：平时可以根据自身情况，适当进行体育锻炼，可以采取慢跑、快走、游泳等方式，适当消耗体力，并宣泄不良情绪，可能有助于预防失眠。

（3）情绪管理：患者应注意做好情绪管理，避免长时间处于紧张、焦虑的状态下。培养兴趣爱好，及时转移注意力。保持良好的心态，积极面对生活中的挫折，可能对预防失眠有益。

二、围绝经期综合征

（一）概述

围绝经期也被称为"更年期"，是指妇女绝经前后的一段时期，就是从月经发生紊乱、出现绝经症状开始到绝经后1年，常常发生在45~55岁。围绝经期综合征最常见的症状是月经的改变，还会出现潮热、出汗等血管舒缩不稳定引起的症状，以及一些精神神经症状和自主神经失调症状。同时会逐渐出现生殖道萎缩、骨质疏松等远期改变。在诸多症状中，情志改变最为多见，常表现为注意力不易集中，情绪波动大，如激动易怒、焦虑不安或情绪低落、抑郁、不能自我控制情绪等症状，记忆力减退也较常见，对女性的精神、身体以及家庭生活的影响和伤害更大、更严重。

西医学从器官形成和生理的角度出发，认为围绝经期的发生与卵巢排卵功能的衰竭有直接的关系。《黄帝内经》论述了女子"四七"二十八岁左右，精力旺盛，身体强壮，到"五七"三十五岁左右，阳明经脉首先开始衰败，也就是胃气开始衰退，面部开始憔悴，头发开始脱落，到了"六七"四十二岁左右，三阳经脉的衰退均反映到面部，开始全面进入衰退期，面部变得干枯无光，头发开始变白，而到"七七"四十九岁左右，任脉的气血开始虚弱，太冲脉开始虚衰，天癸枯竭，月经停闭不潮，体形走样而不再具有生育能力。从"六七"步入衰老开始，直到"七七之年"绝经，《黄帝内经》系统地阐明了女子在围绝经期的生理特点。医圣张仲景在《金匮要略》中指出："妇人藏躁，喜悲伤欲哭，象如神灵所作，数欠伸，甘麦大枣汤主之。"明代张景岳的《景岳全书·妇人规》中有记载，女性在四十多岁，月经会出现一个过渡期，若平素身体健康，则月经渐渐停止；若平素忧虑过多，或素体较弱，则可能会发生崩漏。清代傅山的著作《傅青主女科》中描述了妇人五十多或六七十岁已绝经的患者忽然又来月经，可能是血崩之病。

当前，对于围绝经期的治疗西医主要以激素或者激素补充治疗为主，临床应用较多的中成药在缓解围绝经期症状方面还是有效的，其他的中医治疗包括针灸、按摩理疗、药膳等也可用于辅助治疗围绝经期综合征，减轻患者的症状。

（二）功法选用

1. 猿提

两掌在体前，手指伸直分开，再捏紧成"猿钩"（猿钩：五指并拢，成梅花状屈腕）。两钩手上提至胸，两臂夹紧，两肩上耸，颈项回缩，吸气收腹提肛；同时，脚跟提起，头慢慢转向左；目随头动，视身体左侧头转正，两肩下沉，呼气松腹落肛，脚跟着地；"猿钩"变掌，掌心向下；目视前方。两掌沿体前下按落于体侧。上式动作左右交替重复一遍后，两手自然垂于体侧，松静站立，目视前方。

动作要领：掌指撮拢变钩，速度稍快。按耸肩、收腹、提肛、脚跟离地、转头的顺序，上提重心。耸肩、缩胸、屈肘、提腕要充分。动作可配合提肛呼吸。两掌上提吸气时，用意提起会阴部；下按呼气时，放下会阴部。

功效：两掌上提时，缩项，耸肩，团胸吸气，挤压胸腔和颈部血管；两掌下按时，伸颈，沉肩，松腹，扩大胸腔体积，可增强呼吸，按摩心脏，改善脑部供血。

2. 青龙探爪

双手握固于腰间。右臂体侧直起，右拳变掌，掌心向上，目视右手。随即变"龙爪"，右臂屈肘，指尖向左，经下颌向体左水平伸出，身体左转90°，眼随手走。接下来右爪变掌，收至左肩侧，同时身体左前屈，掌心下按至左脚外侧，距地面一拳停止，目视下方。最后身体带动右手经过左脚沿弧线到右脚外侧，呈握固。完成后上身抬起，右拳收回腰间。一左一右为一遍，共做两遍。

动作要领："探爪"动作要求目光专注，眼随手走，形神合一。

功效："肝开窍于目"，此动作通过转身、探身及俯身能够促进肝肾功能，达到疏肝理气、调畅情志的作用。

3. 嘘字诀

两脚开步站立，双手握拳在腰间，身体左转，同时右掌从腰间左穿，至与肩同高。口吐"嘘"音，目视右掌。原路返回后再完成左式动作。一左一右为一遍，共做两遍。

动作要领：①"嘘"字音 xū，属牙音。发音吐气时，嘴角后引，槽牙上下平对，中留缝隙，槽牙与舌边亦有空隙。发声吐气时，气从槽牙间、舌两边的空隙中呼出体外。②穿掌时口吐"嘘"字音，收掌时鼻吸气，动作与呼吸应协调一致。

功效："嘘"字诀照应的是五脏六腑中的肝脏。口吐"嘘"字可以排出肝脏中的废气，调理肝脏；转身穿掌动作也利于内外气体的交流，从而使肝气得到适当的调养，气血也得到了相应的调和。

4. 摇头摆尾去心火

准备动作成高马步，双掌扶于膝关节上方，肘微屈。首先重心稍上起右倾，然后微俯身向左旋，依次目视右脚到左脚；头部继续旋至向后摇摆，髋关节逆时针完成摆尾动作。最后上体变为中正状态，百会上领。一左一右为一遍，重复 3 遍。

动作要领：马步下蹲要收髋敛臀，上体中正。摇转时，颈部与尾闾对拉伸长，好似两个轴在相对运转，速度应柔和缓慢，动作圆活连贯。年老或体弱者要注意动作幅度，不可强求。

功效：心火，即心热火旺的病症，属阳热内盛的病机。通过两腿下蹲，摆动尾闾，可刺激脊柱、督脉等；通过摇头，可刺激大椎穴，从而达到疏经泄热的作用，有助于去除心火，安神定志。

5. 两手攀足固肾腰

两掌自然下落于下丹田处，掌心朝上。两腿缓缓挺膝伸直；同时，两掌随身而起上托至胸前，指尖相对，掌心朝上；目视前方。上动不停，两臂外旋，两掌心朝上，掌指内旋，经腋下向后反插；目视前方；两掌心贴背，沿脊柱两侧向下摩运至臀部；目视前方；上体前俯，两掌继续沿腿后向下摩运至脚踝，再贴两脚外侧移至小脚趾处，随之旋腕扶于脚面，掌指朝前；目视下方。意随气行。屈膝，重心后坐，微抬头，上身缓缓直起；同时，以身带臂，两掌掌面沿小腿及大腿内侧摩运至大腿根部；继续起身，转掌向上，捧于下丹田处；目视前下方；略停 3 秒，继续上述操作。本式动作反复进行，共做 6 遍。最后一动结束时，掌心朝内，目视前方。

动作要领：向下俯身时，颈、肩、腰脊要节节放松，特别是命门穴要放松，呈弯弓状。向上起身时，以身带臂，重心后坐。向上动作时吸气；向下动作时呼气。俯身时意念脊柱节节放松，上体抬起时意在命门，拉长腰脊。

功效：通过前屈后伸可刺激脊柱、督脉以及命门、阳关、委中等穴，有助于防治生殖泌尿系统方面的慢性病，达到固肾壮腰的作用。

6. 鼓漱吞津

屈肘两掌回收接近肚脐时握固，拳心贴于肋下，拳眼向上；目视前下方。意注金津、玉液。唇口轻闭，舌尖在口腔内由右向上、向左、向下绕转1圈；接着舌尖移到牙齿外，贴牙龈由右向上、向左、向下绕转1圈。一内一外为一遍，共做6遍，动作相同，舌尖向相反方向绕转，一内一外为一遍，共做6遍。两腮做鼓漱36次；目视前下方，两臂外旋，两拳变掌上举至胸前；随即，两臂内旋直臂上举，掌心向外；目视前方。两臂外旋，两手握固，拳心相对；目视前下方。两拳下拉置于肋下，拳眼向上；同时，在两拳下拉时，吞咽口中1/3的津液，用意念送至丹田；目视前下方。

动作要领：意想口中生满津液。舌在口中搅动要圆活连贯。鼓漱时两腮要快速抖动。吞津要发出"汩汩"响声，意送丹田。

功效：鼓漱吞津通过舌的搅动与鼓漱刺激舌下的金津、玉液两穴以促进唾液分泌，咽之即可为养。唾液有杀菌、清洁口腔、防治牙龈炎和牙龈萎缩的作用。吞津可调节全身气息，灌溉五脏，营养周身，有消食化瘀、解除疲劳、延缓衰老、增进健康的作用。

（三）调护要点

绝经属于正常生理过程，家人需鼓励患者正确认识绝经，克服焦虑、恐惧、抑郁等。患者家属应了解围绝经期的常识，体谅患者急躁、焦虑、忧郁、发怒等情绪，避免发生冲突，提供精神心理支持，协助患者渡过困难时期。围绝经期女性应重新认识老龄概念，树立自信、自立、自强的新观念，保持年轻时的心态，要维护好和谐的家庭关系；培养广泛的兴趣，陶冶情操；提高对社会环境和自然环境的适应能力，保持乐观的情绪。围绝经期、老年期妇女可以保持适度的性生活，对良好的精神状态有积极影响。严格遵医嘱用药，观察症状是否缓解。发现用药不良反应和副作用及时与医生沟通，进行用药方案的调整。雌激素治疗者观察有无乳房胀痛、白带多、头痛、水肿、色素沉着等副作用。孕激素治疗者观察有无抑郁易怒、乳房胀痛和水肿等副作用。

思考题

1.对于颈椎病患者，功法锻炼的作用是什么？

2.腰痛患者进行"打躬势"功法锻炼时，需注意哪些事项？

3.慢性肺病包括的中医疾病有哪些？使用养生功法调养时应着重调护哪些脏腑？

4.高血压的中医调护要点是什么？

5.糖尿病不同病期在养生功法的选择上有何差异？

6.冠心病的中医养生功法习练过程是如何体现气和血的关系的？

7.失眠的中医养生功法习练过程中是如何体现形神一体的？

8.更年期综合征的调护要点是什么？

附件　健身气功竞赛规则简介

第一节　竞赛通则

一、竞赛类别

①个人赛：以单个运动员为主体参加的竞赛类别，常以项目、性别、年龄等为分组标准进行比赛，具体设置情况以竞赛规程规定为主。

②集体赛：以多名运动员组成的运动队为主体参加的竞赛类别，常以项目、年龄等为分组标准进行比赛，具体设置情况以竞赛规程规定为主。

③团体赛：以组织或单位为主体参加的竞赛类别，常以组织或单位参加的所有集体赛和个人赛的成绩总和进行比赛，具体设置情况以竞赛规程规定为主。

二、竞赛项目

（一）健身气功普及功法

①健身气功·易筋经。

②健身气功·五禽戏。

③健身气功·六字诀。

④健身气功·八段锦。

⑤健身气功·太极养生杖。

⑥健身气功·导引养生功十二法。

⑦健身气功·十二段锦。

⑧健身气功·马王堆导引术。

⑨健身气功·大舞。

（二）健身气功竞赛功法

①健身气功·易筋经竞赛功法。

②健身气功·五禽戏竞赛功法。

③健身气功·六字诀竞赛功法。

④健身气功·八段锦竞赛功法。

（三）健身气功·气舞

"健身气功·气舞"是以中国健身气功协会推广的健身气功功法动作为素材，各运动队自创主旨、自编动作、自配音乐、自选背景和服装的集体展示功法。

三、背景音乐

健身气功普及功法采用国家体育总局健身气功管理中心发行的《健身气功比赛展演音乐》中的无提示伴奏音乐；健身气功竞赛功法采用国家体育总局健身气功管理中心发行的《健身气功竞赛功法》CD（无提示）伴奏音乐；"健身气功·气舞"采用各运动队的自配音乐。具体的背景音乐按每次竞赛规程规定选择。

四、参赛服装

裁判人员应着中国健身气功协会定制的裁判服；参赛运动员的服装应符合健身气功项目的特点；参加集体赛的运动队着装款式、颜色须统一；具体按每次竞赛规程规定执行。

五、比赛顺序

在各运动队召开技术会议后，在竞赛委员会和总裁判长的组织下，编排记录组制定比赛顺序的抽签方案。本着公平、公正、公开的原则，由编排记录组与运动队代表共同抽签决定运动员（队）的比赛顺序，并及时将抽签结果通知各运动员（队）。一般采用计算机随机抽签方式，具体以编排记录组所确定的抽签方案为准执行。

六、赛前检录

比赛场地设立明显的"检录处"标志，由检录长组织进行检录工作，负责核实参赛运动员（队）身份。第一次检录为赛前 30 分钟；第二次检录为赛前 10 分钟。按照上场顺序排列运动员（队），并向其告知上场注意事项，将其带入比赛场地指定位置。

七、比赛弃权

参赛运动员（队）自愿放弃、未按时参加检录或未上场比赛，按弃权处理，检录员须做好记录，并及时告知总裁判长、裁判长、编排记录组等相关人员。

八、参赛礼仪

参赛运动员（队）在比赛开始前和完成比赛项目及领分后应向裁判席行健身气功礼。

九、示分办法

个人赛和集体赛实行公开示分，有电子示分和人工示分两种办法。比赛中，电子示分需显示裁判员的评分和最终结果。人工示分时，在裁判长统一口令（哨音）下，先由 A 组裁判员向观众和裁判长示分，再由 B 组裁判员向观众和裁判长示分，经记分员统计得出最终结果，由裁判长进行成绩宣告。在特殊赛事中，如小型赛事或在线赛事，根据规程要求，可实行一次性示分，即每名裁判员同时承担 A、B 组评分职能，在裁判长统一口令（哨音）下，裁判员对 A、B 组的应得分之和进行一次性示分，经记分员统计得出最终结果，由裁判长进行成绩宣告。

十、名次确定

（一）个人单项或集体单项赛名次

①按比赛成绩由高到低排列名次。

②比赛成绩最后得分相同时，以动作规格（气舞功法展示）应得分高者列前；如仍相同，以演示水平（气舞艺术表现）有效分高分高者列前；如仍相同，以动作规格（气舞功法展示）有效分高分高者列前；如仍相同，名次并列。

（二）团体赛名次

根据竞赛规程确定团体赛名次。

十一、申诉规定

①申诉的主体为各参赛运动队，不受理运动员个人的申诉。

②申诉的内容为运动队本队对裁判长扣分的异议。

③申诉时限为裁判长宣告运动员（队）当场次参赛项目比赛成绩后 30 分钟内，由领队或教练员向仲裁委员会提出书面申诉，同时交付申诉费 2000 元，否则仲裁委员会不予受理。不论申诉结果如何，申诉费不予退回。

第二节　普及功法的评分方法与标准

一、普及功法评分方法

（1）每个比赛项目满分为 10 分，其中动作规格与演示水平各占 5 分。

（2）根据各司其职、互不交叉的原则，采取裁判长扣分制、A 组裁判员扣分制和 B 组裁判员给分制相结合的评分方法。

（3）A 组裁判员负责动作规格的评分，B 组裁判员负责演示水平的评分，裁判长对运动员出现的重做、功法演示时间滞后、改变动作性质等错误给予相应的扣分。

（4）动作规格的评分（A 组裁判员）依据动作完成的"对与错"，实行扣分制。

（5）演示水平的评分（B 组裁判员）依据整体演示水平的"高与低"，按照整体质量、风格特征等标准进行综合评判，根据"三档九级"确定等级分数，该分数即为运动员的演示水平得分。

二、普及功法评分标准

动作规格评分包括规格错误和动作失误两大类。动作规格扣分累计不超过4分（含4分）。

（一）规格错误扣分标准

（1）凡功法动作错误及手型、步型、身型、口型、手法、步法、腿法、平衡、发声、器械持握方法等不符合功法规格要求的，每出现一次扣0.1分。

（2）规格错误的"三多"，同一动作累计扣分不超0.4分。"三多"具体包括以下内容。"多次"：同一错误在同一动作中出现多次。"多种"：同一动作出现多种错误。"多人"：多人次在同一动作中出现错误。

（3）每出现一次附加、漏做动作现象，扣0.1分。

（二）动作失误扣分标准

（1）功法演练时出现身体晃动，脚移动，跳动，器械脱手、触地，器械开裂，坐垫移动，服饰影响动作等失误，每一次扣0.1分。

（2）每出现一次附加支撑，扣0.2分。

（3）每出现一次倒地、器械掉地，扣0.3分。

（4）每出现一次动作遗忘，根据不同程度，扣0.1~0.3分。

三、演示水平评分标准

（一）整体质量

（1）功法演练的动作姿势、动作幅度、动作路线、动作起止点以及器械方法符合功法动作要求。

（2）动作与队形整齐，动作与背景音乐和谐一致。

（3）功法演练时劲力顺达、虚实分明、动作协调。

（4）功法演练时呼吸顺畅、意念集中，眼神运用符合功法动作的要求。

（二）风格特征

整套动作演示充分体现演练功法的主要风格特征。

（1）健身气功·易筋经：抻筋拔骨，刚柔相济，旋转屈伸，虚实相兼。

（2）健身气功·五禽戏：仿生导引，形神合一，动诸关节，引挽腰体。

（3）健身气功·六字诀：吐气发声，以声助气，形随声动，以气运形。

（4）健身气功·八段锦：立身中正，神注庄中，松紧结合，动静相兼。

（5）健身气功·太极养生杖：以杖导引，圆转流畅，腰为轴枢，身械合一。

（6）健身气功·导引养生功十二法：逢动必旋，工于梢节，法于圆道，命意腰际。

（7）健身气功·十二段锦：盘坐端庄，练养相兼，畅通任督，气运自然。

（8）健身气功·马王堆导引术：循经导引，形意相随，旋腕摩肋，典雅柔美。

（9）健身气功·大舞：以舞宣导，以神领舞，利通关节，身韵圆和。

（三）评分档次

演示水平分值为3个档次，每个档次分为3个级别，共分9个分数段。裁判员给分可到小数点后两位，尾数为0~9。

演示水平分值档次的划分，级别与分数段的设定，如下表所示。

档次	级别	分数段
优秀	1级	4.81~5.00
	2级	4.61~4.80
	3级	4.41~4.60
良好	1级	4.11~4.40
	2级	3.81~4.10
	3级	3.51~3.80
一般	1级	3.11~3.50
	2级	2.71~3.10
	3级	2.30~2.70

四、裁判长扣分

（1）重做。

①参赛队（队员）因不可抗力造成比赛功法中断者，经裁判长同意，可重

做一次，不予扣分。

②参赛队(队员)因动作失误造成比赛功法中断者,可申请重做一次,扣1分。

③参赛队（队员）临场受伤不能继续比赛者,裁判长有权令其终止。经过治疗可继续比赛的,则安排在该项目比赛最后一组上场,按重做处理,扣1分。因伤不能在上述规定时间内继续比赛者,按弃权处理。

（2）着装不符合规程规定,扣0.1分。

（3）普及与竞赛功法比赛中,音乐结束后未完成动作,扣0.1分;气舞比赛中,未在规程规定的音乐时间内完成动作,扣0.1分。

（4）自编气舞套路内容不符合规则与规程要求的,每出现一次扣0.1分。

（5）竞赛功法每出现一次改变动作性质,扣0.2分。

（6）集体赛每多或缺1名参赛队员,扣0.5分。

第三节　竞赛设施标准

一、比赛场地

场地标准为：长22米、宽18米,或长25米、宽22米;铺地毯,地毯颜色为红色或蓝色,中间标有中国健身气功协会会标。

二、裁判席

裁判席标准为上下两层,长度均为10米,第一层与地面高差为30厘米,宽1.8米;第二层与地面高差为60厘米,宽3米。

三、器材

（一）杖

木质,长105~120厘米,直径2.3~2.8厘米。

（二）坐垫

坐垫长120厘米,宽60厘米。

（三）仪器设备

（1）摄像机 2 台，电视机 1 台，电子 LED 屏 1~2 块。

（2）电子示分系统及配套设备。

健身气功竞赛附则
（普及功法动作规格易犯错误）

健身气功·八段锦易犯错误

各势名称	易犯错误
预备势	1. 抱球时，掀肘，拇指上翘，其余四指斜向地面； 2. 塌腰、跪膝、脚尖外展
两手托天理三焦	1. 两掌在胸前翻转后未垂直上托；两臂抻拉时，肘关节弯曲； 2. 两掌下落成捧掌时，掌心未向上
左右开弓似射雕	1. 开弓时，八字掌侧推与"龙爪"侧拉未走直线；颈部未竖直； 2. 马步撅臀、跪膝、重心偏移、脚尖外展
调理脾胃须单举	1. 两掌上抱于胸腹前时，两臂抬肘；成单举时，上举手中指尖与肩井穴未在同一垂直线上；下按掌指尖未向前； 2. 上举手下落时，未按上举路线返回；成捧掌时，两掌心未向上
五劳七伤往后瞧	1. 后瞧时，颈部未竖直、身体转动、两臂未置于身体两侧； 2. 屈膝下蹲，两膝超越脚尖；两掌下按时，指尖未向前
摇头摆尾去心火	1. 两掌上托时，抬头； 2. 马步撅臀、跪膝、重心偏移、脚尖外展；两掌撑按大腿或虎口掐按大腿； 3. 摇头摆尾时，挺胸、展腹、尾闾转动方位不对
两手攀足固肾腰	1. 两掌向下摩运未到臀部时已俯身；向下俯身时，未成背弓； 2. 起身时，未成反背弓，未以臂带身； 3. 整个动作过程中，膝关节弯曲
攒拳怒目增气力	1. 马步撅臀、跪膝、重心偏移、脚尖外展； 2. 攒拳时，未怒目；攒拳与握固回收时，前臂与肘未贴肋； 3. 旋腕动作未以腕为轴，掌指未绕立圆； 4. 握固时，食指、中指、无名指、小指未同时抓握
背后七颠百病消	提踵时，两脚未并拢、未沉肩、未停顿
收势	1. 两臂侧起时，掌心未向后； 2. 两掌相叠时，虎口交叉；男性未左手在内，女性未右手在内

312

健身气功·易筋经易犯错误

各势名称	易犯错误
预备势	1. 站立时，身体未中正预备势； 2. 未目视前方
韦驮献杵第一式	1. 双臂上抬时，未成前平举； 2. 两臂屈肘回收合掌时，指尖未向斜前上方约30°；掌根未与膻中穴同高；耸肩、抬肘、夹肘
韦驮献杵第二式	1. 两肘抬起时，掌臂与肩未成前平屈； 2. 两掌屈肘后外撑、力未在掌根、两臂未成水平
韦驮献杵第三式	1. 翻掌未至耳垂下；虎口未相对；两肘未外展； 2. 两掌上托未至头顶；掌心未向上；未提踵；未目视前下方
摘星换斗势	1. 摘星时，改变步型； 2. 起身换斗时，未以腰带臂；中指指尖未在同侧肩髃穴垂直上方，未目视掌心
倒拽九牛尾势	1. 握拳时，未从小指到拇指逐个相握成拳； 2. 前拽后拉时，未以腰带臂，重心未移动； 3. 两臂未旋拧至拳心向外
出爪亮翅势	1. 展肩扩胸时，未保持掌心相对，肘关节上抬； 2. 两掌前推到位时，未分指瞪目； 3. 收臂时，未转掌心向下，未成柳叶掌；未目视前下方
九鬼拔马刀势	1. 下蹲时，改变步型，后臂未上推；未含胸； 2. 左右换势时，两手未经侧平举； 3. 起身后，未展臂，未目视体侧上方
三盘落地势	1. 下蹲时，直臂下按，两掌根未至环跳穴同高； 2. 口型错误，未发"嗨"音，外八字脚； 3. 下蹲或起身时，身体未保持中正
青龙探爪势	1. 左右探爪时，转体未达90°，"龙爪"未经下颏水平伸出； 2. 探地转掌时调臀、屈膝
卧虎扑食势	1. 成弓步向前扑按时，两拳未变虎爪； 2. 躯干涌动未逐节屈伸； 3. 定式动作前腿未提踵，后腿未屈膝，未成反弓，耸肩、未瞪目
打躬势	1. 接上势起身时，两手未外旋； 2. 捂耳俯身时，肘关节未外展； 3. 打躬时，脊柱未逐节蜷曲；起身时，脊柱未逐节伸展； 4. 身体前屈或起身时，两膝未伸直
掉尾势	1. 未拔耳； 2. 俯身时，两膝未伸直，未塌腰、抬头； 3. 摇头摆臀时，未始终保持抬头，同侧肩与髋未相合
收势	1. 起身时，两手未松开外旋上举； 2. 两臂上举时，未目视前下方

313

健身气功·五禽戏易犯错误

各势名称		易犯错误
起势调息		1. 身体未中正；脚尖未朝正前方；两脚间距未与肩同宽； 2. 两掌上托内合时，未与胸同高； 3. 两手运行路线未走弧形
虎戏	虎举	1. 两掌上举时，身体后仰； 2. 上提下拉时，两手运行路线未成直线；未在胸前变换手型
	虎扑	1. 前伸时，屈膝、低头、弓背；躯干、两臂未与地面平行； 2. 上提时，未伸膝、送髋、挺腹、挺胸；未目视前上方； 3. 下扑时，两爪未按至膝前两侧；胸部未朝正前方
鹿戏	鹿抵	1. 成弓步时，脚尖未外展，重心未在前脚；后腿屈膝；脚跟离地； 2. 重心前移时，两手未走平圆；后移时，未走立圆； 3. 下视时，上手未向侧后方伸抵；下手肘尖未抵腰
	鹿奔	1. 弓步时，两脚前后成直线；身体未保持中正； 2. 两臂内旋前伸时，直臂，手腕相碰； 3. 后坐时，未低头、未拱背、未收腹
熊戏	熊运	1. 腰腹运行未走立圆；下肢同时摇晃； 2. 两掌划圆未与腰腹同步； 3. 直膝或屈膝超过脚尖
	熊晃	1. 未提髋或提髋同时提膝；两肩歪斜； 2. 落步时，全脚掌未踏实；脚尖未向前； 3. 前移后坐时，重心未转换；未拧腰晃肩挤压胁肋部
猿戏	猿提	1. 头未水平转动； 2. 身体各部位收紧和放松的顺序错误
	猿摘	1. 退步与上步未成45°方向； 2. 摘桃时，两手臂未走弧形；后点步两膝未伸直； 3. 成托桃状时，上手虎口未朝左（右）后方；下手掌心未对肘尖；胸部未正对前方
鸟戏	鸟伸	1. 上举时，未提肩、缩项、挺胸、塌腰； 2. 摆腿时，腿未伸向正后方；支撑腿未伸直； 3. 平衡时，身体未成反弓形；两掌未成"鸟翅"；两臂未摆至侧后方45°
	鸟飞	1. 上举时，两手腕相碰； 2. 支撑腿未伸直；上提腿大腿低于水平
引气归元		1. 两掌上捧时，耸肩直臂； 2. 两掌向前划弧时，未与脐同高； 3. 两掌叠于腹前，虎口未交叉

健身气功·六字诀易犯错误

各势名称	易犯错误
预备势	两脚未平行站立，未竖脊含胸；未目视前下方
起势	1. 两掌上托时，两肘向后、挺胸； 2. 两掌向前拨出时，挺胸凸腹； 3. 两掌轻覆肚脐静养时，两肘后夹，紧抱肚脐，虎口未交叉
嘘字诀	1. 穿掌与转体未达90°，目未圆睁； 2. 转体时，身体重心前倾或后坐
呵字诀	1. 捧掌时，未目视两掌；两掌捧起屈肘时，挺胸抬头，未目视前下方； 2. 两掌下插时，屈膝； 3. 两臂外拨时，肘关节伸直
呼字诀	1. 两掌外开时，挺腰凸腹； 2. 吐气发声时，两掌外开高于肚脐或未斜对肚脐
呬字诀	1. 立掌、展肩扩胸、藏头缩项未按顺序完成； 2. 藏头缩项时，头后仰
吹字诀	两臂侧平举时，掌心未斜向后
嘻字诀	1. 两掌外开上举时，上臂未成水平，未目视前上方； 2. 吐音时，两膝未微屈下蹲； 3. 两掌外开时，未掌心向外，指尖向下
收势	1. 虎口未交叉； 2. 未揉腹

参考文献

[1] 马济人.中国气功学 [M].西安：陕西科学技术出版社，1983.

[2] 张荣明.中国古代气功与先秦哲学 [M].上海：上海人民出版社，1987.

[3] 周稔丰.气功导引养生 [M].天津：天津大学出版社，1988.

[4] 丁瑞生.中国传统健身法 [M].重庆：科学技术文献出版社重庆分社，1989.

[5] 阎海，马凤阁.中国传统健身术 [M].北京：人民体育出版社，1990.

[6] 陶弘景，韦溪.养生导引秘籍 [M].北京：中国人民大学出版社，1990.

[7] 张广德.导引养生功 [M].济南：山东文艺出版社，1991.

[8] 李行能.肥胖病的气功功法 [J].中医杂志，1992(8)：53.

[9] 钱云.体育气功学 [M].北京：北京体育学院出版社，1993.

[10] 虞定海.中国传统保健体育与养生 [M].上海：上海科学技术出版社，2001.

[11] 国家体育总局健身气功管理中心.四种健身气功健身效果研究 [M].北京：人民体育
出版社，2007.

[12] 国家体育总局健身气功管理中心.健身气功社会体育指导员培训教材 [M].北京：人
民体育出版社，2007.

[13] 邱丕相.中国传统体育养生学 [M].北京：人民体育出版社，2009.

[14] 陈维勇.易筋经九鬼拔马刀式在肩周炎功能康复中的作用观察 [D].广州：广州中医
药大学，2014.

[15] 范学峰.颈肩病的健身气功康复方法探讨 [D].武汉：武汉体育学院，2015.

[16] 刘天君，章文春.中医气功学 [M].北京：中国中医药出版社，2016.

[17] 李亚洲，顾非，周超，等.曹仁发教授论颈椎病的功法锻炼 [C].时珍国医国药，
2016.

[18] 吕明，吕艳明，张光明，等.太极桩功锻炼对于失眠的疗效观察 [J].吉林中医药，
2017，37(4)：367-369.

[19] 李琳琳，毕鸿雁，郝世杰，等.传统功法易筋经临床应用概况 [J].中国民族民间医药，
2017，20：5.

[20] 中华文化讲堂.黄帝内经 [M].北京：团结出版社，2018.

[21] 苏绪林.经络与腧穴 [M].北京：中国中医药出版社，2018.

[22] 李祥雨，姜劲挺，张伦广，等 . 传统运动功法在慢性退行性疾病中的应用 [J]. 中国
预防医学杂志，2018，19(2)：3.

[23] 国家体育总局健身气功管理中心 . 健身气功·八段锦 [M]. 北京：人民体育出版社，
2018.

[24] 国家体育总局健身气功管理中心 . 健身气功·五禽戏 [M]. 北京：人民体育出版社，
2019.

[25] 盘雪娇，卢春玲，杨永江，等 . 八段锦在肝肾亏虚型腰椎间盘突出症中的应用及疗
效观察 [J]. 云南中医中药杂志，2019，40(5)：3.

[26] 罗辉 . 中医体质学体病相关临床研究的系统评价和方法学研究 [D]. 北京：北京中医
药大学，2019.

[27] 何乃峰 . 太极混元桩对慢性阻塞性肺疾病稳定期肺功能及生活质量影响的相关性研
究 [D]. 济南：山东中医药大学，2019.

[28] 路漫漫 .《黄帝内经》五形人体质理论及应用研究 [D]. 沈阳：辽宁中医药大学，
2020.

[29] 鲁建明 . 少林易筋经对高血压患者心理焦虑的干预效应 [D]. 郑州：河南大学，2020.

[30] 国家体育总局健身气功管理中心 . 健身气功·易筋经 [M]. 北京：人民体育出版社，
2021.

[31] 国家体育总局健身气功管理中心 . 健身气功·六字诀 [M]. 北京：人民体育出版社，
2021.

[32] 沈雪勇 . 经络腧穴学 [M]. 北京：中国中医药出版社，2021.

[33] 马烈光 . 中医养生学 [M]. 北京：中国中医药出版社，2021.

[34] 骆继军，甄德江 . 中医学 [M]. 武汉：华中科技大学出版社，2021.

[35] 郑洪新 . 中医基础理论 [M]. 北京：中国中医药出版社，2021.

[36] 吕立江，詹红生 . 推拿功法学 [M]. 北京：中国中医药出版社，2021.

[37] 吕博松，邰东旭 . 易筋经功法治疗骨伤科疾病的研究进展 [J]. 实用中医内科杂志，
2022，4：36.

[38] 刘喜洋 . 中医气功安眠导引法干预失眠的临床研究 [D]. 南昌：江西中医药大学，
2022.

[39] 益明辉（SITTHICHOCK VADPHIMAI）. 中医与泰医体质学说比较及泰国 2 型糖尿
病中医体质分布的研究 [D]. 长春：长春中医药大学，2022.

[40] 刘昕彤 . 小动作改善睡眠质量 [N]. 中国体育报，2023–3–8.